# ENFERMEDADES DE LA ESCLERA Y MANIFESTACIONES EPIBULBARES DE ENFERMEDADES SISTÉMICAS

María de los Reyes García Portilla
Luís García Expósito

**Contenido**

Enfermedades de la esclera

**A. Consideraciones generales**

- Cicatrización y reparación
- Ectasia y estafiloma.

**B. Inflamaciones de la esclera.**

I. Patología general.

Inflamaciones piogénicas aguda. Granulomatosis (no supurativas).

II. Etiología general.

III. Tipos clínicos de escleritis

- epiescleritis.
- Escleritis profundas.

IV. Tipos específicos de escleritis.

- Escleritis infecciosas.
- Escleritis alérgicas.
- Inflamaciones necrotizantes.

**C. Degeneraciones de la esclera.**

I.- Cambios con la edad.

II. Degeneración miópica.

III. Infiltración grasa.

IV. Degeneración hialina.

V. Degeneración calcárea.

VI. Perforación escleral intercalar espontánea.

Enfermedades sistémicas

**Errores innatos del metabolismo**

I.- Anomalías del metabolismo de las proteínas

- Gota.
- Cistinosis.
- Alcaptonuria.
- Oligofrenia fenilcetonúrica.
- Porfiria.

II. Anomalías del metabolismo de los carbohidratos.

- Gargolismo.
- Enfermedades por almacenamiento del glucógeno.
- Distrofia dermo-condro-corneal.

III. Anomalías del metabolismo lipídico.
- Enfermedad de Gauchier.
- Enfermedad de Fabry.
- Xantomatosis.
- Idiocia familiar amaurótica.

IV. Anomalías del metabolismo de los metales.
- Hipercalcemia.
- Hipofosfatemia.

Disproteinemia.

**Enfermedades del tejido conectivo.**

I.- Lupus eritematoso.

II. Angeítis necrotizante.

III. Papulosis atrófica maligna.

IV. Escleroderma.

V. Grupo de enfermedades reumáticas.

VI. Fiebre reumática.

**Enfermedades por deficiencia.**

I. Deficiencia proteica.

II. Deficiencia de vitamina A.

III. Complejo vitamínico B.

IV. Deficiencia de vitamina C.

V. Discreta queratopatía colicuativa.

# ENFERMEDADES DE LA ESCLERA

## Consideraciones generales.

Como la esclera es inerte, con una función meramente de apoyo, y con una estructura esencialmente de colágena y casi acelular y avascular, las enfermedades que la afectan son comparativamente raras y su patología es relativamente sencilla. Desafortunadamente, por estos mismos motivos, suelen ser tórpidas y crónicas en carácter y extremadamente resistente al tratamiento. Su naturaleza colágena determina su respuesta a traumas e insultos patológicos. Así no se produce una reacción proliferativa ante traumas, sino que la cicatrización es primariamente dependiente de la ayuda del tejido mesenquimatoso vecino; las inflamaciones supurativas agudas sólo se ven rara vez cuando los organismos piógenos encuentran acceso tanto por inoculación directa como por metástasis a través de la escasa vascularización. La reacción típica es granulomatosa, una invasión del tejido con células inflamatorias crónicas asociadas con un tipo específico de degeneración que afecta a las fibras colágenas y la substancia fundamental homogénea.

En esta lesión granulomatosa el cambio más característico es la alteración física que se produce en la substancia fundamental, conocido como *necrosis fibrinoide*, descrita por Neumann (1880), debida esencialmente a una precipitación anormal de mucopolisacáridos que se caracteriza histológicamente por la formación de un material grumoso conteniendo fibrillas argirófilas que tiñen intensamente con eosina y, por lo tanto, recordando a la fibrina[1].

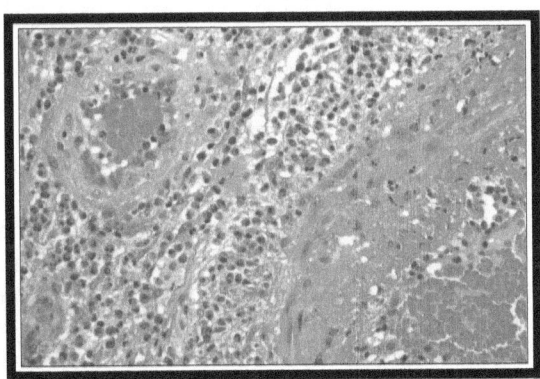

En situaciones puramente degenerativas este material fibrinoide puede dominar el cuadro pero en procesos inflamatorios se asocia con una reacción proliferativa y el cuadro histológico depende de la etiología. La lesión típica en este tipo de casos es un área central de necrosis fibrinoide rodeada por una zona de grandes células mononucleares de origen mesenquimatoso con elementos infiltrativos como linfocitos, células plasmáticas y polimorfonucleares, a menudo suplementados con fibroblastos y células gigantes multinucleadas. Debemos recordar que este cambio fibrinoide no es característico de ningún factor etiológico específico sino una reacción peculiar a este tipo de tejido (Klemperer P et al, 1942; Klemperer P, 1950).

Con respecto a la necrosis debemos recordar que la lesión irreversible de las células como resultado de encuentros con estímulos nocivos conduce invariablemente a la muerte celular lo que se conoce como necrosis, un término que generalmente se

---
[1] Altshuler CH y Angevine DM, 1949-54; Gale JC, 1950; Kellgren JH et al, 1951; Rich et al, 1953.

distingue de la otra consecuencia principal de la lesión irreversible, conocida como muerte celular por apoptosis. Cuando las células mueren por necrosis, muestran dos tipos principales de apariencias micro- y macroscópica. La primera es la necrosis licuefactiva, también conocida como necrosis colliquativa, que se caracteriza por la disolución parcial o completa del tejido muerto y su transformación en una masa líquida y viscosa. La pérdida de tejido y perfil celular se produce en unas horas en la necrosis licuefactiva. En contraste con la necrosis licuefactiva, la necrosis coagulativa, el otro patrón principal, se caracteriza por el mantenimiento de la arquitectura normal del tejido necrótico durante varios días después de la muerte celular.

Además de la necrosis licuefactiva y coagulativa, los otros patrones morfológicos asociados con la muerte celular por necrosis son: -Necrosis caseosa; Necrosis grasa; Necrosis gangrenosa y Necrosis fibrinoidea. Estos tipos de necrosis enumerados anteriormente no representan entidades patológicas distintas. Más bien, son términos descriptivos y de tipo histórico que se usan ampliamente para describir la necrosis que ocurre en escenarios clínicos específicos o daño de órganos.

## Cicatrización y reparación

En los procesos de reparación y cicatrización, el tejido escleral, que es relativamente avascular y acelular, toma una pequeña parte activa por lo que no se produce la cicatrización por primera intención; pero afortunadamente, cuando se encuentra herida, los tejidos altamente vascularizados a uno u otro lado, la episclera o el tracto uveal, también van a participar y aportan el material necesario para la reparación, mientras que la propia esclera toma un papel más o menos pasivo.

Estos hechos los han establecido un buen número de investigaciones desde finales del XIX y principios del XX que han sido confirmados en los años posteriores en investigación animal y humana. Dentro de las primeras 24 horas después de la herida la región se llena de leucocitos procedentes de todos los vasos sanguíneos disponibles en la vecindad; en ausencia de infección son esencialmente fagocitos cuya función es eliminar el tejido traumatizado. Después de 48 horas, en heridas sin complicaciones, los leucocitos han desaparecido en gran parte y el cuadro se encuentra dominado por la actividad de histiocitos y elementos vasculares procedentes principalmente de los tejidos episclerales y conjuntivales o de la coroides, principalmente del primero. La propia esclera permanece relativamente inerte, los bordes de la herida permanecen claramente cortados mientras que un tejido de proliferación fibrosa corre entre ellos en ángulo recto. Finalmente, después de varias semanas, las fibras de la nueva cicatriz comienzan a re-orientarse de manera que tienden a dirigirse en la misma dirección que las de la esclera normal, un proceso en el que probablemente participen las escasas células de la esclera normal. Sin embargo, la cicatriz siempre puede distinguirse del tejido normal por el estrecho empaquetamiento de sus fibras, la falta de regimentación en paquetes y por la ausencia de espacios linfáticos; además, habitualmente se pigmenta por la inclusión de cromatóforos uveales y pequeñas cantidades de pigmento dispersado, mientras que la conjuntiva se fusiona con los tejidos profundos si ha participado en la herida.

## Ectasia y Estafiloma

Las cubiertas externas del ojo pueden ceder y estirarse tanto a causa de una presión intra-ocular elevada o ante una presión intra-ocular normal cuando disminuye la resistencia escleral por un defecto congénito o una lesión patológica. Si el proceso afecta sólo a la esclera y la úvea no se encuentra involucrada simultáneamente, el área estirada debería denominarse como *ectasia,* cuando el tracto uveal se encuentra íntimamente afectado con lo que se fusiona con la esclera y el total se encuentra permeado con pigmento uveal, la condición debe denominarse como *estafiloma*.

Una *ectasia* puede ser total o parcial. En el primer caso, toda la esclera se estira uniformemente, una situación que se ve típicamente en los muy jóvenes cuando se eleva la presión intra-ocular en el buftalmos y el globo puede agrandarse enormemente. Este estiramiento generalizado también puede producirse en la primera juventud cuando aumenta la presión intra-ocular, habitualmente en asociación con un estafiloma de la córnea, pero en este caso, aunque el globo puede agrandarse enormemente, el segmento anterior suele estar más afectado que el posterior. Cuando un área particular de la cubierta ocular es defectuosa congénitamente, como sucede con un coloboma ectásico, se puede producir una *ectasia parcial* sin asociarse con una elevación de la presión intra-ocular. Esto puede verse al final de la vida en casos extremos de miopía. Recordemos que la región posterior de la esclera retrasa considerablemente su desarrollo en relación con su porción anterior, y de esta manera se puede asociar con la protrusión hiperbólica asociada con el adelgazamiento que se puede producir en el polo posterior en la alta miopía (el *estafiloma posticum* de Scarpa, 1801, que es propiamente una ectasia); tal ectasia puede dar origen a un agujero macular y a un desprendimiento de retina (Phillips CI y Debbie JG, 1963).

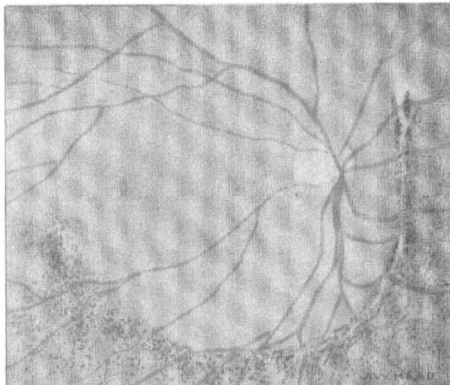

Estafiloma posticum verum

Marshall JC. 1914

Después de completarse el desarrollo la esclera se vuelve más resistente y cede sólo en ciertos lugares, donde normalmente es más flexible o se ha debilitado por enfermedad; por lo tanto el tipo de ectasia típicamente parcial tiende a producirse en localizaciones donde las estructuras (vasos, etc.) atraviesan las cubiertas externas del ojo haciéndola menos resistente. El tipo más común de ectasia en la que se encuentran implicados ambos factores, se encuentra en la lámina cribosa donde origina la excavación glaucomatosa, un fenómeno relativamente precoz en el curso del glaucoma simple pero que aparece más tarde en los tipos congestivos e inflamatorios. También puede aparecer una ectasia en los lugares donde la resistencia de la esclera se encuentra comprometida por alguna condición nutricional o degenerativa, habitualmente en la región ecuatorial o en la zona de unión de los músculos extraoculares (un recto horizontal, Vail D, 1948; el oblicuo superior, Klemańska K, 1954), en ausencia de inflamación o tensión aumentada ambos factores tienden a fusionar la úvea con la esclera o a forzarlas a juntarse mecánicamente. Vail D (1946) y Lisch (1949) informaron de ectasias bilaterales de este tipo situadas simétricamente en la región ecuatorial temporal.

Hemos visto que la esclerótica humana es un tejido conectivo denso caracterizado por una matriz extracelular de colágeno intercalada con relativamente pocos fibroblastos esclerales. La esclerótica se extiende desde la córnea hasta el nervio óptico y funciona para soportar la retina, proporciona un sitio para la inserción de los músculos extraoculares y determina el tamaño y la forma generales del ojo. Aunque se le presuponía poca actividad, como he comentado anteriormente, los modelos animales han demostrado que la esclerótica no es simplemente un contenedor estático del ojo, sino que es un tejido dinámico, capaz de alterar su composición de matriz extracelular y propiedades biomecánicas en respuesta a cambios en el entorno visual (Rada JA et al, 1992; Siegwart y Norton, 1999; Rada JA et al, 2000; McBrien y Gentle, 2003;). Se ha demostrado que la actividad de la metaloproteasa degradadora de matriz, MMP-2, aumenta en la esclerótica de musarañas y polluelos cuando los ojos se alargan rápidamente (durante el desarrollo de la miopía experimental) y disminuye cuando los ojos disminuyen sus tasas de elongación durante la recuperación de la miopía (compensación por desenfoque miópico) o durante la compensación por lentes positivos (Guggenheim y McBrien, 1996; Rada et al., 1999; Siegwart y Norton, 2001). Se ha especulado que el aumento de la actividad de MMP-2 en la esclerótica posterior conduce a la degradación de la matriz extracelular escleral que da como resultado un adelgazamiento escleral y una mayor distensibilidad. Shelton L y Rada JS, estudiaron experimentalmente el comportamiento de los fibroblastos esclerales humanos frente al estiramiento e informaron que la enzima gelatinolítica predominante secretada por los fibroblastos esclerales fue la forma proenzimática de MMP-2 y disminuyó los niveles de ARNm de TIMP-2. La tasa de síntesis de proteoglicanos esclerales y los niveles de estado estable de mRNA de MMP-2 y MMP-14 no se vieron afectados significativamente por el estiramiento mecánico. Concluyeron que la tensión mecánica estimula la activación de MMP-2 por los fibroblastos esclerales, posiblemente a través de mayores niveles de Pro MMP-2 y niveles reducidos de TIMP-2 por lo que se esperaría que los niveles aumentados de MMP-2 activa en la esclerótica contribuyan a la degradación de la matriz extracelular escleral, adelgazamiento escleral y posible ectasia ocular. Este posible mecanismo puede explicar el adelgazamiento escleral en la miopía pero es difícil de aplicar en el caso de ectasias si no se combina con otros factores.

El *estafiloma* es más común que se desarrolle en la vida adulta. Habitualmente se produce en situaciones donde la esclera se encuentra debilitada por el paso de los vasos sanguíneos –*estafiloma ecuatorial* en asociación con las venas vorticosas, y un *estafiloma anterior* donde varios vasos entran y salen del ojo. Von Arlt (1856) diferenció el último tipo en *estafiloma ciliar,* cuando se produce en la región ciliar donde tienen el paso las arterias ciliares anteriores, y un *estafiloma intercalar* que se presenta entre la extremidad anterior del cuerpo ciliar y el limbo donde la esclera se encuentra debilitada por la presencia de las venas ciliares anteriores y el canal de

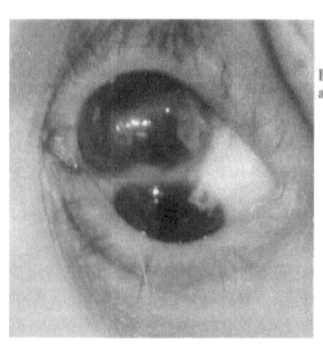
Estafiloma anterior

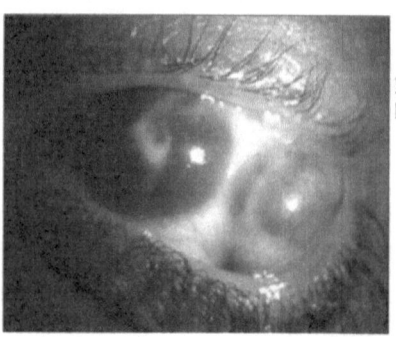
Estafiloma lepromatoso

Schlemm.

Los estafilomas anteriores son menos frecuentes. Por lo general, se producen después de infecciones de larga duración mal-tratada o no tratadas en un ojo previamente sano y se asocian comúnmente con úlceras corneales fúngicas. En otros casos, pueden seguir a enfermedades inflamatorias crónicas como la escleritis necrosante.

Cuando el estafiloma es el resultado de un proceso patológico localizado (escleritis, sifiloma, tuberculoma, uveítis, endarteritis, trauma, leproma y excepcionalmente el zoster, Adelung, 1951) que naturalmente se desarrolla en el sitio de la enfermedad. Un estafiloma ecuatorial siempre permanecerá localizado aunque pueden existir más de uno en el mismo momento; pero el estafiloma anterior que se presenta alrededor de la esclera tiende a ser confluente, formando un *anillo estafilomatoso*.

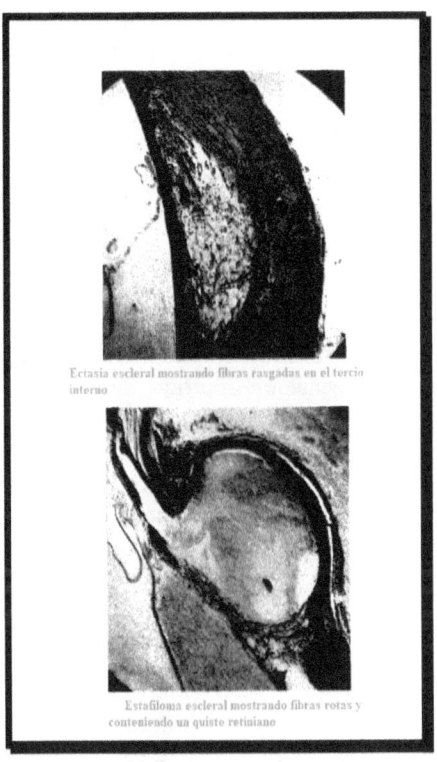

Ectasia escleral mostrando fibras rasgadas en el tercio interno

Estafiloma escleral mostrando fibras rotas y conteniendo un quiste retiniano

Desde un punto de vista clínico rara vez se reconoce un estafiloma ecuatorial hasta que se practica alguna cirugía; sin embargo un estafiloma anterior siempre es evidente. Los márgenes habitualmente son agudos y abruptos, y el adelgazamiento rara vez es uniforme con lo que son frecuentes los puentes sobre su superficie debido a constricciones realizadas por la presencia de fibras esclerales resistentes. Como el estafiloma siempre se encuentra muy pigmentado, aparece como lobulado parecido al enrollamiento de los intestinos, mereciendo el nombre de racimo de uvas negras (σταφυλή). Su extrema tenuidad se demuestra fácilmente por la facilidad con la que se hunde cuando se tocan, y por la viveza del efecto producido por la transiluminación. El estafiloma intercalar parece separar el iris del cuerpo ciliar. Se debe al hecho de que en casos de glaucoma de larga duración donde se produce, las sinequias periféricas que enlazan la raíz del iris a la parte de la esclera que se ha vuelto ectásica, el estafiloma se encuentra cubierto en su interior con una capa pigmentada representando los restos atróficos del iris adherido, mientras que la parte libre del iris se origina anterior a él. Los dos tipos de estafiloma anterior se pueden distinguir por el hecho de que en el tipo ciliar se pueden ver las estrías oscuras de los procesos ciliares por transiluminación; y las arterias ciliares emergen de él en el borde anterior del abultamiento, mientras que en el tipo intercalar emergen posteriormente.

Birnbacher y Czermak (1886) fueron los primeros en elucidar la histología de las ectasias y estafilomas de la esclera, y los estudios posteriores fueron esencialmente confirmatorios de las conclusiones alcanzadas por estos primeros investigadores[2]. En una ectasia no complicada por una enfermedad inflamatoria de la esclera, este tejido se encuentra adelgazado, un fenómeno debido al deshilachamiento y estiramiento de las fibras internas, dejando intactas las capas superficiales que se estiran y abultan bruscamente hacia afuera. Entre las fibras internas rotas hay una masa de tejido areolar laxo por lo que la coroides y la retina, aunque reducidas a una delgada membrana de una constitución parcialmente fibrosa y parcialmente glial, no sigue la línea del estafiloma sino que salta sobre la boca de la excavación. La porción sobreviviente de la esclera muestra una pobre tinción de los núcleos, un cambio degenerativo que también se aprecia en el área de alrededor. Por otro lado, en un estafiloma, mientras que los dos tercios internos de las fibras esclerales se rompen dejando un borde abrupto de bordes deshilachados y el tercio externo abulta hacia afuera a la manera de ampollas, la superficie interna se encuentra delineada por una coroides atrófica a la cual se fusiona toda la retina o, alternativamente, forma la pared externa de un gran quiste retiniano; en el primer caso la cavidad del estafiloma se llena con fluido o con vítreo.

Se asocian dos complicaciones, ambas de naturaleza severa, con los estafilomas: glaucoma y desprendimiento de retina. El glaucoma habitualmente complica a un estafiloma anterior, porque la deformación interfiere con el tráfico de fluidos del ojo; la lesión, desde luego, es habitualmente un suceso terminal en un glaucoma ya existente, en cuyo caso se produce un círculo vicioso en el que el aumento de tensión originado por el estafiloma aumenta aún más la lesión inicial. El desprendimiento de retina es una secuela de ectasias ecuatoriales o estafilomas; como regla, la retina en el área afectada se encuentra degenerada y quística, y si se une al abultamiento o se fusiona con él, es propensa a sufrir desgarros[3].

Una ectasia ecuatorial o un estafiloma puede no originar síntomas por lo que el paciente puede dirigir primero su atención hacia el fallo visual debido al desprendimiento de retina; en realidad, la presencia de un abultamiento se puede descubrir por primera vez cuando se trata el desprendimiento o mediante la toma de imágenes por otros motivos. Por otro lado, el estafiloma anterior habitualmente es una lesión progresiva, causando mayor incremento de la tensión cuando aumenta el abultamiento, por lo que involucra a los tejidos oculares en problemas acumulativos –atrofia del tracto uveal, iridodiálisis, luxación del cristalino, desplazamiento o protrusión total de la córnea (en un estafiloma anular). Finalmente, el globo puede alcanzar grandes dimensiones y, además del dolor que puede asociarse con el aumento tensional, se pueden agravar las molestias de una queratitis por exposición, por el blefarospasmo inducido por los inútiles intentos de cerrar unos párpados estirados. La terminación natural de la lesión es la rotura del globo y la consiguiente destrucción por panoftalmitis.

El tratamiento de la ectasia y el estafiloma es difícil, pero como la lesión tiende a ser progresiva, son admisibles las medidas que lo remedien sí hay esperanzas de mantener la función del ojo; particularmente es aconsejable cuando un ojo con un estafiloma anterior, si no es ya glaucomatoso, tenderá a serlo, mientras que la frecuencia del

---

[2] Fuchs, 1893; Mattice, 1913; Vail D, 1948; Watzke, 1963; otros.

[3] Vail D, 1940-48; de Souza Queiroz, 1952; Klemańska, 1954; Young CA Jr, 1955; Catford GV, 1963; Watzke, 1963; Robertson DM, 1996; Acholda C y Egger SF, 1998; Kowalczuk K M et al, 2007; otros.

desarrollo de un desprendimiento de retina en los estafilomas ecuatoriales justifica la cirugía profiláctica.

Hace un siglo el único tratamiento satisfactorio para un estafiloma anterior era una amplia iridectomía basal, y en aquellos casos donde esta sencilla cirugía era posible y efectiva en controlar la tensión, con frecuencia también detenía la tendencia progresiva de la lesión (28 años, Smith, 1930-31). En años posteriores se dieron pasos más drásticos y efectivos en casos adecuados. La cirugía de resección escleral en la que se escinde todo el estafiloma tiene un pronóstico razonable particularmente en los estafilomas ecuatoriales relativamente pequeños; y si existe un desprendimiento de retina éste se puede tratar simultáneamente. Como alternativa, los bordes periféricos del área protruida se pueden suturar con firmeza y escindir totalmente el estafiloma (Morgan, 1943) o implantarla hacia dentro (Young, 1955), un proceso que se volvía más seguro en lesiones ecuatoriales combinando la escisión con una diatermia superficial o dando algunos puntos diatérmicos rodeando la herida escleral para asegurar la retina en su lugar (Vail, 1948). Otro método de tratamiento es la escleroplastia donde se escinde el estafiloma y se sustituye por un injerto escleral[4] u otros materiales. Entre ellos injerto fascial (Filous et al, 1998, que pegaron con Tissucol; duramadre deshidratada (Yalçindag FN et al, 2008).

La escleroqueratoplastia penetrante es una técnica quirúrgica que consiste en reemplazar el tercio anterior de la pared del ojo con un injerto corneo-escleral de grosor completo de tamaño variable, según la extensión del estafiloma. Este procedimiento se describió por primera vez en 1956 y logra un injerto claro en el 50% de los casos durante un período de 3,5 años (Girad LJ, 1982). También puede ser una técnica aceptable para proporcionar soporte tectónico y para estabilizar los ojos con ectasia severa del segmento anterior. Las complicaciones incluyen una alta tasa de rechazo y el fracaso del injerto, glaucoma secundario, defectos epiteliales crónicos, ptisis bulbi, hemorragia coroidea y hemorragia expulsiva, entre otros. Los resultados de esta técnica son pobres en términos de mantenimiento de la visión (Hirst LW y Lee GA, 1998).

---

[4] Payrau P y Remky H, 1961; Fisher DF, 1966; Bonnet M y Maugery J, 1970; Nakazawa M et al, 1986.

# ENFERMEDADES DE LA ESCLERA

# INFLAMACIONES DE LA ESCLERA

**Patología general**

Ya hemos comentado que compuesta de colágena situada en una substancia fundamental amorfa con pocas células y escasos vasos sanguíneos, la esclera muestra la respuesta inflamatoria típica del tejido colágeno, que comparte en común con la dermis, cápsula articular y la pared de los vasos sanguíneos. En gran medida, es cierto que el sitio y el tipo de reacción se modifica por la proximidad de los vasos epiesclerales por fuera y de los uveales por dentro, mientras que la localización más frecuente de la inflamación se encuentra en el segmento anterior donde la atraviesan los vasos ciliares, pero los cambios esenciales son tórpidos, lentos en evolución y granulomatoso en tipo, caracterizado típicamente por necrosis fibrinoide.

Las *inflamaciones piogénicas* son relativamente raras y, aparte de infecciones exógenas accidentales o la extensión de procesos supurativos por continuidad, se producen en las áreas restringidas vascularizadas. La reacción no muestra características específicas excepto su tendencia a avanzar lentamente y sin prisas. Existe un infiltración intensa con leucocitos polimorfonucleares y si la infección tiene una virulencia suficiente, la digestión enzimática de los tejidos puede acabar en la formación de abscesos que pueden conllevar una necrosis lo suficientemente extensa como para terminar en la perforación del globo.

La *inflamación granulomatoso* (no supurativa) es más común y tiene la imagen distintiva vista en todos los tejidos colágenos. Puede ser localizada y nodular o difusa, pero siempre tiene las mismas características. El área afectada se encuentra densamente infiltrada con células inflamatorias crónicas, principalmente linfocitos mononucleares, formando un nódulo inflamatorio o un área de hinchazón difusa. El resultado puede conllevar un grado muy considerable de engrosamiento (4 mm., Baumgarten, 1876; 6 mm., Harper JY Jr, 1960). En las lesiones epiesclerales superficiales, las capas subepiteliales de la conjuntiva se encuentran infiltradas así como las partes superficiales de la esclera, cuyas laminillas se encuentran separadas por el edema y rodeadas por filas o masas en forma de huso de linfocitos, el área se encuentra cubierta por vasos epiesclerales ingurgitados y dilatación linfática (Schirmer, 1895; Uhthoff, 1900).

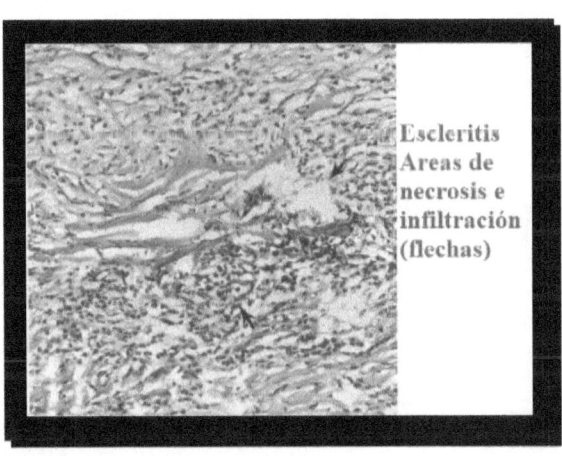
Escleritis Areas de necrosis e infiltración (flechas)

En las lesiones profundas se produce el mismo tipo de inflamación, insinuándose entre las laminillas hinchadas y edematosas, a veces asociadas con un aumento en los vasos sanguíneos que se dilatan y está rodeados por linfocitos (Kostenitsch, 1894). Si se encuentra implicada la región anterior el proceso puede extenderse hacia la córnea constituyendo una *queratitis esclerosante,* en cuyo caso se ven los mismos cambios patológicos en el estroma corneal, las lamelas se encuentran separadas por el edema y hay una infiltración profusa de células inflamatorias crónicas. Además, Calthorpe CM et al informó de la presencia de una angeítis en y alrededor de los vasos esclerales en todos los casos que estudió (7 casos). Es más frecuente la extensión hacia dentro a través de los vasos ciliares con lo que una uveítis anterior es un acompañante casi invariable de una escleritis profunda; en muchos casos, en realidad, puede ser difícil diferenciar cuál de los dos tejidos fue el primero en esta lesión combinada. Esta forma de escleritis puede tener un curso largo y se puede desarrollar complicaciones como un glaucoma debido al bloqueo angular por células inflamatorias o por la formación de sinequias periféricas anteriores.

En los casos más leves puede desaparecer la exudación inflamatoria dejando escaso o ningún rastro; pero en la mayoría de los casos se desarrolla una necrosis fibrinoide en el área central que se encuentra rodeada por una empalizada muy compacta de grandes células mononucleares de origen mesenquimatoso, mientras que los neovasos sufren una endarteritis obliterativa, o bien, como resultado final, puede producirse una degeneración grasa o hialina. El tejido necrótico se absorbe lentamente; y una nueva formación fibrosa puede sustituir lentamente el atrófico dejando una cicatriz donde la esclera se encuentra anormalmente delgada y puede volverse finalmente ectásica. Por otro lado, la sustitución fibrosa puede ser excesiva y simular una masa tumoral, tanto difusa como circunscrito (la escleritis hiperplásica de Schöbl, 1889).

Brawman Mintzer O et al (1989) encontraron que excepto por C1, los niveles de complemento son significativamente más altos en la esclerótica posterior que en la anterior. Además, los niveles de inmunoglobulinas y albúmina fueron significativamente más altos en la esclerótica posterior que en la anterior. Estos resultados sugieren que la esclerótica posterior tiene un suministro vascular adyacente mejor que la esclerótica anterior. Por otro lado, los resultados de este estudio muestran que la esclerótica anterior tiene más C1, la unidad de reconocimiento de la vía clásica, que la esclerótica posterior. Debido a que hay casi el doble de C1 en la esclerótica anterior, puede ser más fácil para los complejos antígeno-anticuerpo, ya sean formados en la propia esclerótica o derivados de los vasos vecinos, desencadenar la cascada del complemento en la esclerótica anterior. Este hallazgo puede ayudar a explicar por qué la escleritis asociada a la enfermedad del complejo inmune es más común en la esclerótica anterior que en la posterior.

**Etiología general.**

La etiología de las inflamaciones de la esclera a menudo es oscuro pero los podemos clasificar en cinco categorías.

Las *infecciones exógenas* evidentemente forman una categoría, sin embargo no son muy frecuentes. Se deben a organismos infecciosos tanto bacterianos como víricos y fúngicos que pueden encontrar su vía de entrada a través de la conjuntiva como resultado de úlceras o traumas. En la misma categoría podemos colocar a las condiciones inflamatorias debidas a irritantes químicos, animales o vegetales.

*Infecciones secundarias* que afectan a la esclera por continuidad y que son la fuente de inflamación más común; se pueden extender directamente desde la conjuntiva, córnea o úvea, desde los tejidos orbitarios peri-oculares, o se pueden asociar con enfermedades de la piel.

*Infecciones endógenas,* incluyendo lesiones metastásicas supurativas aguda, lesiones granulomatosas de la tuberculosis, sífilis y lepra, e infecciones virales.

Las inflamaciones debidas a *influencias alérgicas o tóxicas* forman una categoría mucho mayor cuya etiología precisa a veces es dudosa. Ocasionalmente se pueden deber a extensiones de tejidos vecinos, por ejemplo, la destrucción local de la esclera a partir de una flicténula conjuntival inusualmente severa (Swan, 1951); más frecuente es que se origina en la propia esclera. Estas reacciones se pueden presentar en estados de hipersensibilidad bien establecidos como la enfermedad del suero, a veces asociado con un edema angioneurótico de los párpados (Godtfredsen, 1949). Existen muchos datos a favor de que muchos casos se deben a alergias cruzadas con infecciones dentarias o anginas; otros casos se deben a alergias alimentarias o a proteínas tuberculosas. Es significativo la presencia de epiescleritis con queratitis intersticial y enfermedad laberíntica en el síndrome de Cogan, casi con certeza una expresión de hipersensibilidad (Bennet, 1963), mientras que se puede considerar el papel de la auto-inmunidad en las enfermedades del colágeno.

Indudablemente las *enfermedades sistémicas* son una causa frecuente de inflamación de la esclera, y como cabría esperarse de la constitución de este tejido figuran de manera prominente en la sintomatología del grupo de enfermedades del colágeno. Entre ellas la artritis reumatoide parece tener una relación con la inflamación escleral tan estrecha como para ser significativa, una relación más llamativa por el estrecho paralelismo estructural entre la lesión escleral y el nódulo reumático. Las alteraciones metabólicas como la gota entrarían en otras causas etiológicas; pero otras asociaciones son más dudosas.

## Tipos clínicos de escleritis

Aparte de las lesiones individuales asociadas con una etiología específica, es tradicional clasificar los tipos más indescriptibles de escleritis en diferentes tipos de acuerdo a la profundidad en que afecta a la esclera (epiescleritis, escleritis profunda), su extensión (nodular o difusa), su posición topográfica (anterior, posterior, esclerosante, esclero-queratitis, esclero-tenonitis), etc. Fundamentalmente, la mayoría de estas clasificaciones son artificiales ya que a menudo se encuentra la misma patología subyacente y, en muchos casos, un tipo se funde con otro sin ninguna línea precisa de demarcación, pero la diferenciación es clínicamente útil con un propósito descriptivo, por lo tanto lo mantendré y describiré en términos generales las principales características de cada tipo discutiendo las condiciones específicas.

Watson PG y Hayreh SS (1976), propusieron la siguiente clasificación:

- Epiescleritis: La epiescleritis se conoce desde hace más de un siglo, aunque, llamada por muchos nombres diferentes, como subconjuntivitis por von Graefe, flema subconjuntival o conjuntivitis simple o flemática por Mackenzie (1830) y epiescleritis periódica fugaz por Fuchs (1895). Duke-Elder y Leigh (1965) distinguieron entre epiescleritis nodular y epiescleritis reumática, pero tal diferenciación parece no estar justificada, ya que la artritis reumatoide puede asociarse con cualquiera de las afecciones. Watson y Hayre clasificaron la epiescleritis en dos tipos:

1. epiescleritis simple

2. epiescleritis nodular.

- Ecleritis: Se han propuesto muchas clasificaciones de la enfermedad escleral (Holthouse, 1893; van der Hoeve, 1934; Franceschetti y Bischler, 1950; Duke Elder y Leigh, 1965; Sevel, 1967) que se han basado en una mezcla de observaciones clínicas y patológicas. Pero aunque tratemos de adoptarlas, desde el punto de vista clínico todas han sido insatisfactorios. Watson Y Hayreh finalmente adoptaron la siguiente clasificación porque, aunque existe una ligera superposición entre los grupos, clínicamente observaron varios patrones distintos.

(a) escleritis anterior

1. Escleritis difusa
2. Escleritis nodular
3. Escleritis necrosante
   a. con inflamación
   b. sin inflamación.

(b) escleritis posterior.

## EPIESCLERITIS

**Epiescleritis nodular**

Con relativa frecuencia la epiescleritis nodular es una enfermedad de origen oscuro que se suele presentar típicamente en adultos o ancianos, de hábito crónico o recurrente pero generalmente con una tendencia benigna, caracterizada por la aparición de focos inflamatorios localizados en el tejido epiescleral.

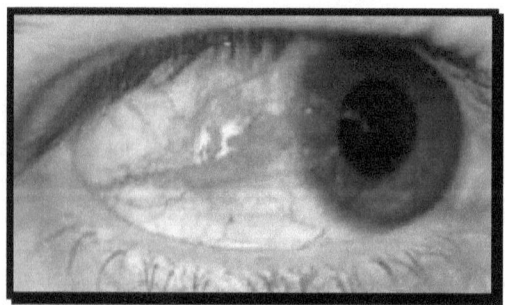

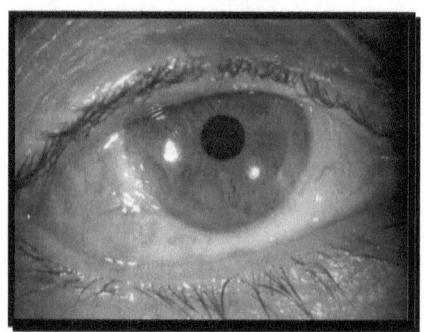

El propio nódulo es de color rojo o púrpura, de forma redonda u ovalada, y muy sensible al tacto, firmemente fijado a la esclera subyacente pero sobre él la conjuntiva se mueve libremente. Su color púrpura se debe a la intensa ingurgitación de los vasos episclerales profundos pero la conjuntiva también se encuentra inyectada en la vecindad inmediata mientras que el resto del ojo puede encontrarse blanco. El nódulo crece rápidamente y puede alcanzar el tamaño de una lenteja, y luego sigue un curso crónico de varias semanas durante las cuales los síntomas inflamatorios permanecen sin disminuir. Finalmente, habitualmente después de 4 a 6 semanas, se vuelve más plano y pálido, y se puede reabsorber completamente pero es más habitual que deje una cicatriz atrófica de color pizarra ligeramente deprimida al cual puede unirse la conjuntiva. No obstante, mientras tanto, con frecuencia aparecen otros nódulos. La regla son las recurrencias bilaterales y, en realidad, no es un historial infrecuente el desarrollo de varios nódulos, unos tras otros, y a veces más de uno en el tiempo –con lo que los síntomas intermitentes de inflamación se prolongan durante años; como una lesión recurrente rara vez ocupa el mismo lugar que una previa, toda la región circumcorneal de la esclera puede finalmente encontrarse afectada y convertirse en una zona de color pizarra. Aparte de la tendencia a la cronicidad y recurrencia de la enfermedad, es de carácter benigno, la visión no se afecta y el pronóstico es bueno ya que la resolución es la terminación habitual. Sólo excepcionalmente el nódulo se ulcera y rehúsa sanar, un suceso que puede producirse incluso en una persona joven (Akiya, 1957).

Los síntomas varían considerablemente. A veces son pocos y de escasa entidad; pero otras veces se produce un dolor considerable de una naturaleza taladrante, especialmente durante la noche y que persiste semanas cuando la inflamación se encuentra activa.

El diagnóstico habitualmente es sencillo en el caso típico; la lesión se diferencia de la flicténula por la movilidad de la conjuntiva sobre ella. Se puede originar alguna dificultad en aquellos casos donde la hinchazón es difusa en lugar de nodular y donde existe un edema en el tejido de alrededor, por el parecido con los tipos más avanzados de epiescleritis periódica fugaz. Una lesión muy parecida puede representar la fase inicial de la escleritis nodular necrotizante o escleromalacia perforante, una posibilidad que se debería recordar particularmente en sujetos con artritis reumática u otras enfermedades del colágeno como la angeítis necrotizante. También se puede desarrollar un nódulo episcleral como complicación de una sarcoidosis (Klein et al, 1955; Donaldson, 1964) y se puede presentar como una expresión del eritema nodoso.

La *epiescleritis multinodular* es una condición que Suganuma (1939) describió como "conjuntivitis" en Japón, donde aparecen numerosos nódulos superficialmente en la esclera en su segmento anterior particularmente cerca del limbo, asociado con hiperemia, picor y descargas, a veces con iritis. Son fugaces en naturaleza y consisten en conglomerados de pequeñas células mononucleares con algún que otro eosinófilo en el tejido subconjuntival y epiescleral sin células gigantes o necrosis (Aoki, 1953). Se asocian con la artritis reumatoide y desaparecen velozmente con el tratamiento corticoideo.

### Epiescleritis periódica fugaz

Esta enfermedad, descrita por von Gracfe como *subconjuntivitis, ojo caliente* por Hutchinson (1885) y posteriormente descrita como *epiescleritis periódica fugaz* por Fuchs (1895), se caracteriza por una congestión difusa y edema de un área del tejido episcleral y la conjuntiva que lo cubre, es de carácter transitorio y con una fuerte tendencia a recurrir con una periodicidad regular.

Los ataques de congestión inflamatoria pueden ser difusos pero con frecuencia se localizan en un cuadrante de la parte anterior de la esclera; aparecen súbitamente y durar un periodo de algunas horas hasta unos pocos días, y recurren con gran persistencia ahora en un ojo y ahora en el otro, afectando a diferentes áreas en diferentes tiempos o desplazándose de una zona a otra. En ocasiones hay algo de dolor y fotofobia; otras veces se produce un espasmo asociado del esfínter del iris y del músculo ciliar produciendo una miosis y miopía temporal; puede aparecer un edema de tipo angioneurótico de los párpados y, especialmente en las formas más dolorosas, una migraña. Mientras que las recurrencias pueden ser extremadamente molestas por la apariencia de un color rojo fuego y por el dolor (ocasional); la enfermedad no afecta la visión y habitualmente no deja secuelas serias.

No obstante, en ocasiones, especialmente en el tipo antiguo de paciente gotoso, aumenta el número y severidad de los ataques y su área se extiende; se comienza a afectar las capas profundas de la esclera con lo que se puede producir un adelgazamiento grosero (Clavel y Tevlières, 1958), y puede seguir una uveítis a veces de una severidad considerable y asociada con un aumento de tensión (Wood DJ, 1936; Mann y Markson, 1950), mientras que una extensión anterior puede producir una queratitis esclerosante, y una extensión posterior una tenonitis seria (Viswalingham, 1936).

Histológicamente la característica esencial de la epiescleritis es una infiltración densa y localizada de linfocitos en el tejido epiescleral; las células también invaden las capas superficiales de la esclera, situadas en hileras o masas en forma de huso rodeando las lamelas que se separan unas de otras por el edema, mientras que la conjuntiva se infiltra de manera similar en sus capas subepiteliales. Siempre hay una ingurgitación vascular extrema y dilatación linfática (Schirmer, 1895; Uhthoff, 1900). En los casos leves puede desaparecer la exudación inflamatoria dejando un rastro escaso o ninguno, pero en los casos más severos puede producirse alguna destrucción y adelgazamiento de la esclera.

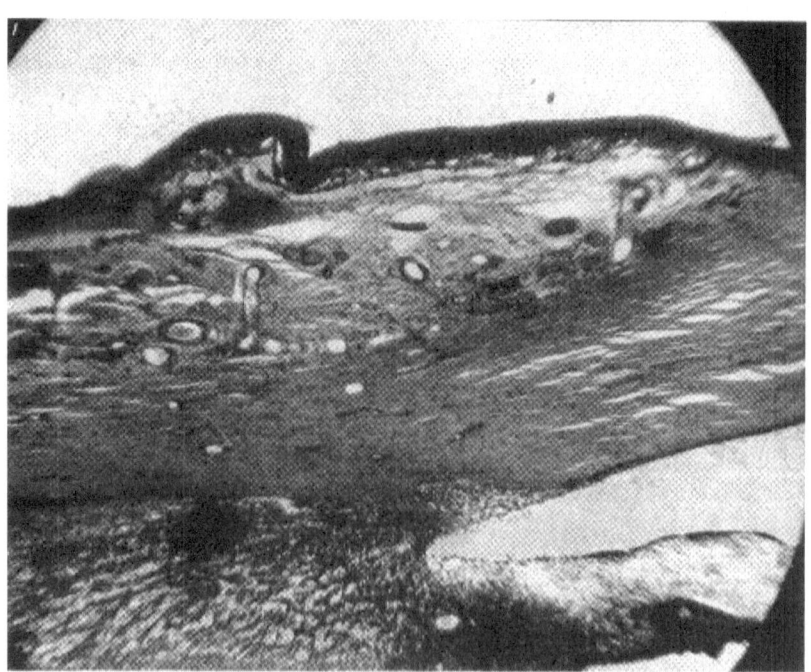

Engrosamiento del tejido epiescleral con dilatación sanguínea. Masas linfocitaria en el cuerpo ciliar y en la raíz del iris. Laminillas separadas por el edema

La etiología de la epiescleritis de cualquier tipo, nodular circunscrita o la variedad fugaz más difusa, con frecuencia es oscura. No obstante, muchos casos se asocian con la enfermedad "reumática". Los viejos escritores atribuían la enfermedad primariamente a la gota[5]; este factor etiológico fue sustituido por el concepto de infección local y posteriormente se cambió por el de enfermedad del colágeno. No hay dudas de que la epiescleritis ocurre comúnmente en sujetos "reumáticos", particularmente los que sufren de artritis reumatoide, en cuya condición aparecen y desaparecen nódulos que se pueden considerar como evidencias leves o tempranas de complicaciones más serias que caracterizan a esta enfermedad, como una escleritis nodular necrotizante y la escleromalacia perforante[6]. En muchos casos se ha postulado una alergia, particularmente en aquellos casos que se producen sin síntomas dolorosos difusos en pacientes jóvenes, especialmente mujeres; La asociación ocasional con el edema angioneurótico es significativo en esta relación. Se han citado varios alergenos, la mayoría de infecciones locales estreptocócicas y la tuberculosis. Se han destacado como agentes causales una alergia a componentes específicos de alimentos (Balyeat, 1932) y se ha publicado casos curados al eliminar o disminuir los carbohidratos de la dieta y exacerbarse experimentalmente al volverlos a introducir (Sinskey et al, 1921; Shoemaker, 1924). La naturaleza esencialmente alérgica de muchos casos viene sugerida por el hecho de que la condición puede ser hereditaria, siendo transmitida con carácter dominante (Heinonen, 1923-27). La incidencia relativamente alta de epiescleritis en la mujer sugirió una asociación con alteraciones del aparato genital femenino (Benedict, 1924; Moench, 1927; Paufique y Etienne, 1949) y en las formas más fugaces de inflamación, la menstruación a veces parece ser un factor excitante; en un caso de este tipo que precedió al periodo regularmente durante 5 años, se consiguió la cura mediante sangrado (Vilard, 1930) y en otro caso que duró 7 años, se obtuvo un beneficio sorprendente con extracto lúteo (Drovet y Thomas, 1952).

En cuanto al tratamiento lo ideal sería curar o controlar la causa, pero como esto no siempre es posible, en general se obtiene una buena respuesta con el uso de corticoides.

## Escleritis profunda

El tipo profundo de inflamación de la esclera es más rara que la superficial. Sin embargo, es mucho más seria; en realidad, por motivo de su curso extremadamente prolongado y su hábito de recurrencia, su resistencia al tratamiento y las complicaciones que invariablemente la acompañan, ésta es una de las enfermedades más grave que afectan al ojo.

Aparte de la implicación corneal, la complicación más seria es la uveítis acompañante que habitualmente es de una severidad considerable y, a veces, destructiva. En realidad, pueden producirse dudas sobre cuál es la inflamación primaria –la escleral o la uveal- y en un sentido más estricto el término más correcto debería ser el de *uveoescleritis*.

Topográficamente el segmento anterior de la esclera es el que se afecta con mayor frecuencia, una localización preferente posiblemente determinado por la presencia de numerosos vasos perforantes en esta región.

### - *Escleritis anterior.*

Esta enfermedad se produce habitualmente en personas jóvenes, y con mayor frecuencia en el sexo femenino; existe una fuerte tendencia a la bilateralidad.

---

[5] Hutchinson, 1885; Fuchs, 1895; Wagenmann, 1897; Gilbert, 1914; Uhthoff, 1915; McWilliams, 1952.

[6] Abelsdorff, 1932; Marchesani, 1941; Babel, 1942; Franceschetti, 1946; Mundy et al, 1951; otros.

Se caracteriza por la aparición de una hinchazón rojo oscura o azulada, más extensa y difusa que los nódulos de epiescleritis. Puede aparecer más de un área nodular que finalmente pueden fusionarse, hasta que en los peores casos la inflamación se extiende completamente alrededor de la córnea para formar una *escleritis anular*. En este caso

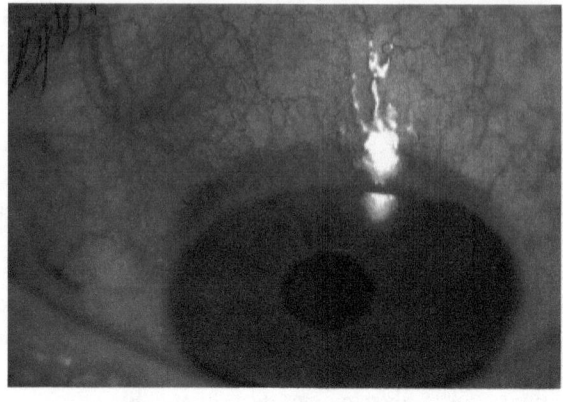

Escleritis anterior

todo el ojo se encuentra profundamente inyectado con vasos violeta oscuro y, a veces, en el medio de la infiltración difusa aparecen nódulos blancos o amarillentos del tamaño de una cabeza de alfiler, a alguna distancia de la córnea que finalmente desaparecen por absorción. El dolor puede ser tan severo e intratable como para considerar a veces la extirpación del ojo. Durante la fase aguda puede desarrollarse una miopía transitoria, una presencia que quizás se deba al desplazamiento hacia delante del diafragma cristalino-iris como resultado del edema del cuerpo ciliar (Dellaporta A, 1950). Después de un periodo prolongado de inflamación intensa que dura semanas o meses y, a veces, años, habitualmente intercalados con numerosas exacerbaciones, la inyección comienza a decaer en los casos favorables y el área afectada toma un aspecto púrpura brillante similar a la porcelana. Finalmente la infiltración desaparece por absorción sin ulceración, dejando un área adelgazada de esclera como una cicatriz malva oscura que a menudo, al no resistir la presión intra-ocular, se vuelve estafilomatosa.

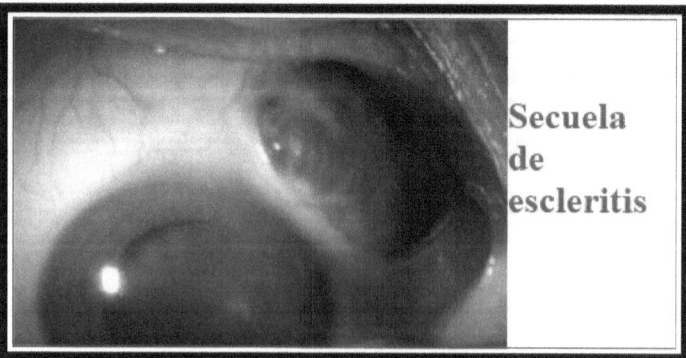

Secuela de escleritis

Sin embargo, durante la evolución de la enfermedad las complicaciones son la regla. Si el área afectada se encuentra cerca del limbo se desarrolla una queratitis esclerosante secundaria —el nombre no implica un proceso patológico de esclerosis, pero indica que el resultado último es la transformación de la córnea en una estructura parecida a la porcelana indistinguible de la esclera. Se desarrolla una opacidad en el margen de la esclera en el lado opuesto al área escleral afectada y en continuidad con ella, al principio de color grisáceo o gris amarillento que más tarde se vuelve azulada o densamente blanca. Típicamente asume una forma de lengüeta o triangular cuyo vértice redondeado señala hacia el centro de la córnea, aumentando de tamaño con cada exacerbación de la escleritis, pero con frecuencia aparecen islotes aislados de opacidad a través de toda la esclera, a veces, aunque raro, en el centro. Las opacidades se sitúan profundamente en el estroma; no están vascularizadas y no se ulceran, finalmente pueden sufrir un aclaramiento, pero en la mayor parte son permanentes. En la escleritis anular se encuentra afectada toda la circunferencia de la córnea; y en los casos peores puede opacificarse todo el tejido. A continuación pueden aparecer cambios degenerativos, como el desarrollo de parches relucientes de material graso (en una escleritis que había durado 17 años, Cogan DG, 1951).

La uveítis asociada es habitualmente extremadamente severa y a menudo destructiva, implicando invariablemente una iritis o iridociclitis y frecuentemente una coroiditis. Las sinequias son pronas a producirse, las opacidades vítreas son profusas, no es infrecuente un glaucoma secundario y no es un hecho infrecuente la presentación de un desprendimiento de retina exudativo.

Ya se ha comentado la patología general de estos casos –una intensa infiltración con linfocitos como elementos predominantes, asociado con un pequeño grado de vascularización, terminando en una necrosis considerable y una sustitución fibrosa final. Los mismos cambios se producen en la córnea. Este tejido puede volverse muy espeso y las lamelas se encuentran separadas por el infiltrado edematoso con masas de células mononucleares, y penetrando en una pequeña extensión por neovasos, finalmente se vuelve rico en fibroblastos.

Saatci AO et al (1996-7) informaron en un caso de uveítis anterior que se desarrolló una calcificación esclero-coroidal en el polo posterior sin ningún signo evidente de escleritis posterior durante el período de seguimiento de nueve años. Creyeron que una inflamación escleral posterior sutil pudo conducir a una calcificación esclerocoroidal que podría ser de naturaleza distrófica.

## - *Escleritis brawny (musculosa)*

La escleritis musculosa (brawny, gelatinosa) (Schlodtmann, 1897), también denominada como granuloma masivo de la esclera, es la manera de definir una forma más virulenta de una escleritis anular difusa que se presenta especialmente en pacientes ancianos que sufren de artritis reumatoide; una vez más es más frecuente en mujeres, y habitualmente es bilateral. En realidad se corresponde a una escleritis necrosante difusa. El cuadro clínico es característico. La córnea se encuentra rodeada por una inflamación difusa con una hinchazón del tejido epiescleral que tiene un aspecto gelatinoso y suculento y una especie de picaduras de presión.

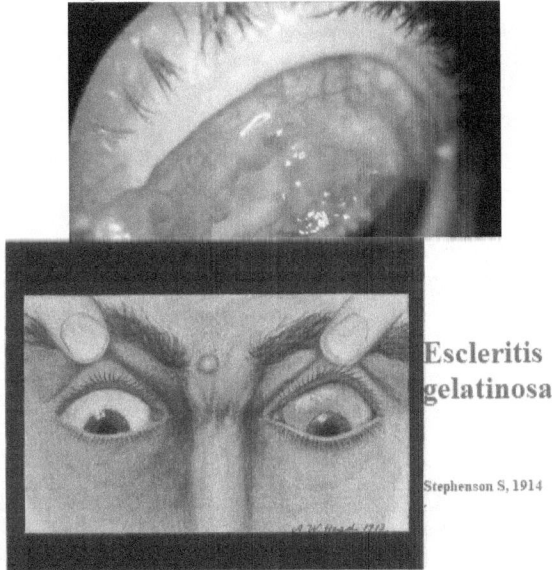

Escleritis gelatinosa

Stephenson S, 1914

Al progresar la enfermedad el área afectada se extiende hacia atrás fusionándose gradualmente con el tejido normal, pero nunca sobrepasa el ecuador; los tendones infiltrados de los músculos con frecuencia destacan como una especie de nódulos (Oatman, 1905; Verhoeff, 1933). Por delante la hinchazón termina bruscamente en el limbo que no se afecta pero puede encontrarse cubierto por una solapa de tejido hinchado. No obstante, finalmente, la córnea se comienza a infiltrar por una queratitis esclerosante que progresa lentamente y sin contemplaciones hacia el centro. Un acompañante constante es una uveítis más o menos severa (Wolter JR y Landis CB, 1958; Cernea y Nicolau, 1961).

La enfermedad es extremadamente crónica y sigue un curso lento y progresivo con intermisiones y exacerbaciones. En ocasiones puede ser indolora (Stephenson, 1914) pero como regla es una característica prominente (Derby GS, 1916); y en aquellos casos donde se produce una severa inflamación intraocular y se afecta la córnea el pronóstico es malo y se puede perder el ojo.

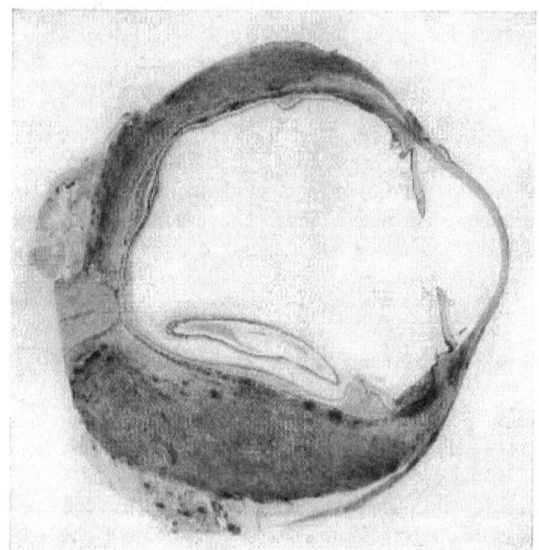

**Granuloma masivo de esclerótica. El cristalino ha sido eliminada. Obsérvese los folículos linfáticos en la coroides y el tejido orbital. También exudado en pars plana ciliaris**

Ya que la pérdida del ojo no es desconocida, un número considerable de estos casos se encuentran disponibles para el examen histológico[7]. Feldon SE et al (1978) estudiaron cuatro casos de escleritis gelatinosa posterior y en dos de ellos se enuclearon los ojos por sospecha de melanoma. El cuadro es el típico de la escleritis –esencialmente una infiltración linfocítica crónica para formar una masa granulomatosa con amplios cambios degenerativos, junto con una infiltración similar y a veces extensa del tracto uveal. La infiltración puede ser de un carácter indeterminado pero el cambio más habitual es la proliferación granulomatosa con la característica degeneración fibrinoide de los nódulos reumáticos; se ha informado de un aspecto histológico sugerente de sífilis (Verhoeff, 1913) o tuberculosis (Schlodtmann, 1897; Pillat, 1927; Comberg, 1930).

***Esclero-queratitis***

---

[7] Schirmer, 185; Schlodtmann, 1897; Friedland, 1899; Uhthoff, 1900; Parsons, 1902; Komoto, 1909; Verhoeff, 1913; Gilbert, 1914; James RR, 1928; Wolter JR y Landis CB, 1958; Tokuda H et al, 1969; Feldon SE et al, 1978.

La esclero-queratitis (escleritis maligna y uveítis de con Hippel, 1925; esclero-periqueratitis progresiva de von Szily, 1926) es una variedad clínica que recuerda en muchos aspectos a una queratitis anular con una queratitis esclerosante asociada, pero en este caso la córnea se encuentra primaria y concomitantemente afectada con la

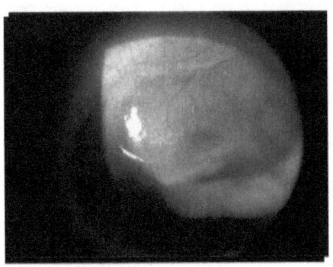

esclera.

Aparecen infiltraciones nodulares difusas mal definidas en la córnea cerca del limbo asociadas con áreas dispuestas anularmente de escleritis hasta que finalmente toda la esclera se afecta progresivamente alrededor del margen; la infiltración gradualmente se aproxima al área axial y comienza a vascularizarse. Constantemente se presenta una uveítis anterior severa con lo que todo el segmento anterior del globo se encuentra afectado. El curso de la enfermedad es indefinidamente prolongado, el dolor es tan severo como en otros tipos y la necesidad de enucleación final es tan frecuente o infrecuente como en otros tipos (Leibiger W, 1951; Viestenz A et al, 2002). En ocasiones ni la enucleación detiene la tragedia de la enfermedad ya que pueden desarrollarse masas tumorales compuestas de linfocitos, células plasmáticas y gigantes en el tejido orbitario (Voss HJ, 1950).

El cuadro histológico muestra en general los cambios usuales ya comentados asociados con la escleritis.

En la literatura aparece un caso único informado por Lyle TK y Cross AG (1942) en un hombre de 43 años de edad que sufrió un cuadro de esclero-queratitis después de entrar en contacto con fósforo.

### *Escleritis posterior (esclero-tenonitis)*

Como no se ve y no se puede sentir, la presencia de una escleritis posterior sólo se puede inferir de sus síntomas y efectos. En los casos más leves y presumiblemente más superficiales hay dolor, pero como no se encuentra afectado la parte anterior del tracto uveal, habitualmente no es muy fuerte. La córnea y la parte anterior del globo son normales y la visión, aparte de una diplopía inducida por la inmovilidad y el desplazamiento del globo, a menudo no se encuentra alterada, aunque Calthorpe CM et al, en 47 casos de escleritis posterior, encontró que el 73% de los pacientes se presentaron con una agudeza visual de 6/18 o inferior. En los casos más intensos puede existir quemosis palpebral y proptosis. La resolución se puede producir rápidamente aunque se pueden demostrar adherencias permanentes entre la esclera y la cápsula de Tenon si es escinde en globo (Fuchs, 1902) y pueden quedar paresias musculares permanentes (Brazeau, 1923).

La escleritis posterior afecta más a las mujeres que a los hombres, pero el derrame cilio-coroideo anular y los pliegues coroideos son más frecuentes en los hombres. El desprendimiento macular exudativo y una masa circunscrita en el fondo son más frecuentes en las mujeres y la edad media de presentación está en los 47-49 años de edad (Benson WE, 1988). Se ha informado de casos bilaterales (Dodds EM et al, 1997; Zurutuza A et al, 2011).

La enfermedad debe diferenciarse de una celulitis orbitaria, lo que con frecuencia es difícil de realizar por la clínica; puede realizarse mediante la relación de la proptosis con la quemosis, si la proptosis es extrema probablemente se trate de una celulitis, mientras que si la quemosis es extrema probablemente se trate de una tenonitis. También se debe diferenciar de tumores intraoculares, confusión que con frecuencia da origen a la extirpación del globo; coroiditis intratable (Tewari HK et al, 1990, donde les fue útil el estudio del fluido subrretiniano).

Se producen casos de una naturaleza aún más superficial donde aparentemente se produce una tenonitis sin una inflamación evidente de la esclera. James RR (1928) lo denominó acertadamente como tenonitis musculosa (brawny). Originan pocos síntomas y escasas alteraciones visuales y pueden progresar lentamente durante años, en cuyo caso una quemosis semi-sólida de color salmón, que se hunde ligeramente a la presión, puede extenderse hacia el limbo, mientras que el ojo interno permanece normal (Stephenson S, 1913; Lawford JB, 1913).

En las lesiones asentadas más profundamente el curso clínico es largo y las complicaciones intra-oculares la regla. La región posterior puede encontrarse inmensamente engrosada con una masa granulomatosa (*escleritis posterior proliferativa*) (Radnót M, 1948; Orbán T, 1953; 6 mm en lugar de 0′9 mm, Harper JY Jr, 1960), y la infiltración con linfocitos y células plasmáticas con algunos macrófagos y eosinófilos, se extiende para afectar a la coroides y retina.

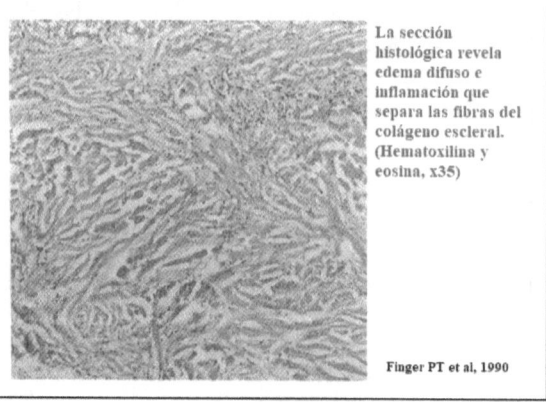

La sección histológica revela edema difuso e inflamación que separa las fibras del colágeno escleral. (Hematoxilina y eosina, x35)

Finger PT et al, 1990

Calthorpe CM et al (1988) informó de la presencia de vasculitis escleral de los vasos en y alrededor de la esclerótica en todos sus especímenes, así como hinchazón inflamatoria y pérdida focal del epitelio pigmentario junto con cierre vascular coroideo, lo que podría explicar los hallazgos angiográficos con fluoresceína. Se han publicado otros casos asociados con vasculitis retiniana (Frost NA et al, 1994). Con respecto a la vasculitis escleral, Bernauer W et al (1994-5) informó sobre casos que estudió donde no se observaron signos de vasculitis primaria, sino la presencia de células infiltradas entre las fibras esclerales que consistían predominantemente en células T. Muchas de ellas eran células CD4. Se encontraron grupos de células T y B en áreas perivasculares. Según estos autores el infiltrado celular en la escleritis posterior muestra características compatibles con un trastorno mediado por células T (enfermedad autoinmune).

Las opacidades vítreas pueden ser tan densas como para impedir la visión del fondo del ojo (Bloch, 1924); puede presentarse una coroiditis (Terlinck, 1920), una efusión cilio-coroidal (Litwak AB, 1989) o una neuritis retrobulbar (Karasek, 1935) y con frecuencia se produce un desprendimiento exudativo de retina[8]; en realidad, se puede enuclear el ojo ya que simula un tumor intra-ocular (Harper JY Jr, 1960). Purtscher (1891) fue el primero en señalar la asociación de un desprendimiento exudativo de retina y escleritis. El desprendimiento de retina puede producir una pérdida de visión al igual que un edema de retina posterior (Cleary PE et al, 1975). También se ha informado de la presencia de desprendimiento del epitelio pigmentario retiniano (Berger B y Reeser F, 1980) y cilio-coroideo (Dodds EM et al, 1995). En los casos recurrentes pueden producirse extensas áreas de atrofia corio-retinianas (Key, 1923), un proceso que puede afectar a la esclera y condicionar la aparición de un estafiloma con y sin el desarrollo de una miopía aguda (Pflüger, 1902; Lemoine y Valois, 1933; Lisch, 1949). La infiltración celular se puede extender a los tejidos orbitarios, los músculos extra-oculares e, incluso, a la glándula lagrimal (von Hippel, 1925) y, como hemos comentado, se pueden desarrollar masas de tejido inflamatorio en la órbita meses después de la enucleación del ojo (Landegger, 1932; Voss MJ, 1950; Wolter y Landis, 1958). La lesión escleral y su inflamación uveal asociada frecuentemente son bilaterales (Jacqueau y Lemoine, 1920; Sánchez Bulnes y Silva, 1950, en un caso fatal de enfermedad de Vogt-Koyanagi).

Se ha publicado la oclusión de una arteria cilio-retiniana como complicación de la escleritis posterior (Sahu DK y Rawoof AB, 2000).

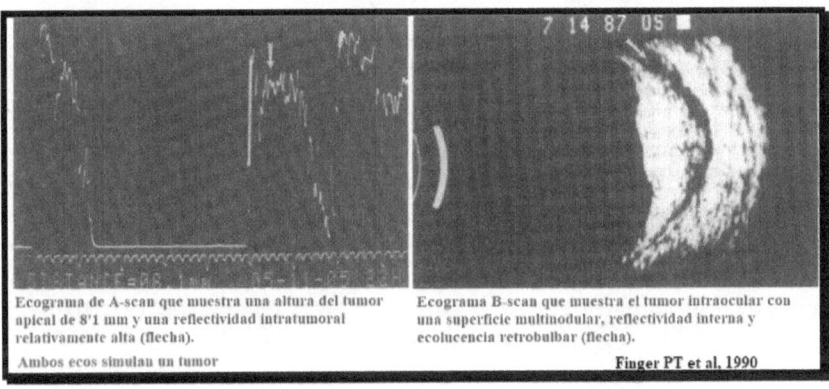

Ecograma de A-scan que muestra una altura del tumor apical de 8'1 mm y una reflectividad intratumoral relativamente alta (flecha). Ambos ecos simulan un tumor

Ecograma B-scan que muestra el tumor intraocular con una superficie multinodular, reflectividad interna y ecolucencia retrobulbar (flecha).

Finger PT et al, 1990

La ecografía muestra las siguientes características: ecos esclerales anchos con alta reflectividad y baja atenuación sonora en el A-scan, así como la demarcación clara de la esclera posterior engrosada del tejido orbital y el edema en el espacio de Tenon en el B-scan (Rochels R y Reis G, 1980). El engrosamiento de la esclerótica se observa durante la fase activa de la enfermedad mediante ultrasonografía[9].

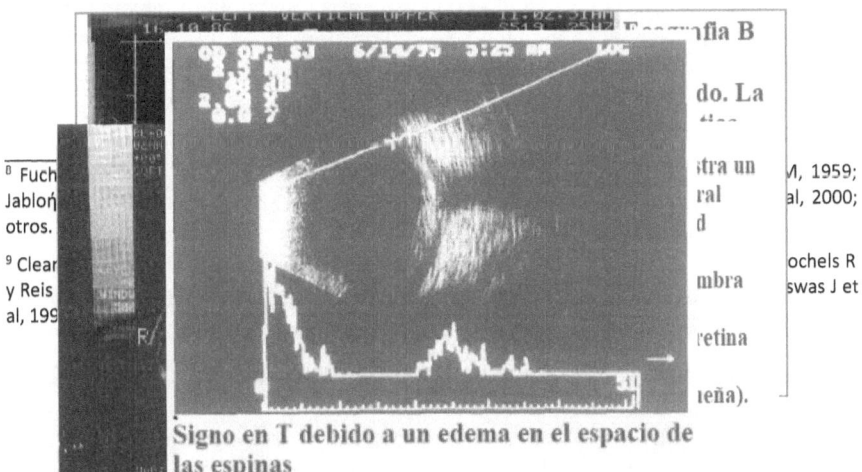

Signo en T debido a un edema en el espacio de las espinas

El TAC muestra un engrosamiento de la esclera posterior (Berger B y Reeser F, 1980).

La tomografía computarizada parece ser más sensible que la resonancia magnética en el diagnóstico de la escleritis posterior y comparables a los hallazgos ecográficos (Chaques VJ et al, 1993).

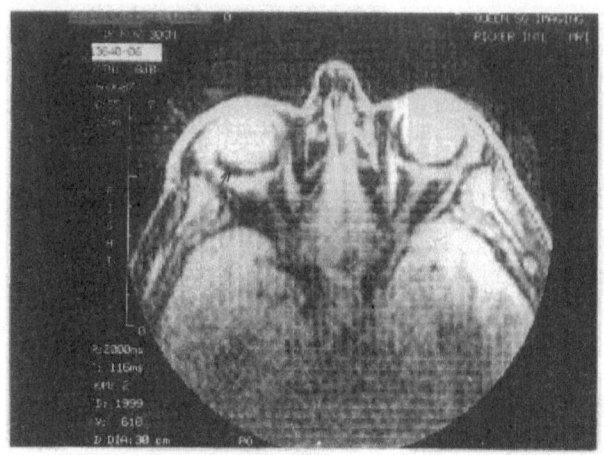

Imagen de resonancia magnética orbital axial tomada con una exploración sagital. La esclera engrosada produce una imagen hipodensa (flecha negra).

Leith RJ et al, 1992

La imagen con resonancia magnética muestra una un borde periférico de hipointensidad que sugiere el engrosamiento esclerouveal (Leith RJ et al, 1992; Osman Saatci A et al, 2001).

En la escleritis posterior, la angiografía con verde de indocianina permite identificar áreas de hiperfluorescencia coroidea, posiblemente indicando áreas de máxima actividad inflamatoria, y una regresión de la hiperfluorescencia en respuesta a la terapia. La angiografía con verde de indocianina es útil para evaluar el grado de afectación de la coroides. La principal característica angiográfica con verde de indocianina es la hiperfluorescencia coroidea zonal difusa en las fases intermedias (+/- 10 minutos) y tardías (+/- 40 minutos) de la angiografía (Auer C y Herbort CP, 1998).

El glaucoma no se ha observado como una complicación frecuente de la escleritis. Watson y Hayreh (1976) informaron de la presencia de glaucoma de ángulo abierto en 11´62% (35 ojos), todos los cuales tenían sólo escleritis anterior. McGavin DDM et al. (1976) encontraron glaucoma bilateral de ángulo cerrado en 1 paciente con epiescleritis reumatoide que se resolvió después de iridectomías periféricas bilaterales. Además, estos autores encontraron 9 ojos (18´7%) con escleritis reumatoide y presión intraocular elevada (que por inferencia, aunque no se indicó, tenían ángulos abiertos), y en la mayoría de estos casos el glaucoma pareció resolverse con la escleritis. Puede aparecer un glaucoma secundario por cierre angular tanto debido a un tratamiento prolongado con atropina con formación de sinequias anteriores, o bien por un aplanamiento de la cámara anterior que puede deberse a la rotación anterior del cuerpo ciliar en el espolón escleral después del desarrollo de un derrame (efusión) coroideo. Tal mecanismo fue demostrado por Chandler P y Grant WM (1965); Brockhurst RJ et al. (1960) mencionaron en una discusión a un paciente que desarrolló glaucoma de ángulo cerrado asociado con un desprendimiento coroideo; posteriormente se informaron de casos similares (Fourman S, 1989; Mangouritsqas G y Ulbig M, 1991; otros).

La histopatología muestra que casi la mitad de los ojos enucleados por inflamación escleral y alrededor del 20% de ojos con escleritis muestran daño en la malla trabecular por la iridociclitis, la inflamación corneo-escleral suprayacente o las sinequias anteriores periféricas y que son las causas más frecuente del aumento de la presión intraocular. Otras causas incluyen el uso de corticosteroides tópicos, neovascularización del ángulo y escleritis posterior con cierre angular secundario ya comentado (Wilhemus KR et al, 1981).

La escleritis posterior en niños y adolescentes representan un subgrupo distinto de pacientes con escleritis posterior que difiere de la variante adulta por el género, falta de enfermedad sistémica y ausencia de los hallazgos oculares asociados que a menudo se observan en la variante adulta del trastorno. Los pacientes suelen presentarse con disminución de la agudeza visual, dolor ocular y desprendimientos de retina exudativos. La angiografía con fluoresceína demuestra, en algunos pacientes, múltiples fugas puntuales a nivel del epitelio pigmentario de la retina con tinción parcheada en fase tardía de una lesión similar a una masa. La ecografía B-scan muestra un engrosamiento coroideo y escleral con una mayor densidad acústica de la coroides en todos los pacientes. Woon WH et al (1995) informó de los síntomas y signos en una serie de 5 niños que se presentaron con dolor intenso en un ojo inflamado y generalmente presentaban signos orbitarios con hinchazón del párpado y limitación de los movimientos extraoculares; cuatro de los cinco tenían inflamación del disco óptico y dos desprendimientos de retina exudativos. La edad media de presentación fue de 11'6 años con un rango entre 9 y 14 años de edad.

El tratamiento de la escleritis es dificultoso, parcialmente a causa de que la enfermedad es por su naturaleza extremadamente recalcitrante, y parcialmente porque su etiología puede ser oscura. Por ello, se deberían realizar todos los esfuerzos posibles para investigar la etiología.

Se debería tratar cualquier enfermedad metabólica o de naturaleza reumática encontrada en tanto en cuanto sea posible (y a veces no lo es), mientras que también se debería explorar la posibilidad de una tuberculosis o de una alergia a sus proteínas, así como cualquier otra infección sistémica.

En generaciones anteriores se realizaron ímprobos esfuerzos para eliminar focos de infecciones bacterianas y su desensibilización subsiguiente mediante vacunas, pero hay que admitir que los resultados de ninguna manera fueron impresionantes.

El tratamiento local es menos efectivo que en el caso de la episcleritis. El dolor se puede aliviar con el uso de baños o compresas calientes, o mediante el uso de la diatermia de onda corta. Los esteroides, tanto en forma de colirio como de pomada, se pueden aplicar en casos de escleritis anterior; pero en todos los casos es más efectiva su administración sistémica, tanto de forma continua como en pulsos de metilprednisolona (1 gr) tres veces a la semana (McCluskey P y Wakefield D, 1987). La escleritis posterior a menudo responde a los medicamentos antiinflamatorios no esteroideos (AINE) o al tratamiento sistémico con esteroides e inmunosupresores; indometacina (Rosenbaum JT y Robertson JE Jr, 1993).

La atropina siempre se encuentra indicada, particularmente en presencia de complicaciones uveales aunque no se encuentra exenta de riesgos debido al peligro de formación de sinequias anteriores periféricas entre el iris y la córnea inflamada, una complicación que puede conducir a un cierre angular y al desarrollo de un glaucoma.

Se ha propuesto el empleo de radioterapia con rayos X (Bleguard, 1947; Il'evich AI y Tikhomirova AA, 1959), betaterapia (Moore, 1953; Sena y Cerveira, 1955; Shah, 1955) o el radio (Duggan y Chitnis, 1950; Dubovy et al, 1959). No obstante, estos tratamientos locales tienen poca influencia tanto en acortar los ataques como en prevenir las recurrencias, y así Singh G et al (1986) informó de los resultados del seguimiento de

12 ojos de 9 pacientes con escleritis durante 7 años; los signos de esta entidad clínica variaron desde pliegues coroideos transitorios en el fondo de ojo hasta edema escleral extenso y coroidal con edema asociado del espacio de Tenon y de la vaina del nervio óptico. Estos signos se detectaron mediante ultrasonografía. El tratamiento local y sistémico con corticosteroides parece no afectar el curso clínico o el resultado de la misma.

Aunque el tratamiento puede dar como resultado una resolución rápida de la escleritis, el desprendimiento de retina y el edema macular, persisten y resultan extremadamente resistentes, incluso a dosis altas de esteroides sistémicos. La recuperación puede ser incompleta y puede ocurrir solo después de semanas o meses de tratamiento.

## - *Evolución general de la escleritis*

Tuft SJ y Watson PG (1991) revisaron las características clínicas de 290 pacientes con inflamación escleral para determinar si la clasificación basada en el sitio anatómico y el aspecto clínico de la enfermedad en la presentación reflejaban su historia natural. Los resultados de su revisión confirman que la mayoría de los pacientes permanecen en la misma categoría clínica a lo largo de su enfermedad. De los 104 (35.9%) pacientes que experimentaron una recurrencia de la enfermedad, solo 12 progresaron de enfermedad difusa a nodular, y 10 pacientes que originalmente tenían enfermedad nodular desarrollaron necrosis escleral. Los pacientes con escleritis necrosante eran más viejos que los pacientes de los otros grupos y con mayor frecuencia tenían una enfermedad sistémica asociada que los pacientes con enfermedad difusa o nodular; la escleritis necrosante fue la enfermedad más difícil de tratar. La escleritis difusa anterior tuvo una incidencia menor de pérdida visual (9%) que la escleritis nodular (26%) o la enfermedad necrosante (74%) y, por lo tanto, los autores consideran la escleritis nodular una enfermedad de gravedad intermedia entre la escleritis difusa y la enfermedad necrotizante. Sainz de la Masa M et al (1994) informaron de resultados similares.

Algunos casos terminan en exanteración como el caso informado por (Viestenz A et al (2002) donde una escleritis anterior y posterior dolorosa con inflamación del tejido orbitario no respondía al tratamiento; al no ser un ojo funcional se decidió su extirpación.

La escleritis nodular posterior puede presentarse sin dolor, enrojecimiento ni alteración visual y puede permanecer quiescente durante muchos años, como indica el seguimiento durante 12 años de esta enfermedad en una mujer asintomática que fue remitida para enucleación al simular la escleritis nodular posterior un melanoma coroidal (Demici H et al, 2000).

*Tipos específicos de escleritis*

La vaguedad de la etiología de la mayoría de los casos de inflamación y la costumbre de este tejido de responder a todos los insultos de la misma manera tórpida hace que cualquier intento de realizar una clasificación etiológica sea una materia de inusual dificultad. No obstante, ciertas categorías de la enfermedad son lo suficientemente distintivas como para merecer una atención individual.

Las podemos dividir en tres categorías principales –escleritis infecciosas, tanto exógenas como endógenas; escleritis de índole alérgica e inflamaciones asociadas con alteraciones sistémicas, la más importante de las cuales es el grupo de las enfermedades reumatoideas.

*Escleritis infecciosas.-*

### Infecciones endógenas.

Las infecciones exógenas son raras pero originan una ulceración necrótica y la formación de abscesos intraesclerales.

Un **trauma** puede ser el factor causal. La mayoría de las heridas esclerales curan fácilmente sin percance y con escasa cicatrización, pero en presencia de una infección virulenta pueden originarse complicaciones como el desarrollo de una escleritis necrosante que, por ejemplo, se ha informado siguiendo a una herida producida en un paciente con dacriocistitis mientras cortaba madera (Levy, 1900). Las infecciones micóticas, aunque raras, pueden producir una esclerosis progresiva que puede terminar en perforación: aspergilosis, (Köllner, 1906; Fincher T y Fulcher SF, 2007); esporotricosis, (Chaillous, 1912; Thibierge y Chaillous, 1914); acantomeba (Dougherty PJ et al, enucleado, 1994; Hirano K y Sai S, 1999); scedosporium prolificans (Sullivan LJ et al, enucleado, 1994; Kumar B et al, 1997) y basidiobolomicosis (Tananuvat N et al, 2018).

Un procedimiento quirúrgico puede seguirse ocasional y desastrosamente de una necrosis ulcerativa y el primer caso fue publicado por von Graefe en 1857, un punto de absceso después de una operación para el estrabismo. Posteriormente se informaron de muchos casos más[10]. La enfermedad puede iniciarse entre 2 semanas y varios años después de la cirugía, con un promedio de 9 meses y de algunos años en el subgrupo de la cirugía del estrabismo. El 96% de los casos suele ser del tipo necrotizante y el grupo más importante es el de la catarata con incisión en limbo, aunque también se ha informado tras cirugía del glaucoma, vitrectomías, desprendimiento de retina, estrabismo, pterigium, suturas, implante de ganciclovir (Srisvastava S et al, 2004) y tubo de Jones. Tres quintos de los casos suele mostrar una enfermedad sistémica asociada. Sainz de la Maza M y Foster CS (1991) encontró en la mayoría de los casos una vasculitis autoinmune que junto a la histología sugiere una reacción inmune local.

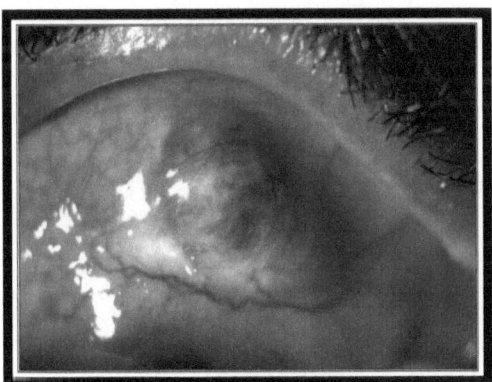

Aunque la etiología exacta de la escleritis necrotizante inducida quirúrgicamente (SINS) no se ha identificado de manera concluyente, se ha observado que el SINS generalmente ocurre en ojos que se han sometido a múltiples cirugías. Por lo tanto, algunos autores

---

[10] Lyne AJ y Lloyd Jones D, 1979; Bloomfield SE et al, 1980; Gregersen E y Jørgensen JS, 1988; Behrendt S y Eckardt C, 1990; Sainz de la Maza M y Foster CS, 1991; Salacz G, 1992; O'Donoghue E et al, 1992; Scott JA y Clearkin LG, 1994; Bhattacharjee H et al, 1994; Fourman S, 1995; Joseph A et al, 1997; Beatty S y Chawdhary S, 1998; Karia N et al, 1999; Ramsay A y Dart J, 2000; Sen J et al, 2002; Stokes J et al, 2003; Solebo AL et al, 2007; Morley AM y Pavesio C, 2008; Tamhankar MA y Volpe NJ, 2008, en una mujer de 88 años; D'Ancy F et al, 2009; Huang CY et al, 2013; Das S et al, 2014; otros.

han postulado que los SINS pueden ser el resultado de una reacción de hipersensibilidad contra un antígeno revelado o alterado por las múltiples cirugías. La teoría actual es que los SINS clásicos implican una respuesta de hipersensibilidad retardada que puede precipitarse por un traumatismo quirúrgico leve o antígenos tisulares expuestos a isquemia, lo que da como resultado la sensibilización del sistema inmunológico. Las teorías alternativas incluyen el mimetismo molecular posiblemente desencadenado por una infección o deposición de complejos inmune generalizado. El hecho de que los SINS respondan y estén controlados por una terapia inmunosupresora apoya estas hipótesis.

La terapia inmunosupresora en forma de corticosteroides orales, metotrexato y ciclofosfamida es el pilar del tratamiento para las SINS.

La **extensión de una inflamación peri-ocular** a la esclera no es frecuente, pero se ha informado de escleritis ulcerativa en asociación con dacriocistitis supurativa (Schulte, 1949), sinusitis nasal (Düring, 1952) y un caso bilateral que progresó hacia una panoftalmitis siguiendo a una celulitis orbitaria granulomatosa inespecífica (Sjögren H y Kranning E, 1954).

La **extensión desde una uveítis** probablemente sea frecuente; en realidad, hay quien considera que la mayoría de las formas de escleritis se originan de una uveítis (Bonnet, 1952). Un ejemplo auténtico es la existencia de una escleritis y el subsiguiente desarrollo de estafilomas esclerales simétricos como complicaciones de una uveítis pre-existente en la enfermedad de Vogt-Koyanagi (Sánchez Bulnes y Silva, 1950).

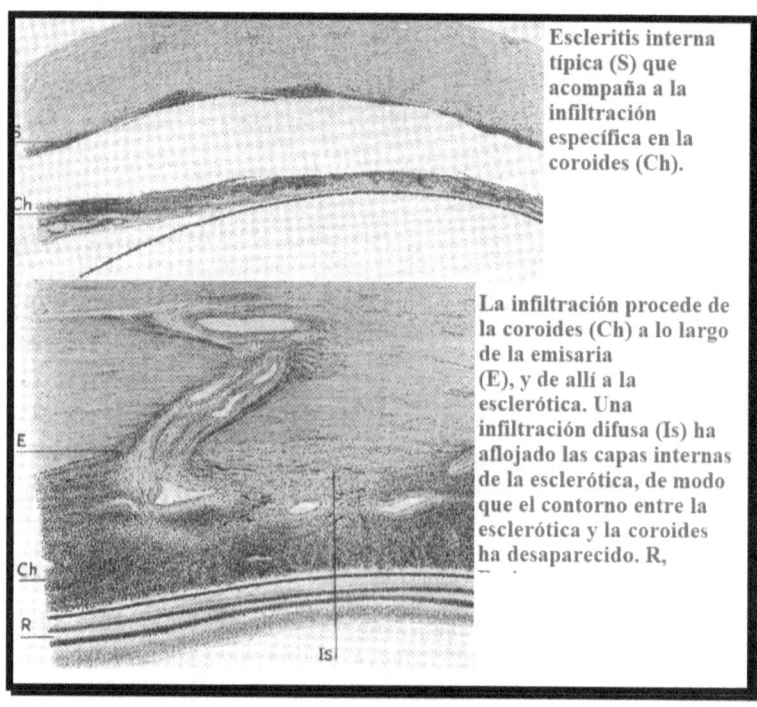

Escleritis interna típica (S) que acompaña a la infiltración específica en la coroides (Ch).

La infiltración procede de la coroides (Ch) a lo largo de la emisaria (E), y de allí a la esclerótica. Una infiltración difusa (Is) ha aflojado las capas internas de la esclerótica, de modo que el contorno entre la esclerótica y la coroides ha desaparecido. R,

Debido a la alta resistencia de la esclera a la invasión infecciosa, su desarrollo es un fenómeno tardío en la endoftalmitis purulenta porque la superficie interna de la esclera habitualmente permanece lisa y sin afectarse durante un tiempo considerable. No obstante, finalmente puede erosionarse y, como la infección sigue el curso de los vasos ciliares anteriores, a veces asociado con una hinchazón rápida y aterradora, puede producirse la perforación en un lugar cercano al margen córneo-escleral (von Arlt, 1856). Sin embargo, la afectación de la esclera desde dentro es más común en la oftalmitis simpática, cuando la infiltración típica puede permear al tejido escleral hasta tal punto de merecer el nombre de "úveo-escleritis simpática" (Samuels, 1933).

El tratamiento de estas infecciones esclerales exógenas a la esclera depende primariamente del control del factor causal; en la medida en que la lesión causal esta concernida, un desbridamiento del tejido necrótico asociado con la administración de antibióticos tópicos y sistémicos generalmente controla la situación.

En relación con la respuesta inflamatoria a substancias químicas podemos comentar lo siguiente. Tooker (1931) señaló el desarrollo de una escleritis de tipo musculoso (brawny) siguiendo a la inyección subconjuntival de atropina; de manera similar Swan y Butler (1950) registraron 5 casos donde se desarrollaron unas formas granulomatosas severas de escleritis anterior y epiescleritis siguiendo a inyecciones subconjuntivales de atropina al 1-3% en pacientes que mostraron hipersensibilidad a este fármaco en los test cutáneos; se tuvo que enuclear el ojo en dos de estos casos. Berliner (1943) observó un desarrollo similar siguiendo a inyecciones repetidas de mercurio. Rara vez la esclera puede involucrarse en reacciones violentas como se aprecia cuando pelos o espinas de animales penetran en los ojos, originando la característica oftalmía nodosa que ya se ha comentado (Thuer, 1943).

Infecciones endógenas

La epiescleritis y escleritis debidas a infecciones endógenas se describen de una manera más fácil encuadrándolas en tres grupos principales, cada uno de los cuales muestra un cuadro clínico característico: aquellas debidas a infecciones piógenas en las que es de esperar la formación de abscesos; aquellas debidas a infecciones bacterianas que dan origen a inflamaciones granulomatosas (tuberculosis, lepra, sífilis) y aquellas debidas a infecciones víricas y rickettsiales que habitualmente son difusas y de naturaleza indeterminada.

*Escleritis metastásica piógena.*

La escleritis metastásica piógena (escleritis supurativa, Sachsalber, 1898; epiescleritis metastásica forunculiformis, Krämer, 1921) es un suceso infrecuente pero no excepcional; su rareza probablemente se deba a la escasez del suministro vascular y la alta resistencia de la esclera a la invasión bacteriana. El émbolo bacteriano se puede localizar en los vasos esclerales dando origen a la formación de un absceso, a veces apareciendo de manera aislada y, a veces, presentándose en asociación con el alojamiento contemporáneo de depósitos metastásicos en el ojo interno.

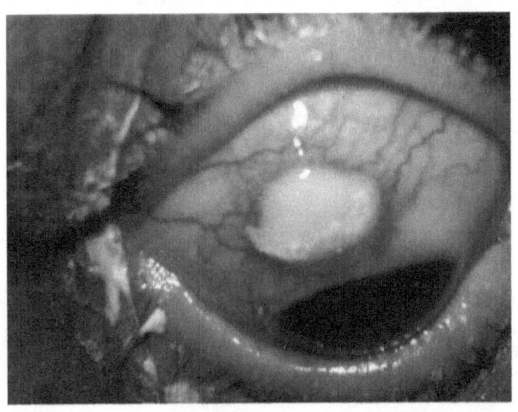

Pueden producirse dos tipos de lesiones dependiendo de la infección es transportada por las arterias ciliares anteriores o las posteriores. La escleritis metastásica anterior es la

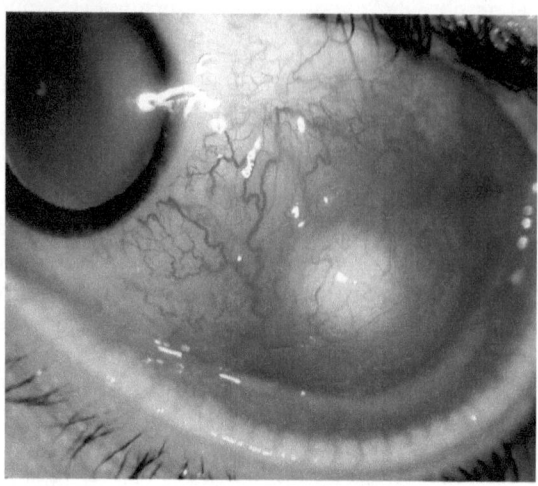

más común y la posterior más rara pero más seria; en la época pre-antibiótica se recuperaba el 70% del tipo anterior pero sólo el 15% del posterior (Dollfus, 1928).

Una gran proporción de casos publicados en la literatura es de origen estafilocócico donde la lesión frecuentemente se acompaña de múltiples forúnculos u otras manifestaciones de infección general (Corrado y Toselli, 1948; Citterio, 1948; P. y J. Bonnet, 1950; Kiratli H et al, 1995, simulando una neoplasia). Se ha asociado con el carbunclo (Hudson, 1933), impétigo (Brand, 1950), tonsilitis (Blatt, 1924), absceso dental (Swan, 1951), infección génito-urinaria (Dupuy-Dulemps y Lemarchal, 1910; Sarkovsky, 1932), septicemia puerperal (P. Bonnet et al, 1950) o se ha desarrollado después de cirugía (Bachstez, 1921; Feigenbaum, 1936; 18 casos después de escisión del pterigium, principalmente por pseudomonas, Hsiao CH et al, 1998; cirugía de la catarata, Goldstein MH et al, 2004; vitrectomía pars plana, Saito W et al, 2006, Feiz V y Redline DE, 2007; trabeculectomía con mitomicina C, Gupta S et al, 2014), después de inyección de acetónido de triamcinolona subtenon (Azarbod P et al, 2007; Tripathy K et al, 2016), pero el organismo sólo se ha cultivado simultáneamente en sangre excepcionalmente (Thiel, 1929). La enfermedad puede ser bilateral (Saubermann, 1942) y mortal (Sandmann, 1922; P y J Bonnet, 1950). Una infección neumónica presentándose en el curso de una neumonía es una rareza[11], y en muchas ocasiones no se han encontrado micro-organismos. Feigenbaum (1936) observó una escleritis metastásica siguiendo a una epiescleritis nodular simple en el mismo ojo. Erggelet (1923) consideraba la localización ocular en su caso como producida por un trauma, y se ha visto siguiendo a una diatermia de superficie en un caso de desprendimiento de retina en un paciente con forunculosis. Litmathe J et al (2002) informó de un caso de absceso escleral por criptococcus neoformans en un receptor de aloinjerto cardíaco 6 meses después del trasplante.

La lesión aparece súbitamente como una hinchazón blanda localizada en la región ciliar que rápidamente toma el aspecto de un absceso. En ocasiones se resuelve sin abrirse (Lang, 1922), pero con mayor frecuencia sobreviene una lenta supuración. El proceso de necrosis puede ser extremadamente tedioso y se asocia con una neuralgia ciliar y

---
[11] Hudson, 1933; Hulka, 1937; Coriglione, 1961; Altman AJ et al, 1991.

trigeminal; puede seguir progresando hasta que finalmente se expone la úvea y el ojo se perfora. En los casos posteriores el cuadro clínico puede sugerir un tumor orbitario con un exoftalmos irreductible (Dubois-Poulsen et al, 1950).

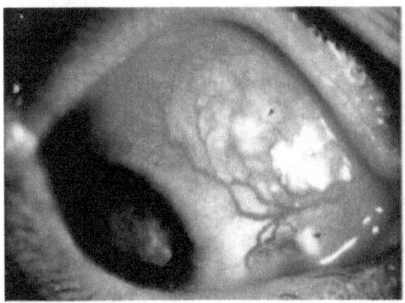
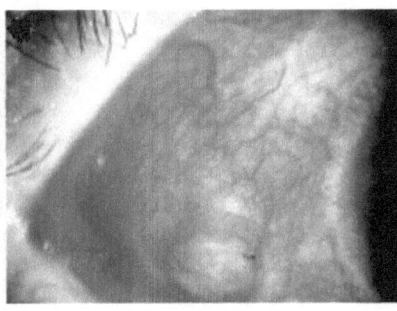

Múltiples abscesos

Las complicaciones intra-oculares pueden ser extremadamente ligeras pero la iritis es un acompañante invariable y es frecuente un ligero hipopion con turbias opacidades vítreas (Thies, 1922); por otro lado, las complicaciones pueden ser severas, resultando en la perforación del globo, panoftalmitis y ptisis bulbi. En ganglio pre-auricular suele encontrarse afectado. En el caso informado por Tseng SH (1998) se produjeron múltiples abscesos esclerales junto con un desprendimiento de retina exudativo acompañante que se resolvió mediante el desbridamiento quirúrgico de los abscesos.

El tratamiento, aparte de las medidas generales para combatir la infección, debería ser la realización de una incisión precoz y amplia del absceso para permitir un drenaje libre y desbridarlo, junto con el uso de antibióticos apropiados tanto local como sistémicamente. Incluso en la era pre-antibiótica sí las condiciones del paciente son buenas y se realiza el drenaje antes de que se produzca daño intra-ocular, los resultados visuales solían ser satisfactorios (6/9, Hudson, 1933). Incluso aunque se perfore el globo y se escape vítreo, el resultado final aún puede ser satisfactorio. En los casos posteriores el tratamiento local tiene poco alcance pero, incluso sin antibióticos, un cierto número de casos se resuelven favorablemente (Dollfus, 1928; Terrien y Favory, 1929).

En algunos casos es conveniente, después de realizar el drenaje y desbridar, cubrir el defecto con un injerto escleral (Lin CP et al, 1991; Kiratli H et al, 1995). También se ha utilizado injertos de membrana amniótica (Ma DH et al, 2002).

### - *Escleritis granulomatosa no piógena*

De las infecciones no piógenas que producen una reacción granulomatosa distintiva, dos merecen discutirse a continuación –la tuberculosis y la sífilis; las reacciones que se producen en la lepra se verán en otro volumen.

Tuberculosis.-

La tuberculosis se puede presentar en dos formas: el tipo proliferativo debido a la infección directa por M. tuberculosis caracterizada por la formación específica de tubérculos, y el tipo alérgico que excita una respuesta exudativa inespecífica.

La infección puede ser exógena, debido a la introducción del organismo por traumas (Bell GH, 1914), pero es extremadamente rara; una escleritis tuberculosa es casi invariablemente endógena. Esta infección puede ser hematógena desde un foco tuberculoso pulmonar o en otro lugar, o se puede originar por continuidad tanto desde la conjuntiva como del ojo interno, particularmente de la región ciliar. Si el alojamiento en la esclera no se produce por vía hematógena, puede encontrarse causado por una fuga de los bacilos hacia la cámara anterior y su entrada en el tejido escleral por la región de la trabécula en el ángulo del iris. En conejos se ha provocado esclero-queratitis con lesiones similares a las observadas en el hombre mediante la inyección de bacilos tuberculosos en la cámara anterior (Dejean C, 1953) y en casos clínicos se han recuperado bacilos de estas lesiones (Brini A et al, 1953, en un paciente con tuberculosis pulmonar en el que la úlcera tuberculosa perforó el globo). La enfermedad no es nada común y la literatura es escasa, se produce típicamente en pacientes con tuberculosis pulmonar activa así como en otros lugares[12]. Clínicamente aparecen uno o más nódulos indurados elevados fijados a la esclera sobre los cuales la conjuntiva inyectada primero se mueve libremente mientras que el ojo se encuentra inyectado y violentamente inyectado; el nódulo se vuelve amarillo a medida que se va caseificando y finalmente se ulcera, siendo el resultado natural la perforación del globo.

El tratamiento de la enfermedad escleral es el mismo que el de la pulmonar.

Las lesiones debidas a una *alergia tuberculosa* forma una clase mucho menos definida pero quizás más frecuente. Durante mucho tiempo fue costumbre atribuir las lesiones comunes de escleritis o epiescleritis y particularmente la esclero-queratitis a una sensibilidad a las proteínas tuberculosas en casos donde se sugería esta etiología por la presencia de viejas y a menudo clínicamente focos curados de tuberculosis en otros lugares del organismo y cuando se demostraba un estado alérgico mediante pruebas cutáneas. A menudo este diagnóstico ofrecía una solución sencilla a un problema que a menudo era desconcertante, y recibió algo de apoyo de ocasionales estudios histológicos que podían interpretarse como confirmatorios de esta opinión[13]. También es cierto que se produce la resolución de una escleritis activa y el cese de la habitual secuencia de recaídas mediante la terapia tuberculosa, pero esto se producían en una proporción similar a la de los fracasos lo que unido a la demostración de la nula especificidad de la acción de la tuberculina, ponía en duda este mecanismo patogénico. La cuestión quedaba abierta.

Es interesante que en casos severos de enfermedad flictenular, generalmente debida a una reacción alérgica a las proteínas tuberculosas, una lesión subconjuntival puede penetrar en la esclera provocando áreas focales de necrosis seguida de atrofia permanente (Swan, 1951). También es interesante que se ha asociado una epiescleritis con lesiones tuberculosas de la cara (Krantz, 1950).

Por otro lado, puede producirse una tuberculosis ocular mediada por el sistema inmunitario debida a la hipersensibilidad a los antígenos del micobacterium tuberculosis de un foco distante a pesar de la ausencia de la bacteria en el ojo[14]. Desafortunadamente, no existe una manifestación clínica patognomónica para la tuberculosis ocular. Teniendo en cuenta estas características, el diagnóstico de tuberculosis ocular sigue siendo en gran medida presuntivo, respaldado por la combinación de evidencias corroborativas como antecedentes sugestivos y signos clínicos, detección de micobacterium tuberculosis en muestras no oculares o pruebas positivas. Pruebas indirectas para la infección por tuberculosis, hallazgos radiológicos de infección activa

---

[12] Collomb, 1920; Chou, 1924; Schul, 1924; Vega, 1926; Pollak, 1932; Davids, 1932; Wilmer, 1934; Kronenberg B, 1946; Autrata, 1949; Herrenschwand FV, 1949; Krantz W, 1950; Maiden SD, 1951; Brini A et al, 1953; Milosevic B y Litricin O, 1957; Bloomfield SE et al, 1976; Saini JS et al, 1988; Hemady R et al, 1992; Chuka Okasa CM, 2006; Sharma R et al, 2010; otros).

[13] Schlodtmann, 1897; von Hippel, 1925; von Szily, 1926; Pillat, 1927; Comberg, 1930; Hesse, 1934; otros.

[14] Chuca Okasa CM, 2006; Kurup SK y Chan CC, 2006; Bramante CT et al, 2007; Liang L, et al, 2009; Álvarez GG et al, 2009; Lhaj HA et al, 2006.

o latente, exclusión de otras etiologías y respuesta al tratamiento antituberculoso sin recaídas.

La inflamación ocular relacionada con la tuberculosis acompaña principalmente a la forma latente (Bansal R et al, 2008), en la que el paciente está infectado con micobacterium pero no tiene enfermedad. Se estima que la tuberculosis latente afecta a

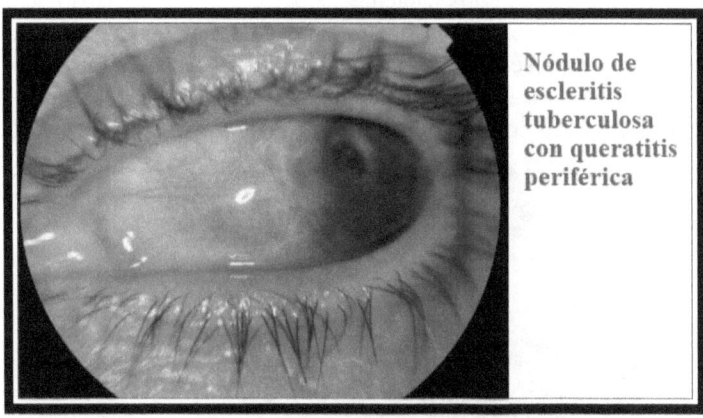

Nódulo de escleritis tuberculosa con queratitis periférica

un tercio de la población mundial y aproximadamente el 10% de los pacientes con tuberculosis latente desarrollará una tuberculosis activa en una etapa posterior de su vida. La progresión de latente a activa es más común entre las personas con sistemas inmunológicos comprometidos y aquellas con ciertas afecciones médicas como la diabetes.

Los métodos actualmente disponibles para detectar la tuberculosis latente son la prueba cutánea de la tuberculina y los ensayos de liberación de interferón gamma. El test de la tuberculina es la prueba más antigua y más extendida utilizada para el diagnóstico de tuberculosis. Sus inconvenientes son la colocación y lectura dependientes del operador. A veces, un historial de vacunación con BCG puede dar resultados falsos positivos debido a una reacción cruzada con Bacillus de Calmette-Guérin que contiene una cepa de las bacterias estrechamente relacionadas, Mycobacterium bovis. Los ensayos de liberación de interferón gamma, como el QuantiFERON-TB Gold, son pruebas in vitro que miden el IFN-γ liberado cuando se estimula la sangre completa con 2 péptidos sintéticos, la proteína antigénica de 6 kDa diana (ESAT-6) y el filtrado de cultivo de 10 kDa Proteína (CFP-10), ambas encontradas en micobacterium tuberculosis pero no en la vacuna BCG o en la gran mayoría de las micobacterias atípicas.

La tuberculosis ocular se trata con el mismo tratamiento médico antituberculoso de la tuberculosis pulmonar. El CDC recomienda el uso de los cuatro medicamentos (isoniazida, rifampicina, pirazinamida y etambutol) durante un período inicial de 2 meses, seguido de una selección de diferentes opciones durante los próximos 4 a 7 meses. Se ha demostrado que un esteroide a dosis baja administrado concomitantemente con los medicamentos antituberculosos durante 4 a 6 semanas tiene un efecto protector contra el daño tisular por hipersensibilidad retardada.

Sífilis.

La presencia de escleritis en sifilíticos con reacción de Wassermann positiva y la respuesta de la enfermedad al tratamiento antisifilítico hace inevitable la conclusión de que algunos casos de escleritis tienen un origen sifilítico.

Es probable que estos casos sean de casi cualquier tipo –epiescleritis (Best, 1926; Kapur LP, 1946; Yoon KC et al, 2005), escleritis anterior (Holloway y Fry, 1931), escleritis nodular anterior (Casey R et al, 1996), anterior anular (El-Gammal, 1949) o posterior (Simon, 1919). Posteriormente se publicaron algunos casos más[15]. En la serie de 14 casos de sífilis ocular que incluían casos de escleritis de Deschemer J et al (1992) sin el uso de pruebas serológicas treponémicas específicas, el diagnóstico de sífilis se habría omitido en al menos el 20% de los pacientes. Además, el 80% de los pacientes fueron negativos para anticuerpos contra la sífilis en el líquido cefalorraquídeo y, por lo tanto, esta prueba no debe utilizarse para determinar el diagnóstico de sífilis ocular. Marks R et al (2006) describió un caso en el que un paciente con neurosífilis asintomática presentaba una historia de epiescleritis de larga evolución. El paciente fue visto por

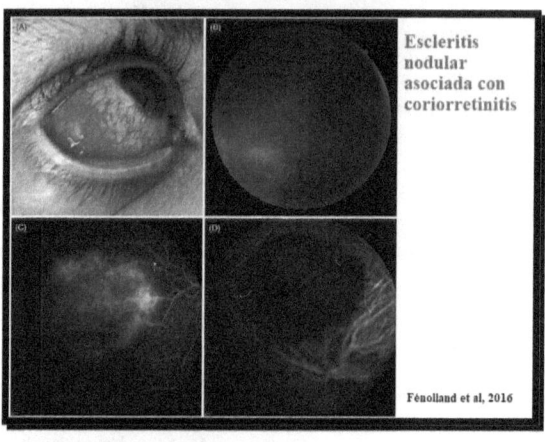

Escleritis nodular asociada con coriorretinitis

Fénolland et al, 2016

primera vez en un entorno ambulatorio, donde la resistencia de la inflamación ocular al tratamiento con esteroides condujo a este diagnóstico poco frecuente. Algunos casos de escleritis se han informado en pacientes con HIV (Lee SB et al, 2013; 0´9% en la serie de Furtado JM et al, 2018). Fénolland JR et al (2016) informó de la presencia de una hialitis de grado 1+ y un área focal de retinitis asociada con vasculitis y oclusiones arteriovenosas por encima del área de la escleritis asociada con edema de disco leve en el ojo afectado.

No debemos olvidar que la sífilis es una gran imitadora (Shaikh SI et al, 2015; otros), por lo que siempre deberemos tener en mente esta etiología

Las gomas específicas en la esclera son raras; Alexander (1889) e Igersheimer (1918) resumieron la primera literatura, y Evans (1905), Greeves, (1915), Perlis (1922), Gallemaerts (1922), Wirth (1924), Mattos (1934) y Mayzel (1951) añadieron casos adicionales. No obstante, en muchos casos es difícil asegurar que lo que parece ser una lesión escleral no sea una extensión a través de la esclera desde el cuerpo ciliar; en realidad, éste es el curso común tomado por las gomas (30 de 34 casos, Igersheimer, 1918; Bhaduri y Basu, 1956). La goma toma la forma de un nódulo inyectado de tamaño variable y se puede extender desde el limbo a la región ecuatorial o afectar a casi todo el globo. Finalmente se abre y ulcera, exudando una descarga viscosa, royendo a través de la esclera con notable rapidez y con sorprendentemente pocos síntomas y molestias. En el caso de Gallemaert, de 1922, se produjo una extensa hemorragia que necesitó la escisión del globo.

---

[15] Déodati F et al, 1971; Wilhelmus KR y Yokoyama CM, 1987; Deschemer J et al, 1992; Hemady R et al, 1992; Casey R et al, 1996; Yoon KC et al, 2005; Marks R et al, 2006; Lee SB et al, 2013; Shaikh SI et al, 2015; Escott SM y Pyatetsky D, 2015; Fénolland JR et al, 2016.

A menos que se detenga la extensión con el tratamiento antisifilítico, la terminación natural es la perforación con la pérdida del ojo. Las gomas sifilíticas responden bien a la antibioterapia, habitualmente la penicilina.

### *Infecciones virales y por rickettsias.*

Varias infecciones virales causan escleritis y epiescleritis, pero esta complicación es rara. La naturaleza de estos organismos y sus efectos generales y oculares se describen en otro volumen de estos apuntes.

- Herpes. La presencia de epiescleritis durante el curso de una infección por herpes simple y el aislamiento del virus de la lesión ocular fue informado por Saba (1947), Panzardi (1947), Sanna (1950), Hemady R et al (1992) y Sainz de la Masa et al (1993). Este virus se ha asociado con escleritis necrotizante (Rao NA et al, 1985; Riono WP et al, 1999).

Bhat PV et al (2009), en una serie de 9 casos de escleritis crónica por herpes simple encontró que la edad promedio de los pacientes afectados fue de 50.2 años, y la duración promedio de los síntomas antes del diagnóstico tisular de escleritis herpética fue de 3.2 años (mediana, 4 años). Se descubrieron tres patrones histopatológicos: inflamación granulomatosa (2 casos), patrón tipo granuloma piogénico rico en células plasmáticas (1 caso) y patrón fibro-inflamatorio reactivo (6 casos).

- Zoster. Puede aparecer una escleritis nodular y epiescleritis como una complicación tardía y relativamente rara del zoster, habitualmente en asociación con una iridociclitis[16], y desprendimiento coroidal anular o de otro tipo (Tranos PG et al, 2003; Tsui E et al, 2018). Recordemos que esta lesión puede conducir al desarrollo de un estafiloma escleral que, incluso, puede terminar en perforación (Parducci F y Capelli L, 1968).

- La varicela zoster también se ha asociado con escleritis (Livir Rallatos C et al, 1998; Gungor IU et al, 2006, de tipo necrotizante).

- Las paperas en ocasiones se complica con una epiescleritis difusa o una escleritis que, al igual que la queratitis, tiende a ser transitoria, resolviéndose en dos o tres semanas[17]. La enfermedad puede ser bilateral y complicar una esclero-queratitis o uveítis anterior durante algunos meses (Berg, 1931; North, 1953).

- Se ha informado que la fiebre "Q", una infección rickettsial, se puede complicar con una epiescleritis (Perdriel G et al, 1961).

### Escleritis alérgicas

Ya hemos comentado que muchas –si no la mayoría- de las formas inespecíficas de escleritis se basan en una sensibilidad a alergenos endógenos. No obstante, existe una enfermedad con un cuadro clínico específico, el eritema nodoso, que se acepta que es de esta naturaleza y se presenta en asociación con lesiones de la misma patología en el tejido subcutáneo y que requiere de una referencia especial.

### - *Eritema nodoso.*

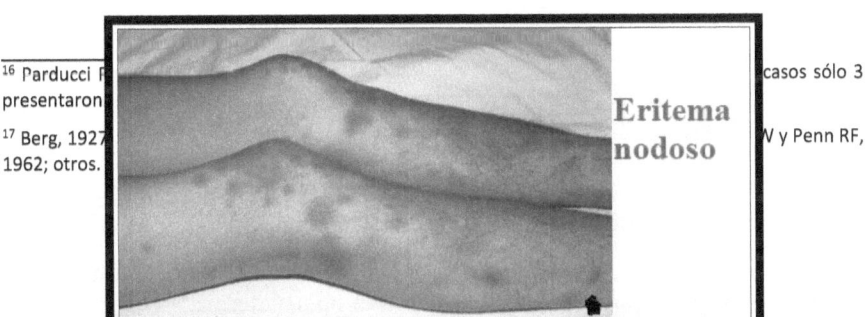

[16] Parducci F... casos sólo 3 presentaron...

[17] Berg, 1927... W y Penn RF, 1962; otros.

Eritema nodoso

Fue el término utilizado por Robert Willan (1808) en una deliciosa descripción que no ha sido mejorada hasta el presente, se trata de una peculiar reacción sintomática de origen oscuro, benigna y auto-limitada, y habitualmente sin una importancia severa seria. Se produce con mayor frecuencia entre la primera y tercera década de la vida, preferentemente durante los meses de primavera y otoño, con una predilección mayor por el sexo femenino. Las lesiones se encuentran esencialmente en la piel, típicamente sobre las piernas, a veces en los brazos, hombros y cara. Las hinchazones, que son inconfundibles y no se parecen a nada, afectan a todo el grosor de la piel y forman nódulos ovales y redondeados dolorosos que se desarrollan rápidamente, morado oscuro en el centro y rojo brillante en la periferia. La erupción aparece súbitamente con fiebre, malestar general y múltiples dolores articulares; se presentan grupos de hinchazones a intervalos de pocos días y después de unas pocas semanas la enfermedad decae y no recurre.

La etiología es compuesta pero la reacción recuerda a la provocada por varios agentes bacterianos, tóxicos o químicos. Puede aparecer en el curso de otras enfermedades –eritema multiforme, linfogranuloma venéreo, sarcoidosis, fiebre reumática, tuberculosis, lepra o infecciones fúngicas- y después de la administración de fármacos particularmente sulfonamidas, antibióticos, iodinas y bromuro.

El eritema nudoso puede ocurrir debido a un gran número de causas subyacentes que incluyen, entre otras, las causas idiopáticas, infecciosas y diversas no infecciosas, como se describe a continuación.

Idiopático: no se ha encontrado una etiología obvia en alrededor del 30% al 50% de los casos publicados.

*Infecciones*:

- Bacterianas: Infecciones estreptocócicas: la etiología infecciosa más común comúnmente es la faringitis estreptocócica (28-48%); Tuberculosis; Lepra, especies de Yersinia (en Europa), salmonela, gastroenteritis por Campylobacter, neumonía por Mycoplasma, tularemia, enfermedad por arañazo de gato (especies de Bartonella), leptospirosis, brucelosis, sitacosis, Chlamydia trachomatous, Linfogranuloma venereum.

- Viral: mononucleosis infecciosa, hepatitis B, hepatitis C, virus de la inmunodeficiencia humana (VIH), virus del herpes simple (VHS), virus de Epstein-Barr (VEB), Para vaccinia.

- Hongos: coccidioidomicosis, histoplasmosis, blastomicosis.

- Parásitos: Amebiasis, Giardiasis.

*No infecciosas:*

- Fármacos: Antibióticos- penicilinas, sulfonamidas.

    Medicamentos diversos: anticonceptivos orales, Bifosfonatos (Fraunfelder FW, 2003), bromuros, yoduros, inhibidores de TNF-alfa.

- Malignidades: leucemia, linfoma, tumores malignos ocultos.

- Enfermedad intestinal inflamatoria: enfermedad de Crohn, colitis ulcerosa.

- Varios: Sarcoidosis-síndrome de Lofgren (tríada de eritema nodoso, artritis aguda y linfadenopatía hiliar), embarazo, enfermedad de Whipple, enfermedad de Behcet

Analizando 170 casos, James (1961) encontró datos de sarcoidosis en 126, varias infecciones (a menudo estreptocócicas) en 21, y no pudieron encontrar una etiología en los 23 casos restantes. La mayoría de las autoridades la consideran esencialmente un fenómeno alérgico; otros la asignan al grupo de enfermedades del colágeno aunque benigna y de un curso auto-limitado, y su fracaso en la mayoría de los casos para repetirse no sugiere una relación con procesos notorios de hábitos crónicos y, a menudo, con una terminación fatal. El mecanismo involucrado estaría mediado inmunológicamente. Numerosas pruebas directas e indirectas apoyan la noción de respuesta de hipersensibilidad retardada de tipo IV a muchos antígenos. Se postula que la patogenia puede deberse al depósito de complejos inmunes en las vénulas de la grasa subcutánea, la producción de radicales libres de oxígeno, TNF-alfa y la formación de granulomas. Sin embargo, esta hipótesis no es aceptada por todos los autores.

Las complicaciones oculares son comparativamente raras. Analizando la literatura McCarthy (1961) encontró un total de 47 publicaciones. La manifestación más típica es la aparición de nódulos, a menudo bilaterales en la episclera o en las capas superficiales de la esclera; se pueden presentar lesiones flictenulares como una rareza y también uveítis.

Los nódulos subconjuntivales habitualmente aparecen en la fisura palpebral donde se forma un área edematosa para seguirse rápidamente un bulto epiesclerítico o un nódulo en forma de lente rodeada por una inyección profunda; las más superficiales pueden ser móviles sobre la esclera. Un aspecto flictenular es menos común[18] y es relativamente rara una queratitis de tipo flictenular (Pierret et al, 1939). Puede producirse una escleritis difusa (Klar, 1951) y, a veces una lesión que recuerda a una pingüecula (Terson, 1912; Kratka WH, 1953); una esclero-queratitis es una rareza (Palich-Szántó, 1959). Es relativamente común la presencia de una uveítis anterior bilateral y, en ocasiones, puede ser severa y recurrente con hipopion (Katzenelson, 1925; Fuchs, 1926; Blobner, 1937).

Histológicamente McCarthy (1961) encontró que los nódulos eran subconjuntivales; en la esclera se presenta edema, hiperemia e infiltración de células redondas perivasculares, mientras que los propios nódulos constan de áreas dispersas de degeneración fibrinoide e infiltración de células redondeadas inespecíficas rodeadas por una cadena de células plasmáticas, linfocitos y pequeños macrófagos; centralmente puede existir un nido donde la red de tejido conectivo se encuentra destruida dejando una masa de material amorfo y detritos nucleares. Es llamativa la similitud de estos nódulos con los cuerpos de Aschoff de la endocarditis reumatoidea y los nódulos subcutáneos de la fiebre reumática.

La lesión epiescleral se resuelve rápidamente en compañía de las lesiones de la piel y no requiere tratamiento; en realidad, a pesar del hecho de que la uveítis pueda dejar secuelas permanentes, la afectación ocular es esencialmente benigna.

El síndrome de Lofgren es una variedad particular de sarcoidosis. El ataque ocular está dominado en este síndrome por una uveítis anterior. Más raramente se afectan los párpados y las estructuras orbitarias.

Pedrosa García EM et al (2010) describieron el caso de una mujer con escleritis necrotizante asociada a eritema nudoso recurrente secundario a infección por el complejo de Mycobacterium tuberculosis.

---

[18] Neumann, 1933; Nobécourt y Ducas, 1934; Thiers et al, 1944; Casari, 1947; Maekawa S et al, 2008.

El síndrome de Sweet es una afección cutánea poco frecuente, a menudo de origen idiopático, aunque puede ser reactivo a diversas afecciones sistémicas, infecciones recientes, tumores malignos subyacentes y medicamentos. Kwok T et al (2014) informó de un caso donde este síndrome se asoció con epiescleritis.

Inflamaciones necrotizantes

De todos los tipos de inflamaciones esclerales la más característica es la que se asocia con el grupo un poco libre de las enfermedades del colágeno. El cambio patológico esencial es una alteración en el tejido conectivo, particularmente en la substancia fundamental polisacárida, consistente en una infiltración inespecífica del tejido con células inflamatorias crónicas y el desarrollo de necrosis fibrinoide, un cuadro que se aprecia con mayor claridad en un nódulo subcutáneo reumático. Aunque lo discutiremos más tarde, es conveniente en este momento describir el tipo de inflamación necrotizante que se produce en la esclera.

Casi cada tipo concebible de inflamación escleral o epiescleritis se ha asociado en un momento o en otro con "reumatismo", pero el diagnóstico se realiza con frecuencia sobre un terreno endeble. No obstante, existen cuatro cuadros clínicos característicos que se pueden adscribir, aunque con dudas, a enfermedades del colágeno, particularmente la artritis reumatoidea, cuya relación se ha probado histológicamente – nódulos reumáticos epiesclerales, escleritis nodular necrotizante, escleromalacia perforante y el granuloma masivo de la esclera, tanto de situación anterior como posterior. Todos ellos tienen la misma patología subyacente de un nódulo reumático consistente básicamente en un foco de degeneración fibrinoide y necrosis rodeado por una zona de fibroblastos o células epiteliales ordenadas radialmente en forma de empalizada, diferenciándose sólo en su localización y en el grado en la que varía la tendencia proliferativa o necrotizante[19]. Con la excepción de la primera todas son crónicas y lentamente progresivas con intermedios y exacerbaciones, resistente al tratamiento y a menudo, si se descuida, puede conducir a la pérdida del ojo. Como regla aparecen un tiempo considerablemente después del comienzo de la enfermedad sistémica, pero muchos pacientes no muestran síntomas generales. Es posible que la lesión escleral pueda ser la única manifestación de la enfermedad y en la evaluación de cualquier caso se debe recordar que los síntomas poliarticulares pueden aparecer hasta 10 años después de la afectación escleral (Contardo R, 1956; Manschot, 1961).

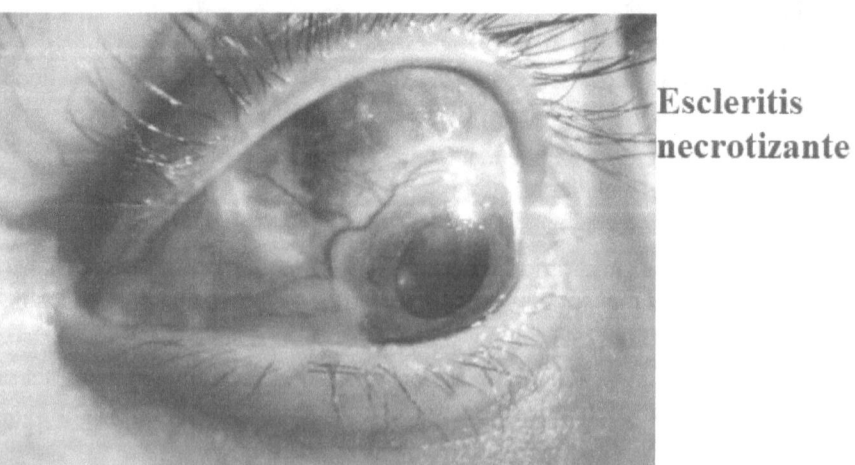

Escleritis necrotizante

---

[19] Swan, 1951; Stillerman ML, 1951; Ashton N y Hobbs HE, 1952; Goar EL y Smith LS, 1952.

Sin embargo, el hecho clínico es que un número considerable de casos que parecen ser típicos de este grupo no se pueden asociar inmediatamente con síntomas de artritis o evidencias sistémicas de la implicación de otros tejidos colágenos (Ingram y Ashton N, 1949; Javeri y Cooper, 1949).

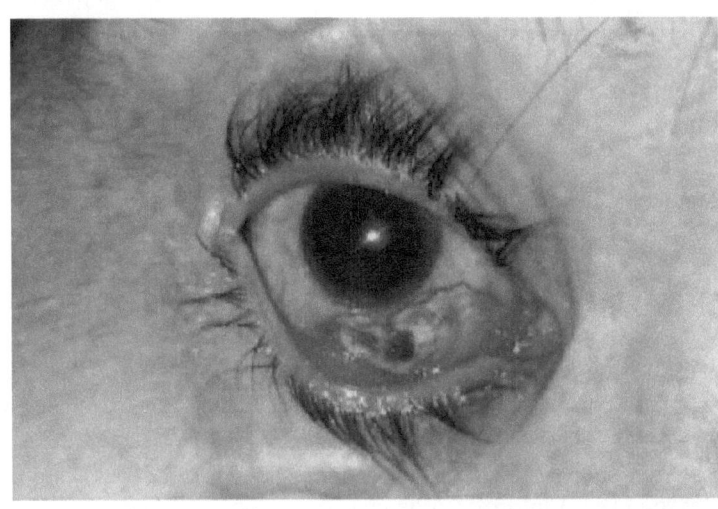

**Escleritis necrotizante**

Aunque Holthouse (1893) ya había señalado antes una condición donde la esclera parecía haberse derretido para exponer la úvea en un paciente con artritis reumatoide, van der Hoeve (1931) fue el primero en caracterizar este dramático cuadro como una entidad clínica, denominándola *escleromalacia perforante*. En una fecha posterior, Rochat (1933) comunicó casos similares como *escleritis necroticans;* a continuación Verhoeff y King (1938) reunió 14 casos de la literatura y publicó el primer estudio histológico, llamando la atención sobre la similitud entre esta condición y la escleritis "musculosa" (brawny en inglés) Propusieron que un nombre más descriptivo podría ser el de *escleritis nodosa excavans,* pero a diferencia con van de Hoeve no insistieron en su conveniencia. Durante los 12 años siguientes todas estas patologías se consideraron como pertenecientes a la misma entidad clínica. El propio van der Hoeve expresó la hipótesis de que los casos que describió podían pertenecer a dos categorías, y Franceschetti A y Bischler V (1950), en una publicación clásica, llamaron la atención sobre el hecho de que algunos casos se caracterizaban por una formación nodular asociada con síntomas inflamatorios violentos y otras por desprendimientos necróticos indolentes con un curso clínico tranquilos; el primer tipo se denominó *escleritis nodular necrosante,* y el segundo como *escleromalacia perforante,* y esta división aún se mantiene. Ambas aparecen en el mismo grupo de edad (50 a 75 años); el primero no muestra preferencias por el sexo, mientras que el segundo se presenta casi exclusivamente en mujeres; el primero suele ser unilateral y el segundo bilateral; el primero se asocia menos uniformemente con la artritis reumatoidea y con nódulos cutáneos que el segundo; el primero es doloroso y el segundo no; finalmente el pronóstico del primero es peor que el del segundo.

- *Epiescleritis nodular reumática*

La epiescleritis nodular no es una presencia común en las enfermedades del colágeno, pero se presenta con frecuencia en la artritis reumatoide[20] afectando aproximadamente al 30% de los pacientes (Santos NC et al, 2006).

---

[20] Sevel D, 1965; Jayson MI y Jones DE, 1971; Jones P y Jayson MI, 1973; Santos NC et al, 2006; otros.

La lesión típica es pequeña, de unos pocos milímetros de diámetro, apareciendo como un proceso inflamatorio elevado rodeado por un área de una intensa hiperemia sobre la cual la conjuntiva se encuentra unida de manera laxa. Se asocia con algo de dolor que puede durar semanas o meses, pero habitualmente se resuelve gradualmente sin ulceración dejando un área adelgazada débilmente pigmentada donde la conjuntiva

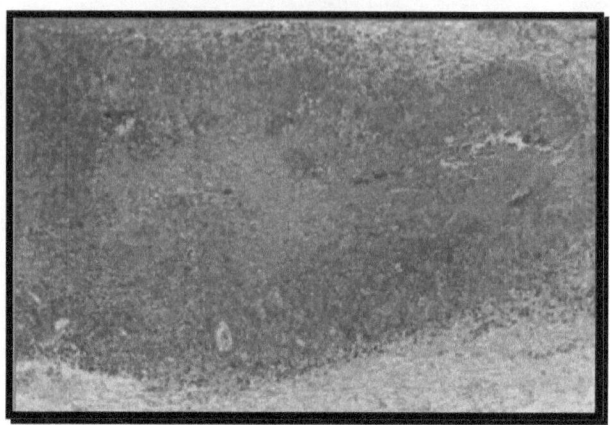

permanece unida a la esclera. Puede ser bilateral y recurrente y seguirse de parches de epiescleritis. Jones P y Jayson (1973) informaron de una asociación entre la escleritis y los brotes y severidad de la artritis, particularmente en aquellas que presentan manifestaciones sistémicas.

Se ha demostrado la patología típica de una lesión granulomatosa con un área central de necrosis fibrinoide rodeada por una empalizada de fibroblastos y células gigantes multinucleadas (Edström G y Oesterlind G, 1948; Mundy WL et al, 1951; Fienberg R y Colpoys EL, 1951; otros). Considerada como lesión individual el diagnóstico diferencial con otros tipos de escleritis nodulares es difícil, se puede realizar en referencia a la presencia de la enfermedad general.

Se suele tratar con cortisona pero algunos casos requerirán de inmunosupresión.

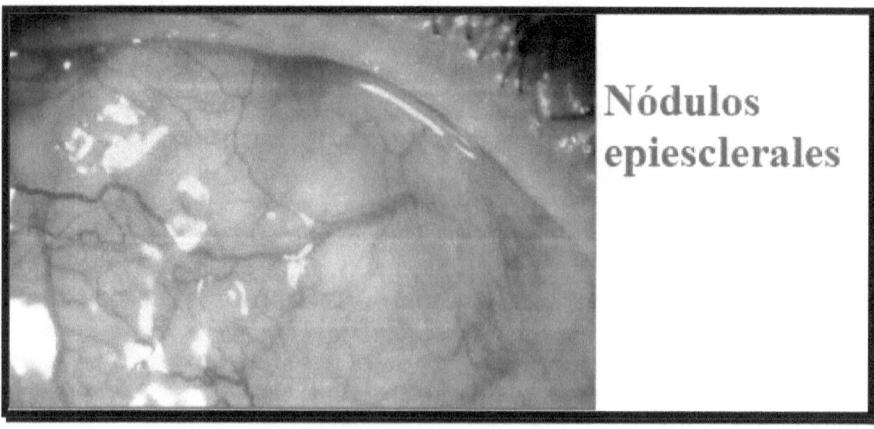

Nódulos epiesclerales

Los nódulos pseudo-reumatoides son granulomas necrobianos esencialmente idénticos en su apariencia clínica y microscópica a los nódulos reumatoides. Se presentan en niños y adultos jóvenes que no presentan signos clínicos o serológicos de enfermedad reumatoide activa (Mesara BW et al, 1966). Hay controversias si estos nódulos pseudo-reumatoides son indicativos de enfermedad sistémica (Rao NA y Font RL, 1975). Los párpados, la superficie epibulbar y la órbita se han involucrado en los nódulos pseudo-reumatoides (Rao NA y Font RL, 1975; Ross MJ et al, 1983). En contraste, la "nodulosis rheumatoidis" es una condición en la cual la enfermedad articular es subclínica, aparecen los nódulos reumatoides subcutáneos clásicos y se presentan los cambios serológicos de la artritis reumatoide.

*- Escleritis nodular necrotizante (necroescleritis nodosa)*

Como hemos comentado anteriormente, esta variedad clínica fue señalada por primera vez por Holthouse (1893) y caracterizada como entidad clínica por Franceschetti A y Bischler V (1950) al distinguirla de la escleromalacia perforante por su tormentoso curso clínico y se ha acumulado una literatura considerable aunque la previa a estos autores sea algo confusa y muchos de sus casos probablemente se deban a la primera[21]; posteriormente se añadieron nuevos casos[22].

Se presenta en adultos de alrededor de 50 años de ambos sexos y con frecuencia unilaterales (3 de 9 casos, Anderson B y Margolis G, 1952). Se inicia con síntomas inflamatorios agudos y dolorosos, muestra recurrencias con reacciones violentas y habitualmente progresa hacia el desarrollo de una necrosis amplia que finalmente resulta en un cuadro que recuerda a la escleromalacia perforante. La fase inflamatoria es uno de los repetidos ataques de escleritis aguda con una intensa hiperemia local seguido de la aparición de nódulos elevados con un centro amarillo de una sensibilidad exquisita sobre la superficie escleral. La aparición de un nódulo se puede seguir del desarrollo de otros en la vecindad o en otros lugares del segmento anterior y, sí se sitúan cerca del limbo se puede infiltrar la córnea periférica, a veces produciendo una queratitis marginal (Appelmans M et al, 1960). Ocasionalmente, el nódulo sufre una lenta evolución; a veces se rompe el centro amarillo para exudar pus pero más habitualmente se puede desprender una pequeña masa necrótica. Siguiendo a la descarga del material necrótico tiende a producirse la resolución dejando, sin embargo, un adelgazamiento extremo que puede volverse finalmente ectásico (Wojno, 1935) pero con mayor frecuencia la esclera desaparece completamente con lo que se expone la úvea negro-azulada subyacente; finalmente puede encontrarse afectada un gran área escleral, y el ojo tiende a quedar inmovilizado (Kiehle, 1946). Cuando se afecta la córnea, ésta se vasculariza irregularmente, se produce la destrucción de la membrana de Bowmann y se infiltra el estroma con células inflamatorias crónicas (Kiehle, 1946). Mientras tanto, la uveítis es una complicación constante.

Para el diagnóstico se ha encontrado que la biomicroscopía ultrasónica es un instrumento de mayor utilidad que el examen con lámpara de hendidura para detectar la necrosis escleral, el adelgazamiento o el tipo nodular de escleritis (Heiligenhaus A et al (1998).

Verhoeff y King (1938) describieron la patología que se confirmó ampliamente (Smoleroff, 1943; Ashton V y Hobbs HE, 1952; Petrohelos MA y Wolter JR, 1956). El nódulo se encuentra compuesto de una masa central de tejido necrótico rodeado por una

---

[21] Friedenwald, 1921; Wojno, 1935; Oast, 1937; Kiehle FA, 1937-46; Verhoeff y King, 1938; Bedell, 1938; Yokoti, 1938; Gundersen, 1938; Eggers, 1940; Nelson, 1943; Tyrrell, 1945; Roset et al, 1947; Harbert F y McPherson SD Jr, 1947; Paufique et al, 1950).

[22] Talkov RH et al, 1951; Goar EL y Smith LS, 1952; Ashton N y Hobbs HF, 1952; Petrohelos MA y Wolter JR, 1956; Vozza ...  ntley MD, 1961; Bannerjee SK y T... .963; Rasmussen DH, 1970; Pouliq...

Granuloma crónico en la enfermedad escleral destructiva en la que hay infiltración progresiva del estroma escleral por células inflamatorias. Las laminillas clásicas clásicas (a la derecha) se están degradando en el frente del granuloma.

empalizada de células epiteloides de una profundidad de 4 a 6 capas con algunas células gigantes esparcidas. Los restos del tejido escleral necrótico pueden verse dentro de la cavidad de un absceso y la esclera vecina desaparece en gran parte para ser sustituido por un nuevo tejido fibroso; más allá de esta área la esclera se encuentra infiltrada con células plasmáticas y fibroblastos, pero curiosamente los nervios ciliares largos permanecen intactos durante mucho tiempo, lo que puede tenerse en cuenta para la presencia de un dolor severo y persistente (Wolet JR y Boldt HA, 1963). La úvea subyacente se encuentra edematosa e infiltrada con células inflamatorias crónicas y se puede desintegrar la capa pigmentaria del epitelio ciliar. En la retina se ha descrito la presencia de zonas lanosas –un sello de enfermedad del colágeno (Wolter JR y Boldt HA, 1963). La episclera y la conjuntiva muestran un ligero edema e infiltración de células inflamatorias crónicas. En la región de una perforación la úvea puede encontrarse cubierta por una tenue capa de tejido fibroso inmaduro, sobre el cual se sitúa una capa de neo-epitelio.

Hadsuda TA y Tanaka J (1978) informaron de un caso en una mujer de 53 años de edad sin historia de enfermedad reumática o del colágeno, que sufría de una escleritis nodular necrotizante en su ojo derecho y un granuloma masivo escleral en su ojo izquierdo.

### - *Escleromalacia perforante*

Esta enfermedad algo rara afecta a pacientes entre los 50 y 75 años de edad, y las mujeres se afectan más que los hombres; la mayoría de los pacientes padecen de un reumatismo poliarticular de larga duración.

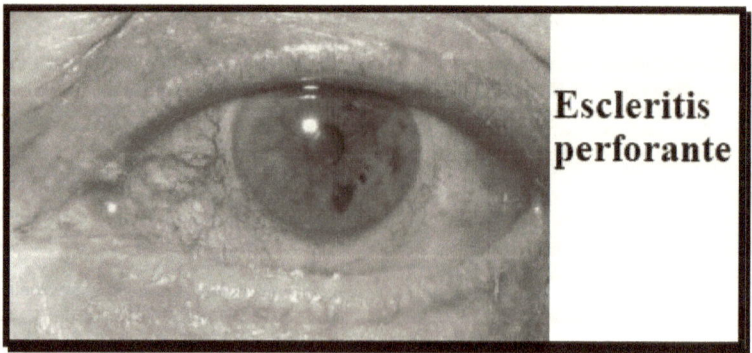

Se caracteriza por un inicio insidioso, progresa lentamente casi con una falta completa de síntomas en sus primeras fases excepto, como máximo, de una sensación de inquietud, pinchazos o ardor[23]. La lesión, que se sitúa entre el limbo y el ecuador, se presenta con el desarrollo de un nódulo necrótico amarillo en la esclera; finalmente, a veces después de un periodo de 6 meses o incluso más, el nódulo se desprende dejando un defecto escleral que varía desde una ligera depresión a un agujero profundo en cuyo fondo se puede ver la negrura de la úvea. Tan discretos son los síntomas subjetivos que éste puede ser lo primero que note el paciente. Las cavidades varían considerablemente en número, tamaño y configuración; se pueden distribuir varios sobre el segmento anterior de la esclera desde el limbo al ecuador, iniciados cada uno de ellos como un área necrótica amarillenta y siguiendo un ciclo similar; pueden ser pequeños o extensos, y su contorno puede ser redondo, ovalado o irregular con bordes a veces agudos y a veces accidentados. Se pueden fusionar varios para formar una gran abertura a menudo curados por unas pocas bandas fibrosas frágiles y, en ocasiones, el defecto de la esclera se llena con lo que parece ser un secuestro. Aunque el área de úvea expuesta pueda ser considerable nunca se ve en el defecto el abultamiento negro-grisáceo de la coroides; este tejido aparentemente es capaz de soportar la presión intraocular. La conjuntiva puede permanecer relativamente sin afectarse pero es habitual que el área en contacto con el nódulo necrótico se vuelva atrófica y a veces desaparece.

Los agujero esclerales pueden quedar cubiertos por una delgada cubierta atrófica de conjuntiva, por unas pocas tiras mucosas o carecer de toda cobertura, en cuyo caso la conjuntiva puede retraerse al borde del área afectada formando una especie de alero; sólo en unos pocos casos el intento de cicatrización conduce a la formación de tejido fibroso.

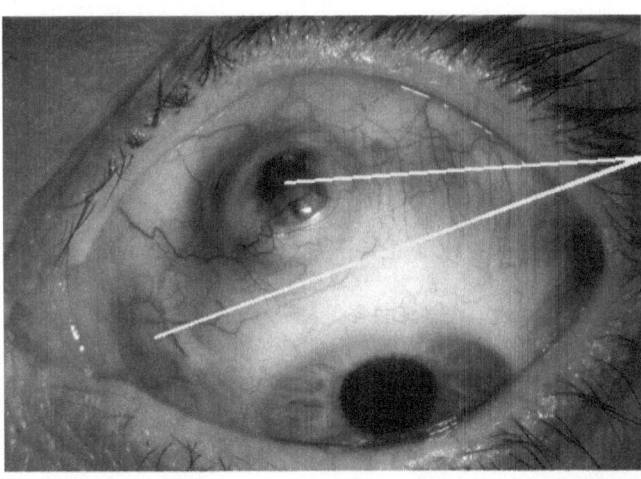

Escleromalacia perforante en diferentes fases

---

[23] Van der 1948; Mitter SN, 1948; Harbater M, 1949; Zanen y de Laet, 1949; Colembrander, 1951; Bohringer HR, 1951; Francois, 1951; de Seze et al, 1951; Dellaporta, 1952; Goar y Smith, 1952; Anderson y Margolis, 1952; Gros, 1953; Ellis y Holtz, 1953; Renard, 1954; Mathias DW, 1955; Armstrong K y McGovern VJ, 1955; d´Ermo, 1956; Marquard HA, 1956; Blatz, 1957; Fulgosi, 1957; Boberg-Ans J, 1958; Bick MW, 1958; Mosquera y Norbis, 1959; Williams GT y Rosenthal JW, 1959-62; De Brabandere J, et al, 1962; Soukup F, 1963; Murata T y Ogata K, 1965; Koyama A y Nagata N, 1965; Cordella M y Peralta S; Graziano FM y Mazza C, 1965; Irinoda K y Saito S, 1966; François J et al, 1967; Gombos GM, 1967; Mazza C y Panagis P, 1967; Wysocka D et al, 1972; Ghosh, 1972; Zer I et al, 1973; Evans PJ y Eustace P, 1973; Cárdenas Ramirez L y Zaldivar Bernal C, 1973, Bronner A et al, 1976; Kolushchinskaia RF et al, 1978; Frati Munari AC y Rojas Dorsal JA, 1978; Dvorák V y Smecka Z, 1981; Tesar PJ et al, 1981; Pruszszyński M y Sporny S, 1983; Ghafoor SY y Williamson J, 1983; Perlstein SH y Yablonski ME, 1984; Mader TH, 1990; Olivero JJ, 1996; Sakellariou G et al, 2005; Hon C et al, 2005; Chan AY y Liu DT, 2005; Wu CC et al, 2005; Herrera Esparza R y Ávalos Díaz E, 2009; Gheorghe A et al, 2009; Reddy SC et al, 2011; Elkhoyaali A et al, 2015; Bothra N et al, 2016; Ghauri MI et al, 2018; Drissi Touzani K et al, 2018; otros.

La evolución de la enfermedad es lenta y la fase final de perforación puede tardar 6 o incluso 18 meses.

La afectación corneal no se ve de manera infrecuente, pero habitualmente se limita a una infiltración vascularizada de la periferia, el pannus afecta a la membrana de Bowman y a la substancia propia, y ocasionalmente se extiende sobre un área amplia (hasta los ¾ de la superficie corporal, Chavarría Iriarte, 1955); no obstante, el área central de la córnea no suele afectarse. La iritis, las opacidades vítreas, la catarata, el glaucoma y la panoftalmitis son complicaciones terminales.

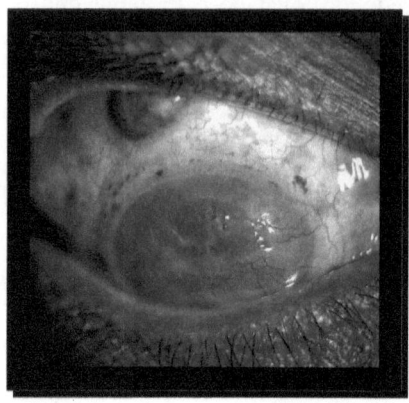

El efecto de la enfermedad sobre la agudeza visual depende del tiempo que dura el proceso mórbido y el grado en el que otras estructuras oculares se encuentran afectadas; por ello, en las fases iniciales la agudeza visual se encuentra afectada ligeramente, pero se deteriora rápidamente con el inicio de las complicaciones intra-oculares. El pronóstico es malo; la mayoría de los casos progresan hacia la pérdida del ojo por rotura y phtisis, iridociclitis o por infecciones secundarias.

En la inmensa mayoría de casos la escleromalacia perforante se presenta en pacientes severamente afligidos por artritis reumatoide; esta rara forma grave de escleritis puede atribuirse a la vasculitis, que puede ser el resultado de una patogénesis mediada por complejos inmunitarios. El alto nivel de factor reumatoideo sugirió la formación potencial de complejos inmunes. Drossaers-Bakker et al (2002) demostraron que los títulos elevados de factor reumatoideo predisponen a los pacientes a desarrollar enfermedades, nódulos y lesiones extra-articulares graves e incesantes.

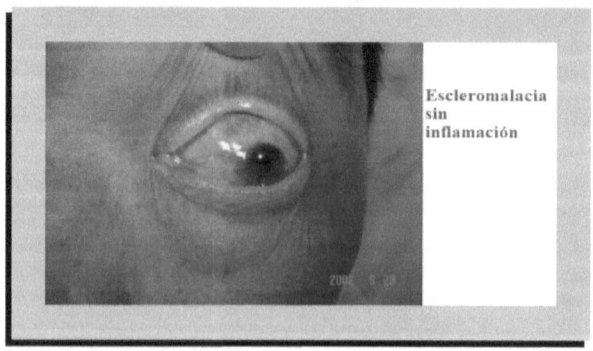
Escleromalacia sin inflamación

Sólo muy raramente éste no es el caso. En estos casos, Mylius (1942) propuso que la causa podría ser la tuberculosis, van der Hoeve (1948) una alteración en el metabolismo lipídico ("lipoidosis colestérica") y Dienstbier (1948) la arterioesclerosis; en esta última relación es interesante que Blatz (1957) observara la enfermedad en un paciente con arterioesclerosis de Monckeberg en asociación con reumatismo; pero es excepcional. Gjessing (1955) sugirió que la escleromalacia perforante era análoga a la osteomalacia del embarazo y ambas se debían a una avitaminosis D.

Otra asociación interesante es la presencia de una escleromalacia perforante en la porfiria (Ghosh PK, 1972). Evans PJ y Eustace P (1973) la encontró asociada a enfermedad de Crohn, Frati Munari AC y Rojas Dorsal JA (1978) en la artritis reumatoidea juvenil; Tesar PJ et al (1981) en la colitis ulcerosa; en la enfermedad de Behcet (Sakellariou G et al, 2005; Chan AY y Liu DT, 2005); complicando la enfermedad de huésped contra injerto (Hon C et al, 2005).

Patológicamente se ha encontrado que se afecta todo el grosor de la esclera en el proceso necrobiótico. En el borde del defecto existe una zona de necrosis fibrinoide en la que las fibras esclerales se extienden como el extremo deshilachado de una cuerda rota. Bordeando esta región hay una gruesa empalizada de fibroblastos ordenados radialmente delimitando bruscamente la zona necrótica más allá de la cual se encuentra una infiltración de células plasmáticas y linfoides extendiéndose a la episclera y úvea. La reacción global es la típica de la lesión nodular característica del nódulo reumatoideo con un mínimo de cambios inflamatorios.

*Diagnóstico.* La lesión inicial tanto de la escleritis nodular necrotizante como de la escleromalacia perforante, puede ser indistinguible de un nódulo de epiescleritis o de las excrecencias que a veces aparecen en la denominada escleritis brawny; en realidad, la naturaleza de la enfermedad sólo se puede diferenciar cuando se vuelve evidente el elemento necrótico. Otras lesiones nodulares que pueden dar lugar a confusión en el diagnóstico son los tuberculomas y gomas de la esclera, la enfermedad de von Recklinghausen, el linfoma epiescleral o la sarcoidosis, mientras que en la fase tardía de la enfermedad las dificultades pueden provenir de un epitelioma atípico; se debe tener en mente la posibilidad de un estafiloma intercalar y de la esclera azul de la fragilitis ossium. En fases tardías la diferenciación de la escleritis necrotizante puede plantear problemas aún mayores ya que los cuadros clínicos pueden ser muy parecidos, si no son lo mismo; en realidad la diferenciación sólo se puede inferir por la presencia o ausencia de una historia de episodios dolorosos. En esta fase pueden plantearse alguna dificultad en diferenciarlo de una perforación intercalar espontánea y de placas hialinas seniles, ambas condiciones degenerativas. La primera de ellas se presenta típicamente en varones jóvenes sin tendencia reumática y es unilateral, no tiene afectación conjuntival y es indolora, fue denominada "paralimbal o escleromalacia intercalar perforante" por Franceschetti y Bischler (1950) o "perforación intercalar escleral espontánea" por Francois (1951) (Sivasubramaniam P y Mutucumarana D, 1960); mientras que la placa

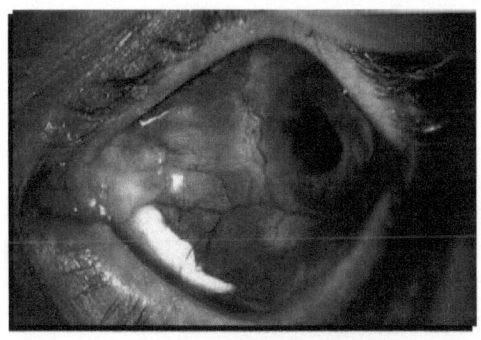

hialina senil, aunque se presenta en personas mayores, tampoco se asocia con enfermedad del colágeno, son bilaterales y simétricas, no se asocian con un desarrollo nodular previo y son indoloras.

En esta relación es conveniente recordar que, aunque hace ya casi un siglo, François (1951) distinguió tres grupos de degeneración escleral espontánea.

(i) Asociado con artritis reumatoide difusa y quizás con degeneración de penfigoides de la conjuntiva, que sólo se encuentra ligeramente congestionada. Hay una leve molestia y lagrimeo, pero no hay dolor. El cuadro histológico es uno de necrosis fibrinoide hialina.

(2) La escleritis nodular necrótica muestra una reacción inflamatoria marcada y es dolorosa. Las placas comienzan como nódulos amarillentos elevados que dejan, al absorberse, una serie de orificios perforados. La infiltración corneal es frecuente.

(3) Las placas esclerales hialinas seniles que producen parches grisáceos ahuecados, posiblemente coalescentes, situados justo en frente de la inserción de los músculos rectos horizontales: la conjuntiva no se ve afectada y no se produce ectasia escleral. Las excavaciones no llegan al limbo y no hay hiperemia epiescleral o conjuntival. La situación frente a la inserción de los músculos rectos horizontales se atribuye a la tracción muscular o, más probablemente, a la isquemia local: existe una asociación frecuente con la artritis reumatoide y los pacientes casi siempre son ancianos.

Perlstein SH y Yablonski ME (1984) informaron de un curioso caso donde la escleromalacia perforante resolvió de manera espontánea un glaucoma; las mediciones fluorofotométricas establecieron la presencia de una producción acuosa norma, por lo que la reducción de la presión intraocular se atribuyó a la autolisis de la malla trabecular y / o a la maximización de la vía uveoescleral.

El tratamiento más eficaz de la escleritis es agresivo y sistémico. El uso de medicamentos antiinflamatorios no esteroideos, corticosteroides o medicamentos inmunomoduladores suele ser necesario en el tratamiento de la escleritis. Kahlenberg y Fox (2011) discutieron el papel de los fármacos antirreumáticos modificadores de la enfermedad biológica (DMARDS) que afirman que son una revolución en el tratamiento de la artritis reumatoide. Luwayi y Lurbaxani (2016) informaron dos casos de escleromalacia perforante tratados con adalimumab con resultados satisfactorios.

- *Granuloma masivo de la esclera*

En esta manifestación de las enfermedades del colágeno, a diferencia de las dos previas, la tendencia a proliferar es mucho más evidente que la necrosis[24]. La lesión inicial típicamente es nodular con un área central de necrosis fibrinoide rodeada por una infiltración granulomatosa con células inflamatorias crónicas tan intensa que la esclera se encuentra considerablemente engrosada, a menudo formando una masa pseudo-tumoral.

Clínicamente se puede desarrollar en la región anterior o posterior del globo. En el primer caso las áreas inflamadas se fusionan hasta que rodean completamente la esclera y se produce el cuadro ya descrito de escleritis musculosa (brawny) y casi invariablemente progresa hacia una esclero-queratitis, con lo que se puede infiltrar toda la esclera con tejido de granulación. Por último, se pueden producir cambios degenerativos en la esclera –depósitos calcáreos, cristales de colesterol o, incluso, formaciones óseas entremezcladas entre masas de tejido conectivo proliferativo. Atacando la parte posterior del globo, la lesión es típicamente la de una escleritis

---

[24] Derby GS, 1915; Wolter JR y Landis CB, 1958; Thomas C et al, 1965-67.

posterior proliferativa con un inmenso engrosamiento de esta membrana cerca del polo posterior, una infiltración masiva y destructiva de la úvea y retina, y una tendencia a infiltrar los tejidos orbitarios, llegando incluso a simular un tumor intra-ocular u orbitario.

*Tratamiento genérico de las escleritis*

El tratamiento y el manejo de la escleritis se diseñan para determinar cualquier factor causante, controlar la inflamación ocular, el dolor y los síntomas oculares, prevenir la secuela y reducir las recurrencias.

- **Anterior no infecciosa**:

*Tratamientos de primera línea*:

+Gotas para los ojos con corticosteroides tópicos

  - Puede ser utilizado en casos leves; Algunos reportan un éxito muy limitado

  - El acetato de prednisolona 1,0% o diflupredato 0,05% cuatro veces al día son opcionales.

+AINE orales

  - Puede comenzar con un agente y cambiar a otro agente si no es efectivo

  - Indometacina, de uso común, 50 mg, 3 veces al día

  - Ibuprofeno 600 mg, 3 veces al día.

  - Naproxeno 500 mg, 2 veces al día.

*Tratamientos de segunda línea*:

+ Corticosteroides orales

  - Prescrito cuando falla el tratamiento oral con AINE.

  - Prednisona oral 1 mg / kg / día; 60 a 80 mg por día.

  - La dosis continua hasta un mes después de la resolución de la escleritis, luego se reduce.

+ Inyección de corticosteroides subconjuntival

  - Puede usarse cuando los esteroides están contraindicados.

  - Uso polémico con estudios previos de necrosis escleral / perforación.

  - Informes más recientes han indicado una mayor seguridad y eficacia de las inyecciones.

*Tratamientos de tercera línea*:

+ Agentes inmunosupresores (ahorro de esteroides)

  - Reservado para casos más graves de escleritis, con fracaso del tratamiento con esteroides orales o preocupación por los efectos secundarios con el uso prolongado de los esteroides orales.

  - El metotrexato es el agente más comúnmente prescrito; dosis inicial de 0,15 mg / kg por semana en combinación con suplementos de ácido fólico

  - Otros agentes incluyen azatioprina, micofenolato y ciclofosfamida.

*Cuarta línea de tratamiento.*

+ Biológicos

- Se ha demostrado que la investigación en curso con el uso de productos biológicos como el infliximab y el rituximab tienen una respuesta positiva al tratamiento.

**Posterior.** Requieren tratamiento intenso e inmediato.

*Tratamientos de primera línea.*

+ AINE orales

- De uso común: indometacina, naproxeno, ibuprofeno

*Tratamientos de segunda línea.*

+ Corticosteroides orales

- Prescrito cuando falla el tratamiento oral con AINE.

- Prednisona oral de 1 mg / kg / día; 60 a 80 mg por día.

*Tratamientos de tercera línea.*

+ Agentes inmunosupresores / antimetabolitos.

- Reservado para casos graves de escleritis y con alta dosis de fracaso del tratamiento con esteroides orales después de 1 mes.

- Los agentes comúnmente recetados incluyen metotrexato, azatioprina y micofenolato.

*Cuarta línea de tratamientos.*

+ Biológicos

- Infliximab y rituximab.

El cierre de los agujeros es mejor realizarlo con alguna forma de injerto. Se ha utilizado conjuntiva del mismo ojo o de su congénere, mucosa bucal (van der Hoeve, 1934; Renard et al, 1953), fascia lata insertada subconjuntivalmente[25] o cartílago auricular (Renard et al, 1953). Sin embargo, el material de injerto más efectivo es la fascia lata autóloga o esclera[26]. En algunos casos los resultados clínicos son buenos e histológicamente el injerto prende bien, pero en casos de escleritis necrotizante, incluso aunque se obtenga un resultado estructuralmente feliz, se ha tenido que enuclear el ojo a causa del dolor severo (Manschot, 1961). Si éste fuera extrema se ha sugerido la incisión del nódulo y el raspado del área afectada (Verhoeff y King, 1938).

## DEGENERACIONES DE LA ESCLERA

Los fenómenos degenerativos no son infrecuentes en la esclera. Incluyen los cambios usuales vistos en el tejido conectivo del anciano y se presentan como consecuencia de la

---

[25] Armstrong y McGovern, 1955; Bick, 1959; Taffet y Carter, 1961; Blum y Salamoun, 1963; otros.

[26] Paufique et al, 1951; Paufique y Moreau, 1953; Gros, 1953; Chavarría Iriarte, 1955; Bick, 1959; Mosquera y Norbis, 1959; Payrau y Quéré, 1959; otros.

enfermedad; además, describo dos situaciones específicas de una naturaleza atrófica peculiar a la esclera –la placa hialina senil y la perforación escleral intercalar espontánea.

En la vejez la esclera cambia poco. No obstante, es usual la acumulación de una gran cantidad de depósitos lipídicos entre fibras y células particularmente en las capas más profundas por lo que el tejido toma un tinte amarillento en sus porciones anterior y posterior, y menos en el ecuador[27]. También tiende a producirse cambios hialinos (Parsons, 1904) y, a veces, depósitos calcáreos (Krekeler, 1923; Rones, 1938). Un cambio con implicaciones más importantes ya que afecta a la interpretación de las lecturas tonométricas es un engrosamiento gradual y un aumento en la rigidez que se produce principalmente en las capas medias que aparece pasados los 50 años de edad, asociado con una disminución en las fibras elásticas y pérdida de los elementos celulares[28].

La degeneración miópica se produce en el tipo patológico de miopía que hemos comentado en el volumen de Óptica Fisiológica.

Aparte del cambio habitual en ancianos, una infiltración grasa no es infrecuente como cambio degenerativo en cicatrices y después de inflamaciones (Jaensch, 1935) o en el glaucoma avanzado (Coccius, 1863).

La degeneración hialina se encuentra casi universalmente en el anciano en los tejidos subyacentes a una pingüecula; tampoco es infrecuente como secuela de inflamaciones, mientras que los cambios amiloideos se pueden extender ampliamente a la esclera desde degeneraciones del tejido subconjuntival (Coats, 1915; Graves, 1936; Culler, 1939).

*Placa hialina senil (Placas esclerales seniles, placas seniles calcificadas)*

Es una condición interesante que constituye una entidad clínica y que se presenta en personas mayores de 50 años de edad de ambos sexos, habitualmente de edad avanzada.

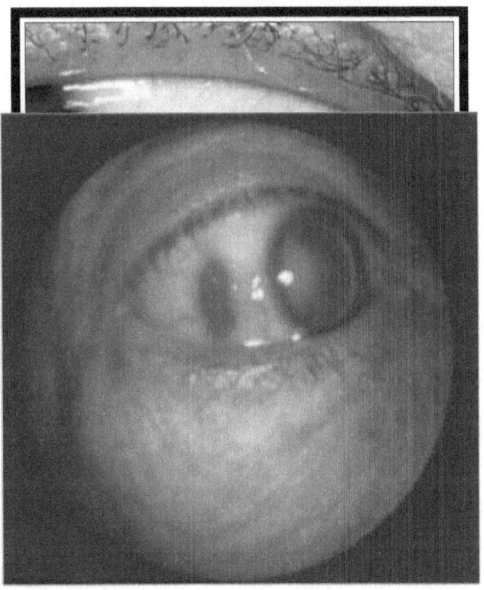

---

[27] Takayasu, 1901; Vollaro, 1911; Salzmann, 1912; Attias, 1912; Berens, 1943; François, 1958; otros.

[28] Slazmann, 1912; Bader, 1928; Fridenwald, 1937; Kornzweigt et al, 1957.

Aunque Pagensteched A (1860) ya había informado de la presencia de placas calcificadas en la esclera, se considera a Rolandi (1915) como el primero en describir las placas hialinas y se publicaron cerca de 70 casos hasta 1965 y unos pocos más después[29], pero como es una afección asintomática y a menudo pasa inadvertida es probable que sea más frecuente de lo publicado.

Estas placas deben evitarse cuando se apliquen inyecciones intravítreas para evitar posibles roturas (Beck M et al, 2015).

Clínicamente se aprecia un parche oscuro, de forma oval o rectangular y variando de tamaño de 1´2 a 2´0 mm de anchura por 2 a 6 mm de longitud, situado por delante de las inserciones de los músculos rectos que se sitúan paralelos (a las inserciones) y que se corresponden de manera general.

Esta placa se asocia generalmente con el recto medial, a menudo con el recto lateral y frecuentemente con ambos, excepcionalmente con el inferior (Gasteiger, 1937) y nunca con el recto superior. La lesión habitualmente es bilateral y simétrica. El margen limbal se encuentra claramente definido, separado del limbo por unos 3 mm de esclera normal; el margen hacia el músculo es irregular y habitualmente son visibles las terminaciones de las inserciones musculares a través de una conjuntiva adelgazada.

Sobre el área afectada la conjuntiva y la episclera son normales, no mostrando hiperemia y la propia placa aparece como una ventana traslúcida a través de la cual parece verse la úvea subyacente. En la transiluminación del globo el área parece traslúcida, pero aunque la placa se encuentra algo ahuecada y la esclera adelgazada, el suelo es firme y resistente; no hay tendencia a la desintegración y no hay peligro para el ojo. En lo que conocemos la lesión no es progresiva y mientras que a la inspección superficial puede recordar a la escleromalacia perforante, su naturaleza es completamente diferente.

Alorainy I (2000) estudió los aspectos de la tomografía computarizada y la distribución de 109 placas esclerales seniles calcificadas asintomáticas en 49 pacientes (98 ojos). Encontró que la gran mayoría eran anteriores a la inserción de los músculos rectos horizontales. Las placas calcificadas son de tamaño variable, pueden ser únicas o múltiples, involucrar a uno o ambos ojos, y solo se ven en pacientes ancianos. Sonográficamente se ha encontrado que el material calcificado creó el sombreado anterior típico de las lesiones calcificadas. El estudio de biomicroscopía con ultrasonido localizó la calcificación escleral senil en la capa subconjuntival, superficialmente por encima de la esclerótica y anterior a los músculos horizontales (Goldenberg Cohen N et al, 2007).

Beck M et al (2015) la estudiaron con OCT y señalan dos características sobresalientes de la placa escleral senil. En primer lugar, encuentran que la placa escleral senil se muestra como una estructura hiporreflectante en la OCT y que las calcificaciones son fácilmente visibles como estructuras hiperreflectivas. En segundo lugar, informaron de la asociación estrecha de las placas con las inserciones de los músculos rectos.

No se indica ningún tratamiento.

Histológicamente las primeras observaciones de Urrets-Zavalía et al (1937) se han confirmado ampliamente (Culler, 1939; Kyrieleis, 1939; Roper A, 1945; otros). Hay

---

[29] Pillat, 1934; Kiss, 1934; Graves, 1936-52; Urrets-Zavalía et al, 1937; Culler, 1939; Kyrieleis, 1939; Boshoff, 1942; Roper A, 1945; Smith JW, 1946; Trantas, 1948; Sená y Cerboni, 1948; Drescher EP y Henderson JN, 1949; François, 1951; Pur, 1955; Collier EM, 1961; Manschot WA, 1978; Yakoubi S et al, 2012.

una falta de elementos celulares en el área afectada y una sustitución de las capas superficiales de la esclera por grandes masas de degeneración hialina usualmente asociados con calcificaciones en la vecindad.

El cambio es el de una degeneración simple, no el de una necrosis.

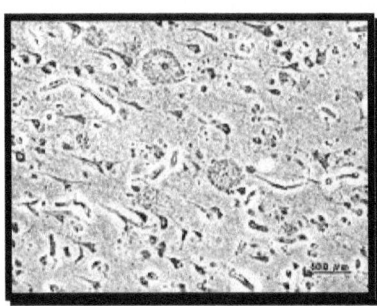

Se desconoce la etiología; el fenómeno presumiblemente es un cambio senil, quizás de origen nutricional, y la localización probablemente se determine por el estrés de la acción muscular. Pillat (1934), citando los experimentos de Fischer (1926) que demostró que si disminuye el contenido de agua la esclera se vuelve traslúcida, propuso que su base era la deshidratación, una propuesta apoyada por varios observadores que así explica la localización habitual de la placa en la abertura palpebral (Gasteiger, 1937; Drescher EP y Henderson JW, 1949; Pur, 1955; otros); es posible que la deshidratación, la exposición o la irritación continuada puedan ser factores etiológicos accesorios. Una enfermedad general no parece jugar una parte esencial en su presencia; algunos casos se han desarrollado en pacientes con poliartritis reumática (Kyrieleis, 1939; Boshoff, 1942) o escleritis y artritis reumatoide (Yakoubi S et al, 2012) pero puede ser incidental, mientras que su aparición en un paciente con porfinuria crónica (Urrets-Zavalía et al, 1957) probablemente fue fortuita. El hallazgo de que la placa escleral senil siempre está en estrecha asociación con las inserciones musculares puede apuntar hacia una etiología mecánica. La ubicación peculiar de la placa escleral senil en los sitios de inserción de los músculos rectos horizontales puede explicarse por el hecho de que estos músculos son más fuertes (Collins et al. 1981) y se usan con más frecuencia que los otros músculos rectos para la acomodación y para los movimientos horizontales del ojo. Además, se ha demostrado que el músculo recto medial es más fuerte que el músculo recto lateral (Collins et al. 1981), posiblemente explicando la mayor prevalencia de la placa medial. La hipocelularidad dentro del tejido colágeno en el sitio de inserción de otros tendones musculares, como el músculo gastrocnémico, también se encuentra en una afección llamada tendinosis.

La *degeneración calcárea* se produce como una degeneración senil o como un suceso terminal en la fibrosis post-inflamatoria, donde en ocasiones puede progresar hacia la formación de hueso. En el tipo senil los depósitos a veces se encuentran distribuidos casi universalmente a través de toda la esclera (Donders, 1863), preferentemente en la región ecuatorial (Krekeler, 1923) o posterior (Vollaro, 1911; Rones, 1938).

Se han publicado unos pocos de placas aisladas de degeneración calcárea en ojos atróficos viejos; cuando se extraen las sales de calcio, las fibras esclerales pueden ser normales (Pagenstecher, 1860), pero es más habitual que los tejidos carezcan de núcleos indicando el sitio de una necrosis local (Katz, 1929; Klien-Mancreiff, 1932).

Es interesante que los factores mecánicos puedan tener alguna participación en la deposición de las sales de calcio, ya que el sitio de elección de la localización de esta lesión se encuentra inmediatamente anterior a la inserción del músculo recto lateral. Acabamos de comentar que una infiltración considerable de sales de calcio se puede asociar con placas hialinas seniles, mientras que se pueden presentar áreas localizadas de impregnación después de un sobre-tratamiento con vitamina D.

*Perforación escleral intercalar espontánea (escleromalacia perilimbal)*

Esta enfermedad, dos de las cuales fueron incluidos por van der Hoeve (1931-34) dentro de las escleromalacias perforantes, fue categorizada por Franceschetti A y Bischler V (1950) quienes la denominaron como *escleromalacia paralímbica (o intercalar)*; François (1951) propuso el término de *perforación intercalar escleral espontánea*. Actualmente se encuadrarían dentro del grupo de escleritis necrotizantes sin inflamación.

La enfermedad es muy rara, sólo se publicaron siete casos inequívocos hasta mediados del siglo pasado[30]. Se caracteriza por la perforación subconjuntival espontánea de la esclera en el limbo, habitualmente produciendo la formación de una cicatriz filtrante parecida a la conseguida con la operación de trefina de Elliot o, a veces, complicada con un prolapso del iris asemejándose a una iridencleisis. Se han publicado algunos casos bilaterales (van der Hoeve, 1934; Turtz CA, 1951), pero como regla la lesión es solitaria.

La enfermedad aparece típicamente entre los 20 y los 35 años de edad, aunque el paciente de Eber tenía 64 años y, con la excepción de unos pocos casos presentados en pacientes con artritis reumatoide (Eber, 1934; Mitter SN, 1948), se desarrolla en ausencia de cualquier manifestación de enfermedad general. Habitualmente es asintomática y no se asocia con ninguna evidencia de inflamación local o intraocular; la córnea no se afecta. El pronóstico es bueno y la perforación es compatible con una buena visión durante años, aunque de vez en cuando la conjuntiva que cubre al iris prolapsado se puede volver atrófico.

Algunos casos, aunque no entran en la categoría definida por Franceschetti y Bischler, pueden encontrarse relacionados. Desvignes y Sadoughi (1952) publicaron un caso presentado en un ojo glaucomatoso ciego de un hombre de 78 años de edad; el examen patológico mostró datos mínimos de inflamación y escasos linfocitos en la esclera sugiriendo un cambio degenerativo. En este caso no existe indicación de si el aumento

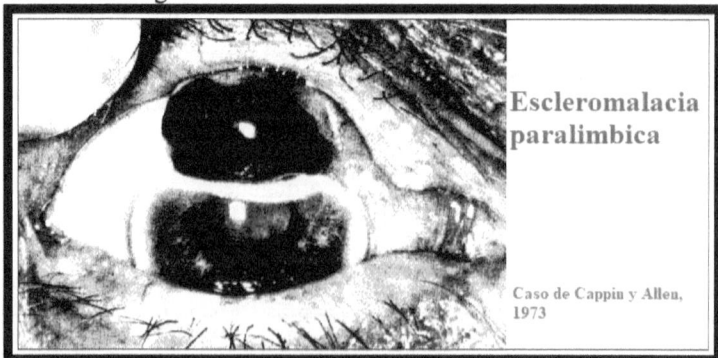

Escleromalacia paralímbica

Caso de Cappin y Allen, 1973

tensional precedió o siguió a la perforación, pero todo el proceso fue indoloro. El caso

---

[30] Van der Hoeve, 1931-34; Eber, 1934; Arkle e Ingram, 1935; Mitter SN, 1948; Franceschetti A y Bischler V, 1950; Turtz CA, 1951.

de Nirankari et al (1962) afectaba a un ojo con una historia de ataques recurrentes de esclero-queratitis durante 15 años; y en el caso bilateral de Sivasubramaniam y Mutucumarana (1960), donde no existía historia de inflamación o trauma y ningún síntoma o signo inflamatorio pasado o presente, ambos ojos eran ciegos, ambos mostraban opacidades corneales y, en un ojo, el cristalino se encontraba dislocado y el iris trémulo.

Cappin JM y Allen DW (1973) publicaron un caso que diagnosticaron clínicamente y cuyo único rasgo diferencial fue una serología positiva para sífilis aunque el paciente era asintomático para esta enfermedad. Bonamour G y Bonnet M (1964), Zygulska Machowa H y Osterczy Sliwińska H (1969), y Sorensen TB (1975) informaron de otros casos que se puede encuadrar en esta categoría.

Clínicamente recuerda más a una lesión atrófica que a una necrosante asociada con las enfermedades del colágeno. No obstante, es posible que a pesar de su curso asintomático y la aparente ausencia de cambios inflamatorios, en realidad se trate de un proceso extremadamente crónico.

No existe un tratamiento específico; en el caso de Franceschetti A y Bischler V (1950) tuvo éxito la limpieza del prolapso y la sutura de la esclera.

# MANIFESTACIONES EPIBULBARES

# DE
# ENFERMEDADES SISTÉMICAS

## ENFERMEDADES METABÓLICAS

Los errores innatos del metabolismo, un concepto introducido por Archibald Garrod (1857-1936), forma un tema vasto e interesante que ya he tratado en un sentido general (Teratología ocular) donde se señaló que dependen esencialmente de fallos bioquímicos hereditarios. Como cabe esperarse, algunos de ellos son evidentes en el nacimiento o poco después; otros no se evidencian hasta algún tiempo después del nacimiento. Aquellos de mayor interés oftalmológicos suelen afectar tanto a la conjuntiva como a la córnea, pero en unos pocos las manifestaciones corneales son marcadas y las de la conjuntiva mínimos o faltan; no obstante, por el bien de una continuidad las consideraré juntas.

En la mayoría de estas enfermedades se acumulan depósitos de substancias anómalas en varios tejidos, particularmente en aquellos del sistema retículo-endotelial, cuyos efectos clínicos dependen de la cantidad del depósito y de la importancia del tejido en particular sobre la economía general; por este motivo estas enfermedades se clasifican juntas como **Tesaurismosis** (θήσαυρός, tesoro). La afectación de la conjuntiva por este camino es interesante pero de escasa importancia clínica, mientras que si es la córnea la afectada los efectos pueden ser evidentemente dramáticos.

Estas enfermedades pueden producirse en las anomalías del metabolismo proteico, de los carbohidratos y en el lipídico, en disproteinemias así como en el metabolismo de dos metales: calcio y cobre. La pigmentación corneal que se produce en el último (anillo de Kayer-Fleischer) se verá en sus apuntes.

## Anomalías en el metabolismo proteico

### - *Gota*.-

La gota es una enfermedad del metabolismo de las purinas resultante en un aumento en el contenido de ácido úrico en sangre, caracterizada clínicamente por ataques agudos de artritis y el depósito de cristales de urato monosódico en tejidos relativamente avasculares. Las complicaciones oculares incluyen conjuntivitis crónica, episcleritis, escleritis y uveítis, hialosis esteroidea y elevación de la presión intraocular (Ferry AP et al, 1985), mientras que aparecen depósitos tóficos en los párpados, tendones de los músculos extra-oculares y en la córnea y esclera.

La conjuntivitis gotosa es relativamente común y forma una entidad clínica definida. Es una inflamación de la conjuntiva no infecciosa caracterizada por una hiperemia intensa y escasa secreción, siguiendo un curso crónico e intratable. Los vasos mayores se dilatan, se vuelven tortuosos y a menudo son desagradables; no es infrecuente que la dilatación de los vasos más pequeños conduzca a equimosis espontáneas que pueden ser grandes o diminutas y transitorias, pero su multiplicación frecuente y la inclinación hacia recurrencias puede causar muchas molestias. Aunque la secreción es escasa y a veces puede faltar, forma una espuma jabonosa especialmente intensa en los cantos. Se ha publicado la presencia de una queratitis marginal con ulceración (Wood, 1936) y una queratitis punctata (Jayle et al, 1954).

Los síntomas de la conjuntivitis gotosa son molestas y con frecuencia muy persistentes –pinchazos, picores y quemazones en los párpados, acompañado de sensación de cuerpo extraño –el ojo caliente gotoso de Jonathan Hutchinson (1872-88). Se encuentra caliente, seco, con una sensación de rigidez que se acentúa por las mañanas donde existe dificultad para abrir los ojos, no por un sellado por secreciones secas, sino debido a la sensación de peso como sucede con una articulación reumática después del reposo. Los síntomas, que siempre se encuentran en algún grado, sufren exacerbaciones intratables. Se excitan principalmente por dos causas: el tiempo y la digestión. El frio, el calor o la exposición a polvo y humo pueden producir un ataque que termina cuando el tiempo se vuelve caliente y seco; y una simple indiscreción con la dieta puede necesitar de semanas de penitencia. Con frecuencia, las exacerbaciones también pueden alternar con un reumatismo muscular o con manifestaciones artríticas gotosas.

El tratamiento debe dirigirse hacia la enfermedad metabólica pero incluso aunque ésta mejore con un régimen disciplinado y riguroso, junto con el tratamiento farmacológico, la irritación conjuntival tiende a persistir. Fármacos utilizados para reducir los niveles de ácido úrico en sangre son aquellos que bloquean la producción de ácido úrico. Los medicamentos denominados «inhibidores de la xantina oxidasa», como el alopurinol

(Aloprim, Lopurin, Zyloprim) y el febuxostat (Uloric), limitan la cantidad de ácido úrico que produce el cuerpo. Esto puede disminuir el nivel de ácido úrico en sangre y reducir el riesgo de gota. Los efectos secundarios del alopurinol son, entre otros, erupción cutánea y bajo nivel de células sanguíneas. Los efectos secundarios del febuxostat son, entre otros, erupción cutánea, náuseas y función reducida del hígado. Los medicamentos que facilitan la eliminación del ácido úrico, denominados «uricosúricos», comprenden el probenecid (Probalan) y el lesinurad (Zurampic). Los medicamentos uricosúricos mejoran la capacidad de los riñones para eliminar el ácido úrico del cuerpo. Esto podría reducir los niveles de ácido úrico y el riesgo de padecer gota, pero aumenta el nivel de ácido úrico en la orina. Los efectos secundarios son, entre otros, erupción cutánea, dolor de estómago y cálculos renales. El lesinurad se puede tomar únicamente en conjunto con un inhibidor de la xantina oxidasa.

El tratamiento local debe ser el mínimo, nunca excitador o astringente y siempre calmante. Pueden ser útiles soluciones calientes alcalinas.

Los antiguos autores consideraban frecuente la epiescleritis y la escleritis gotosa, no hay dudas que la inflamación escleral se produce con frecuencia en sujetos gotosos, pero la asociación en la mayoría de los casos es vaga e indefinida[31].

La formación de tofos en los tejidos oculares es una gran rareza pero McWilliams (1952) publicó un caso en el que se encontraron simétricamente masas parecidas a tiza de cristales aciculares característicos del ácido úrico sobre la conjuntiva bulbar en la posición ocupada normalmente por una pingüecula. En un caso excepcional, publicado por Wood (1936), se produjeron depósitos de estos cristales sobre la córnea y esclera, así como en la úvea, asociados con una amplia inflamación intra-ocular, produciendo síntomas que variaban con los aumentos temporales en el contenido de ácido úrico en sangre. Otro caso igualmente único fue el informado por Sanyal (1931) donde en un paciente cuya orina estaba cargada con uratos y oxalato cálcico, periódicamente excretaba grandes cantidades de urato cálcico por su conjuntiva como depósitos arenosos con todos los síntomas de una conjuntivitis irritativa. Chu YC et al (2005) informó del desarrollo de un tofo en el canto medial en un paciente de 27 años de edad con hiperuricemia incontrolada. Una muestra fijada con formalina, teñida con eosina alcohólica no acuosa, mostró abundantes cristales de urato birrefringentes bajo el microscopio de polarización. Jordan DR et al (2008) informó de una lesión similar en el canto medial; la lesión nodular elevada tenía un borde perlado elevado y una depresión central con costras superficiales, que hizo sospechar un carcinoma basocelular pero la histología confirmó el tofo. También se ha informado en el párpado superior (De Monteynard MS et al, 1986, cerca del canto lateral; Yang CC et al, 2008 que causaba ptosis mecánica). Morris WR y Fleming JC (2003) informaron de su presencia en el canto lateral.

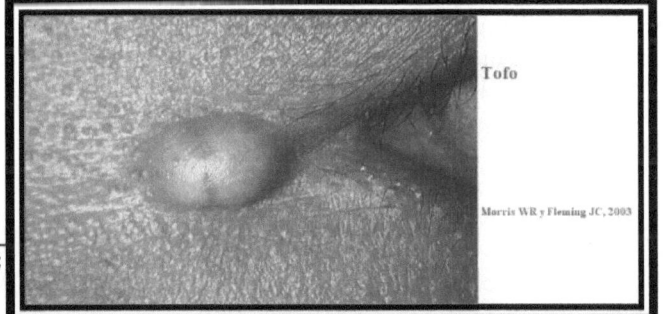

[31] Fuchs, 1895; 1952.

## - Cistinosis.

La cistinosis[32] es una enfermedad metabólica caracterizada por la acumulación de cistina en el interior de los lisosomas de los diferentes órganos y tejidos, producido por un defecto en el transporte de salida de cistina de los lisosomas. La prevalencia se estima en 1/200.000. Se han descrito tres formas clínicas de cistinosis (infantil, juvenil y ocular), dependiendo de la edad de aparición y la gravedad de los síntomas. Aunque la cistinosis es una enfermedad monogénica, tiene tres presentaciones clínicas principales, dependiendo de la gravedad de las mutaciones que afectan al gen CTNS: la forma nefropática infantil (MIM: 219800, ORPHA411629), la forma nefropática juvenil (MIM: 219900, ORPHA411634) y la ocular forma no nefropática (MIM: 219750, ORPHA411641). En su forma infantil (la más común) los primeros signos clínicos aparecen después de los tres meses de edad, con un síndrome poliúrico-polidípsico y un retraso marcado en el desarrollo pondero-estatural, secundario a la alteración generalizada de la capacidad de reabsorción de los túbulos proximales (síndrome de Toni-Debré-Fanconi), con graves alteraciones del equilibrio hidroelectrolítico. Los depósitos de cistina en diversos órganos provocan hipotiroidismo, diabetes insulinodependiente, hepatoesplenomegalia con hipertensión portal, afectación muscular y cerebral. La afectación ocular, causada por los depósitos de cistina en la córnea y la conjuntiva, provoca lagrimeo y fotofobia. La enfermedad evoluciona progresivamente hacia la una insuficiencia renal después de los 6 años de edad. Los primeros síntomas de cistinosis juvenil suelen aparecer alrededor de los 8 años de edad, configurando un cuadro clínico intermedio que desemboca en nefropatía terminal después de los 15 años de edad. Por último, la forma ocular se observa en adultos, habitualmente asintomáticos y que pueden presentar fotofobia únicamente. La cistinosis es una enfermedad autosómica recesiva. El gen causante, CTNS (12 exones), se encuentra en el cromosoma 17p13 y codifica la cistinosina, una proteína de 367 aminoácidos de la membrana lisosómica. Se han detectado mutaciones en este gen en pacientes de todas las formas clínicas de la enfermedad. La mutación más frecuente es una delección de 57 kb detectada en el 60% o 70% de los pacientes del norte de Europa. Se han descrito aproximadamente 80 mutaciones diferentes, algunas de las cuales se han detectado en individuos de diferentes orígenes geográficos. El diagnóstico de cistinosis se confirma mediante la determinación del contenido de cistina en los leucocitos. Se puede obtener un diagnóstico prenatal mediante el análisis genético en familias con un niño previamente afectado, o mediante la medición de la incorporación de cistina marcada con 35S en los cultivos de fibroblastos del líquido amniótico o de muestras de células trofoblásticas. El tratamiento consiste en la administración de electrolitos y suplementos vitamínicos, indometacina, que mejora la situación global y el crecimiento del paciente, y cisteamina, que disminuye la concentración de cistina intra-leucocitaria y, por tanto, retarda la progresión a insuficiencia renal. La enfermedad no recurre en el trasplante renal y los cambios oculares no justifican el retrasar el trasplante (Yamamoto GK et al, 1979). A pesar de ello, el seguimiento a largo plazo muestra que pueden producirse sinequias posteriores y depósitos de cristales de cistina en la superficie capsular anterior (Kaiser-Kupfer MI et al, 1986).

---

[32] Cogan DG, 1966; Frazier PD y Wong VG, 1968; Scouras J y Faggioni R, 1969; Barthelmess G y Schreier K, 1969; Kraus E y Lutz P, 1971-2; Cotlier E, 1972; Kenyon KR y Sensenbrenner JA, 1974; Wong VG, 1976; Pitrovás S y StěJ, 1976; otros.

El primero en identificar los cristales en la conjuntiva fue Bürki (1941). A veces situados extracelularmente y en racimos, son predominantemente intracelulares tendiendo a acumularse preferentemente bajo el epitelio y alrededor de los vasos sanguíneos[33]. Produce una escasa reacción tisular y son incoloros con una morfología variable, habitualmente de forma rectangular o hexagonal; con frecuencia son birefringentes, correspondiendo en aspecto a los encontrados en el resto de los órganos pero difiriendo de los cristales en aguja que típicamente se presentan en la córnea y ocasionalmente en el tejido subconjuntival y esclera (Cogan y Kuwabara, 1960). En la conjuntiva y con microscopía electrónica se encontraron los cristales en fibroblastos y macrófagos; ambos muestran una pinocitosis aumentada. Algunos macrófagos muestran degeneración presentando cristales de cistina extracelular (Stefani FH y Vogel s, 1982).

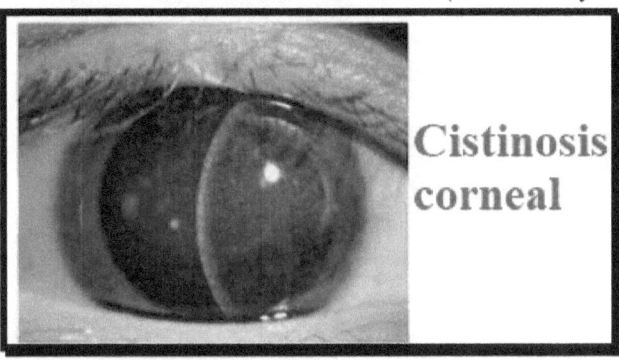

Su naturaleza química fue verificada por difracción con rayos X y cromatografía (Bickel H et al, 1952; Cogan DG et al, 1956).

En la córnea aparece como un nublado generalizado debido a un denso alfombrado de pequeños puntos brillantes, lo que es tan típico como para ser diagnóstico, particularmente en niños enfermos de baja estatura antes de que se halla establecido el cuadro clínico completo (Abedi S, 1984; Okami T et al, 1992). Periféricamente ocupan el grosor total del estroma corneal, mientras que centralmente sólo se afectan los dos tercios anteriores, pero a veces se ven pequeños racimos en la vecindad de las membranas de Bowman y Descemet[34].

Al nacer, los cristales de cistina corneal no son detectables. Solo se pueden observar desde la edad de 12 meses a través de un examen con lámpara de hendidura por un oftalmólogo con experiencia y siempre están presentes a la edad de 18 meses.

Son sorprendentemente diferentes de los cristales que se ven en la conjuntiva y en otras partes de los tejidos, teniendo una estructura en aguja tan discreta como para pasar inadvertidas en las secciones histológicas habituales pero son claramente visibles a la luz polarizada (Bürki, 1941; Streiff, 1948; Cogan y Kuwabara, 1960). Un tipo similar de cristales se observan en las capas más profundas de la esclera. Una forma rara es la aparición de una distrofia epitelial gris de la córnea que tiñe con fluoresceína a pesar de

---

[33] Ullerich, 1951; Paufique et al, 1952; Weyers H, 1952; Douglas y Bickel, 1952; Lamy M et al, 1954; Cogan DG et al, 1956; Dern PL, 1957; Garron LK, 1959; otros.

[34] Bürki E, 1941-54; Streiff EB, 1948; d'Avignon y Vahlquist, 1949; Douglas, 1950; Müller, 1951; Nutt, 1951; Ullerich, 1951; Bickel H y Smellie JH, 1952; Paufique et al, 1952; Braendstrup, 1952; Kennedy, 1952; Guild HG et al, 1952; Valerio y Schwarz, 1953; Thomas C et al, 1954; Lamy H et al, 1954; Schiff, 1955; Dern PL, 1957; Garron LK, 1959; Dale RT et al, 1981; Hachet E et al, 1983; Dufier JL et al, 1987; Okami T et al, 1992; Elmomem MA et al, 2016; Flockerzi E et al, 2018; otros.

no producirse pérdida de substancia (Douglas y Bickel, 1952; Goar y de la Motte, 1954).

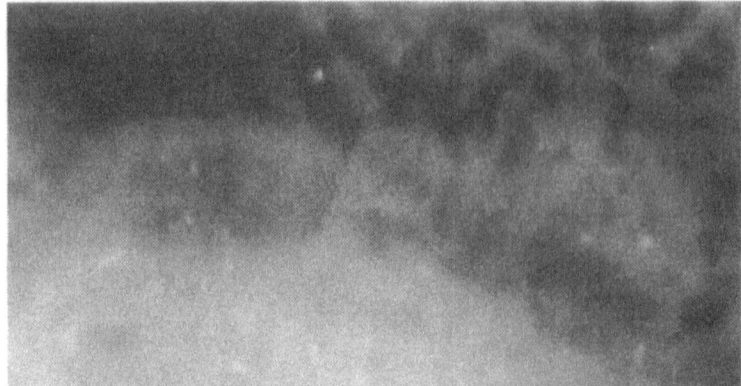

Cristales de cistina en la conjuntiva, que son mucho más pequeños que los de la córnea y tienen una forma rectangular o variable.

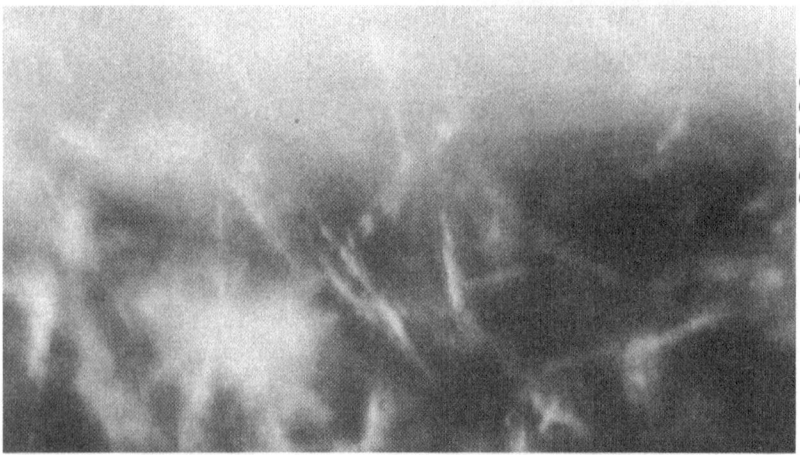

Cristales alargados de forma fusiforme dispuestos irregularmente en el estroma superficial de la córnea.

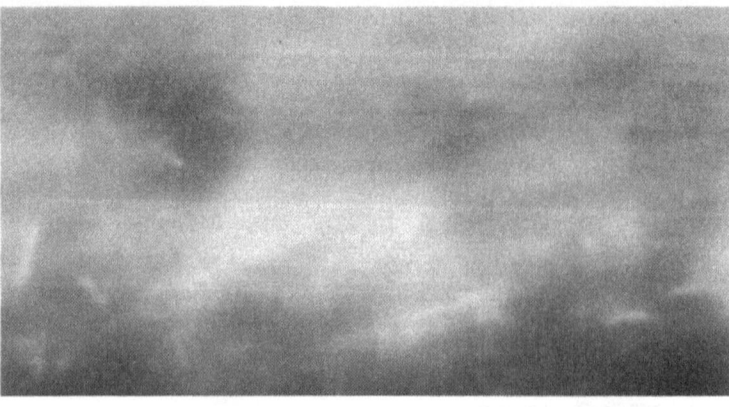

Cristales de cistina en el estroma corneal profundo. Estos cristales tienen forma de aguja y están orientados irregularmente y distribuidos de forma dispersa en comparación con los del estroma superficial.

El epitelio retiniano también se afecta siendo casi constante hacia los 7 años de edad en la cistinosis infantil; produce pérdida de la agudeza visual y deterioro funcional (Dufier JL et al, 1987) como una disminución de la sensibilidad al contraste (Katz B et al, 1987).

Wan WL et al (1986) informó de un caso de bloqueo pupilar por acumulación de cristales en el estroma del iris en un caso de cistinosis de la niñez.

El tratamiento ocular es poco satisfactorio pero Bickel y Smellie (1952) informaron de resultados positivos con la administración de grandes dosis de vitamina D, sales de potasio y citrato sódico, aparte del tratamiento general ya comentado, principalmente colirio de cisteamina.

En el síndrome óculo-cerebro-renal de Lowe (1952), además de la presencia habitual de cataratas y buftalmos, se dice que se presenta una distrofia corneal leve afectando al estroma y limitada a la periferia (Wilson et al, 1963); se desconoce su naturaleza.

*Alcaptonuría: Ocronosis endógena*

La naturaleza de esta enfermedad congénita, denominada ocronosis por Virchow (1866) de estudios patológicos, fue dilucidada clínicamente por Osler (1904); posteriormente los datos iniciales fueron expuestos por Archibald Garrod (Piro A et al, 2010) en las conferencias Croonian que dictó en 1908 (patrocinadas por la Royal Society de Londres), en las cuales se ocupó de los "errores innatos del metabolismo. La alcaptonuria fue uno de los primeros trastornos descubiertos con base en los principios mendelianos. El primer caso clínico fue encontrado en la momia egipcia Harwa, que dataría aproximadamente del año 1.500 a. C.

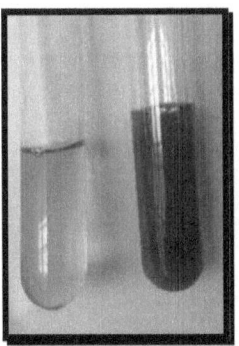

La alcaptonuria es un error congénito del metabolismo de los aminoácidos fenilalanina y tirosina, causado por la deficiencia de la enzima homogentisato dioxigenasa (HGD), que determina la acumulación de ácido homogentísico en sangre y orina. Se caracteriza por el color oscuro de la orina, ocronosis (pigmentación del tejido conjuntivo) y artrosis degenerativa de las articulaciones.

El ácido homogentísico es un compuesto intermedio de la vía de degradación de la fenilalanina y la tirosina hacia el ciclo de Krebs. Es el sustrato de la enzima HGD y, en condiciones normales, es prácticamente indetectable en sangre y orina. El gen de esta enzima se encuentra localizado en el brazo largo del cromosoma 3. Puede estar también relacionado con la presencia de HLA B-27 positivo.

Es una enfermedad rara; con prevalencia mundial de 1 caso por cada 250.000 - 1.000.000 nacimientos.

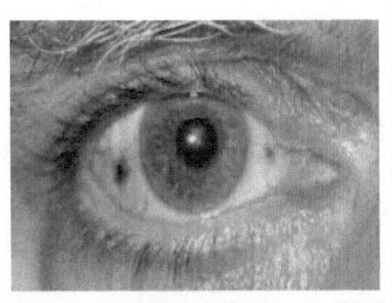

En el ojo la tinción tiende a depositarse preferentemente en asociación con fibras de colágena y elastina degeneradas, y aparece clínicamente en la región de la fisura palpebral afectando preferentemente a los tejidos de la esclera y epiesclera, y a veces, en un grado menor, en la conjuntiva y córnea.

En casos de larga evolución el cuadro ocular se puede asociar con una pigmentación de las orejas, nariz y a veces de la piel; y con el desarrollo de una osteoartrosis como resultado de cambios degenerativos siguiendo al depósito de pigmentos en los cartílagos articulares y tendones; de patología ósea, cardíaca, renal, respiratoria, central y de la piel. En la alcaptonuria. Mientras que el oscurecimiento de la orina al exponerla al aire es un signo de aparición precoz, el estigma visible generalmente se inicia en la esclera, lo que suele suceder en la tercera y cuarta década de vida pero, a veces, puede hacerlo tan temprano como la segunda década o tan tardío como la quinta (57 años, Rose, 1957). Gucev ZS et al (2011) informó de un caso donde se detectó la pigmentación escleral en una chica de 14 años de edad. A medida que se envejece la pigmentación se vuelve más oscura y más extensa.

Sallmann (1926) fue el primero en estudiar minuciosamente los cambios oculares con la lámpara de hendidura y revisado por Smith (1942) quien, en un informe de 4 casos, analizó 78 de la literatura; en la descripción de un caso, Cambiaso RH (1953) anotó 14 más, mientras que Rones B (1960) y Allen RA et al (1961) añadieron casos valiosos. Posteriormente se informaron de otros casos[35].

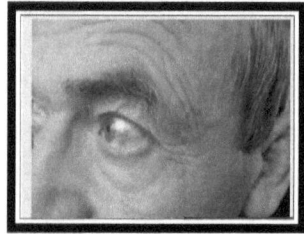

La pigmentación escleral habitualmente es bilateral, típicamente afectando a las áreas expuestas a ambos lados del limbo; habitualmente se inicia en forma de parches o manchas que tienden a fusionarse en placas ovales o triangulares variando en color desde un grisáceo amarillo-marrón al negro azabache, más oscuro en el centro y mezclándose imperceptiblemente con la esclera periféricamente; la base del triángulo descansa rodeando al limbo y los lados son paralelos con los márgenes de los párpados abiertos. Se ha informado de formas extrañas: 4 áreas triangulares del mismo tamaño (Berry y Peat, 1931), un creciente a cada lado (Swirsky, 1944), una banda vertical (Osler, 1904; Smith, 1942; Galdston M et al, 1952) o toda el área escleral visible (Smith, 1942). La pigmentación de la conjuntiva es más rara, pero la mucosa puede encontrarse endurecida y pigmentada sobre la placa escleral (Cambiaso RH, 1953; Allen

---

[35] Royer J y Rollin, 1965; Brancato R, 1965; Macielasz A y Frendo J, 1966; Sampaolesi R et al, 1967; Himmel S y Adelstein N...74; Wirtschafter JD, 1976; Kampik A et al, 1980; S...U et al, 1999; Cheskes J y Buettner H, 2000; Odab...Barrios P y Font RL, 2004; Ehongo A et al, 2005; Es...att A et al, 2010; groseanu L et al, 2010; Khaled A e...nn T, 2014; Kocabeyoglu S et al, 2014; Demirkilina...JM y Röck D, 2018; otros.

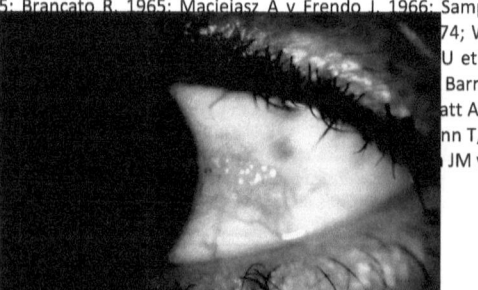

RA et al, 1961) o este tejido puede encontrarse específicamente afectado[36]. La córnea se afecta mucho menos, en cuyo caso la pigmentación puede ser visible a simple vista o ser discernible sólo mediante el examen con lámpara de hendidura donde se puede ver un número variable de partículas tan pequeñas como finos granos de polvo o tan grandes como cabezas de alfileres en la periferia del estroma a unos pocos milímetros del limbo cerca del nivel de la membrana de Bowman[37]. No se dispone de tratamiento ni es necesario para la situación ocular habitual.

La acumulación de pigmento en la zona limbal de la córnea puede dar origen a un astigmatismo, generalmente de aparición tardía y bilateral que puede llegar a ser importante (Ehongo A et al, 2005; otros).

Demirlinc Biler E et al (2015) informó de los hallazgos con OCT y microscopías confocal en dos casos de ocronosis ocular. El examen biomicroscópico mostró lesiones bilaterales pigmentadas de la conjuntiva nasal y temporal y epiesclera en ambos pacientes. La microscopía confocal in vivo de las lesiones reveló cambios degenerativos prominentes, que incluyen vacuolas y fragmentación de las fibras de colágeno en la lámina propia conjuntival afectada y la epiesclera. Se encontraron gránulos hiperreflectantes de pigmento en diferentes formas en la sustancia propia debajo de la membrana basal. El AS-OCT de un caso demostró áreas hiporreflectantes. El examen del fondo de ojo estuvo dentro de los límites normales en ambos pacientes, excepto en los discos ópticos inclinados con atrofia peripapilar en uno de los pacientes. La

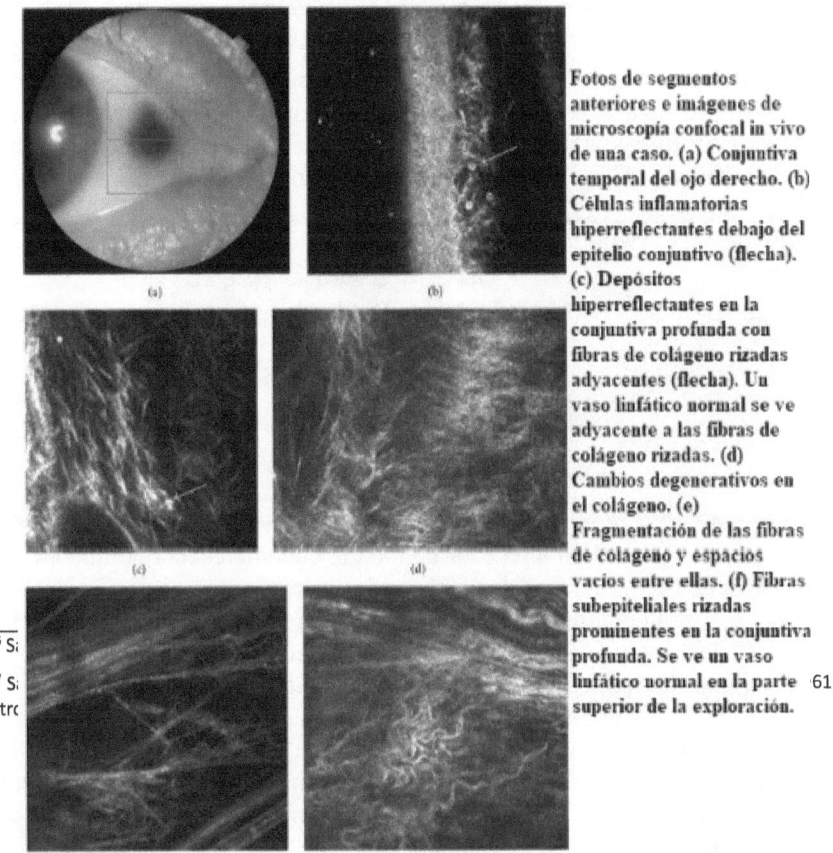

Fotos de segmentos anteriores e imágenes de microscopía confocal in vivo de una caso. (a) Conjuntiva temporal del ojo derecho. (b) Células inflamatorias hiperreflectantes debajo del epitelio conjuntivo (flecha). (c) Depósitos hiperreflectantes en la conjuntiva profunda con fibras de colágeno rizadas adyacentes (flecha). Un vaso linfático normal se ve adyacente a las fibras de colágeno rizadas. (d) Cambios degenerativos en el colágeno. (e) Fragmentación de las fibras de colágeno y espacios vacíos entre ellas. (f) Fibras subepiteliales rizadas prominentes en la conjuntiva profunda. Se ve un vaso linfático normal en la parte superior de la exploración.

topografía corneal, el grosor y la OCT macular fueron normales bilateralmente en ambos casos.

Los estudios histológicos son escasos. Los primeros incluyeron dos biopsias de córnea y esclera (Seitz R, 1954; Rodenhäuser JH, 1957) y tres descripciones de ojos acronóticos (Rones B, 1960; Allen RA et al, 1961; Ashton N et al, 1964).

En estos primeros estudios el pigmento se encontró en el estroma corneal y en el epitelio, en la epiesclera y en la esclera en áreas donde las fibras elásticas y de colágeno

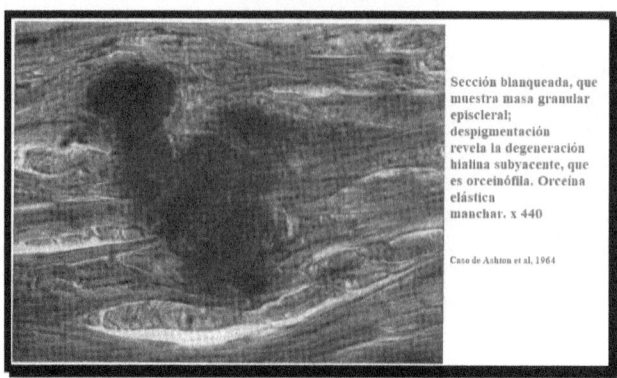

Sección blanqueada, que muestra masa granular episcleral; despigmentación revela la degeneración hialina subyacente, que es orceinófila. Orceína elástica manchar. x 440

Caso de Ashton et al, 1964

se encuentran hinchadas y pigmentadas. En la córnea los depósitos sin una estructura bien definida de un pigmento dorado o negro azulado de diversos contornos se encuentran sin presentar reacción tisular alrededor; en la esclera y epiesclera pueden atraer una escasa infiltración de células mononucleares o gigantes multinucleadas. En el globo examinado por Allen RA et al, de un hombre de 83 años, los depósitos de

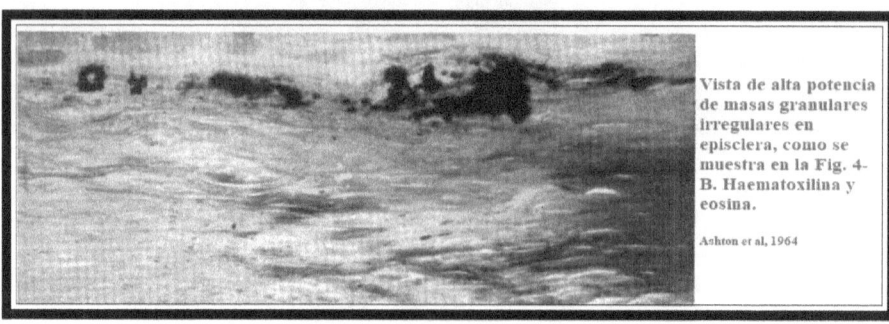

Vista de alta potencia de masas granulares irregulares en episclera, como se muestra en la Fig. 4-B. Haematoxilina y eosina.

Ashton et al, 1964

pigmento escleral se extendían alrededor de toda la circunferencia del limbo, donde se acentuaba cerca de las inserciones de los músculos extra-oculares, y tenía extensiones a lo largo de la cubierta dural del nervio óptico así como también se encontró en el tracto uveal; en la esclera, en un sector de intensa pigmentación, había roturas de las fibras esclerales con la formación de una cavidad que contenía macrófagos empaquetados con pigmento. Ashton N et al (1964) encontraron degeneración de las fibras elásticas de la esclera, degeneración elastótica de las fibras colágenas y desaparición de las células tisulares. La afectación del tracto uveal puede ocasionar errores diagnósticos como el informado por Skinsnes OK (1948) donde esta pigmentación se confundió con un melanosarcoma con la enucleación resultante del globo.

En un caso informado por Kampik A et al (1980) con el microscopio de luz se ve el pigmento ocronótico como glóbulos de color ámbar o estructuras similares a fibras en la córnea, la conjuntiva y la esclerótica combinados con el colágeno degenerado. En el área de una lesión previa, la intensa afectación de la córnea, que generalmente no está notablemente involucrada, indica el papel de la degeneración preexistente para el desarrollo de una pigmentación clínicamente visible. Ultraestructuralmente, la mayoría de los gránulos de pigmento son extracelulares, alterando parcialmente las fibras de colágeno y los fibrocitos. Los cuatro patrones de deposiciones observadas mediante microscopía electrónica se interpretan como etapas en el desarrollo de los depósitos ocronóticos.

Se desconocen los motivos para la concentración de pigmento en ciertos lugares. Virchow (1866) señaló que se depositaba en áreas avasculares, mientras que la temprana predilección por las áreas expuestas de la abertura palpebral lo explicó Anderson B (1947) como debida a una facilitación de la actividad enzimática proporcionada por la luz. No obstante, es improbable que ahí se encuentre toda la explicación. El pigmento es indistinguible en sus reacciones a la melanina, una identidad mantenida con el examen con el microscopio electrónico (Cooper JA y Moran TJ, 1957). Aunque la ultraestructura del pigmento ocronótico es similar a la melanina, el comportamiento químico es diferente y, al parecer, similar a la elastina (Kampik A et al, 1980).

La *ocronosis exógena* que puede originarse después de la exposición prolongada de componentes fenólicos, particularmente la hidroquinona, presenta un cuadro similar excepto que la córnea se encuentra bastante más afectada, y la patología del depósito del pigmento es diferente. Se trata en otro volumen.

La *oligofrenia fenilcetonúrica* (síndrome de Fölling, 1934), una enfermedad debida a una incapacidad congénita para metabolizar la fenilalanina que hace que este aminoácido se elimine por orina y se acumule en varios tejidos, se caracteriza por retraso mental, síntomas motores extrapiramidales, infantilismo, albinismo parcial y fotofobia. En un caso de este tipo Penrose (1935) informó de la presencia de catarata complicada y opacidades corneales, aunque Zwaan J (1983) aunque encontró cataratas no así las opacidades corneales en 11 pacientes fenilcetonúricos entre unos 1000 pacientes con retraso mental.

*Porfiria*

Este error innato en el metabolismo de la porfirina, cuya característica es la presencia de porfirinuria se discutió en el volumen de Teratología Ocular, donde se señala que puede presentarse en dos formas química y genéticamente distintas, hepática y eritropoyética.

El mecanismo exacto por el cual se produce el daño ocular en la porfiria aún no está claro; sin embargo, se ha estipulado como causa subyacente el daño fótico, la isquemia y la inflamación secundaria a la acumulación de porfirinas. Es posible que la presencia de precursores de porfirina en las lágrimas provoque una respuesta inflamatoria secundaria a la fototoxicidad. Es esta respuesta inflamatoria la que se manifiesta como escleritis aguda con necrosis escleral, adelgazamiento corneal y perforación en el área inter-palpebral.

En la conjuntiva con frecuencia se presenta el denominado hidroa vaciniforme, una asociación establecida por Anderson (1898). Pueden aparecer vesículas con el resultado de un simblefaron o el cuadro de un penfigoide ocular (Günther, 1911) asociado con una necrosis extensa.

Cuando se afectan los párpados, la cicatrización característica y las groseras deformidades producen un ectropion con el desarrollo de una querato-conjuntivitis por exposición. De manera alternativa se puede producir una forma hipertrófica que recuerda a una conjuntivitis primaveral[38].

En la esclera se produce una degeneración peculiar de la naturaleza de la escleromalacia perforante tanto en la forma congénita como en el tipo cutáneo retrasado de la enfermedad[39].

En algunos casos la esclerosis de la esclera es rápida pero la perforación rara vez se completa. Debajo de una conjuntiva normal pero congestionada no acompañada de síntomas salvo una fotofobia leve, la esclera comienza a adelgazarse y excavarse sobre un área demarcada abruptamente que posee una coloración azulada como si se trasparentase la úvea a través de ella; sin embargo, el suelo de la excavación tiene una consistencia firme e histológicamente muestra una degeneración hialina con una

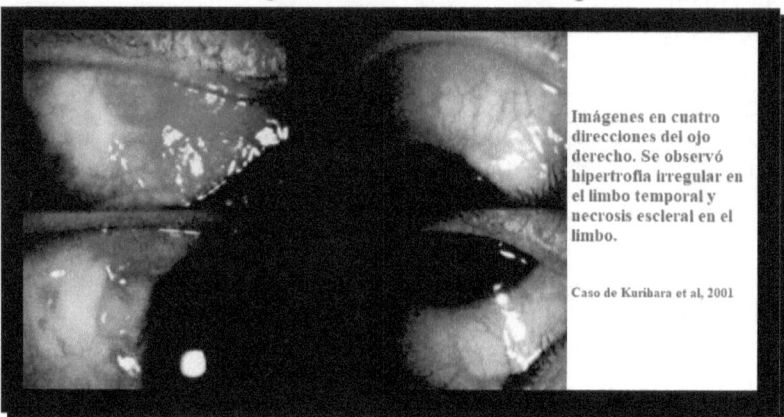

Imágenes en cuatro direcciones del ojo derecho. Se observó hipertrofia irregular en el limbo temporal y necrosis escleral en el limbo.

Caso de Kurihara et al, 2001

cantidad considerable de depósitos calcáreos en la vecindad. Esta enfermedad que generalmente es bilateral con una lesión en cada ojo, recuerda a la placa hialina escleral senil y puede ser estacionaria o muy lentamente progresiva. En otros casos la necrosis

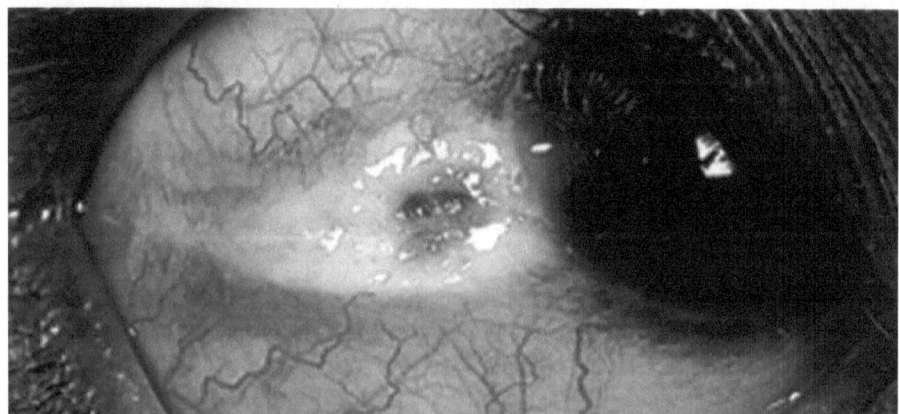

---

[38] Junius, 1920; Langecker, 1921; Gottron y Ellinger, 1931; Stokes, 1940; otros.

[39] Günther, 1911; Kuhnt, 1912; Urrets Zavalía et al, 1937; Durán, 1947; Malbran y Manzitti, 1951; Barnes y Boshoff, 1952; Miani, 1958; Mosquera y Norbis, 1959; Girod P, 1969; Ghosh PK, 1972; Chumbley LC, 1977; Freedman J, 1978; Hamard H et al, 1982; Mohan M et al, 1988; Salmon JF et al, 1990; Venkatesh P et al, 2000; Kurihara K, 2001; Altiparmak UE et al, 2008; Siddique SS et al, 2011; Katugampola RP et al, 2012; Debjani M y Somnath M, 2016; Sahay P et al, 2018; otros.

es muy rápida y se produce perforación habitualmente en el ataque inicial. Después de la cicatrización, pueden aparecer otras lesiones pero no se producen en el mismo sitio. En estos casos el pronóstico ocular es relativamente bueno. Sin embargo, en ocasiones, la lesión no se limita a la esclera sino que se extiende hacia el limbo e invade la córnea progresando en una profundidad igual a la de la lesión escleral. En esos casos se desarrolla un leucoma (Garrod, 1936; Stokes, 1940) y si la queratomalacia progresa hacia la perforación, la cicatrización es densa y se desarrolla un leucoma adherente produciendo ceguera (Junius, 1920; Kadlecova, 1948).

Se han informado de casos de escleritis aguda en la porfiria cutánea tarda (Salmon JF et al, 1990).

Oguz F et al (1993) describió en dos casos de porfiria eritropoyética congénita la presencia en la esclera de unos puntos de fluorescencia rosada bajo luz ultravioleta de onda larga situadas principalmente en la fisura inter-palpebral.

## Anomalías en el metabolismo de los carbohidratos

Tres enfermedades relacionadas determinadas por un error innato en el metabolismo de los carbohidratos se caracterizan por un depósito dramático de mucopolisacáridos en la córnea mientras que la conjuntiva no se afecta o lo hace en un grado mínimo: la enfermedad de Hurler, la enfermedad de von Gierke y la distrofia dermo-condro-corneal de François. Dos síndromes más que tienen alguna semejanza –la enfermedad de Morquio-Ullrich y la pleonostosis de Léri, ya se han descrito como deformidades congénitas en los apuntes correspondientes.

*Enfermedad de Hurler* (*lipocondrodistrofia, disostosis múltiple, gargolismo, mucopolisacaridosis tipo I*)

La enfermedad de Hurler es una alteración innata del metabolismo de los hidratos de carbono caracterizada por la infiltración de muchos tejidos corporales (incluyendo la córnea y la conjuntiva) por polisacáridos asociado con deficiencia mental, amplios cambios esqueléticos condrodistróficos y enanismo. Es uno de los 11 trastornos de la

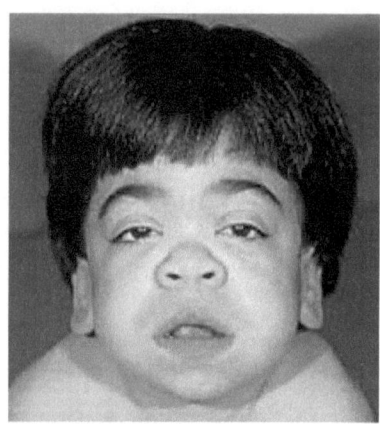

mucopolisacaridosis. En 1962, una forma más leve de MPS I fue identificada y nombrada como síndrome de Scheie. Es un trastorno lisosomal hereditario causado por la ausencia de la enzima alfa-L-iduronidasa que es responsable de la degradación de los glicosaminoglicanos (GAG o mucopolisacáridos). Esto conduce a la acumulación de sulfato de dermatán y sulfato de heparina en múltiples tejidos, lo que resulta en un deterioro progresivo y, finalmente en la muerte.

Fue descrito por Berkhan (1907) como escafocefalia aunque es probable que John Thompson (1900) de Edimburgo pudiera haberla descrito antes ya que la reconoció en el hijo de su paciente cuando informó de esta familia al Club Pediátrico de Edimburgo en 1924. Posteriormente, Hunter C (1917) la describió como *"una rara enfermedad en dos hermanos"*; Gertrud Hurler (1919) de Múnich, la describió completamente como una entidad clínica distinta, trabajando en la clínica de von Pfaundler (1919-20) por lo que a veces el síndrome toma el nombre de *enfermedad de Pfaundler-Hurler*. Binswanger y Ullrich (1933) la denominaron como *disostosis múltiple*; a causa de la característica cabeza grande y cara grotesca, Ellis RWB et al (1936) propuso el término de *gargolismo*, mientras que Washington (1939) sugirió el nombre de *lipocondrodistrofia*. Actualmente la consideramos dentro de las mucopolisacaridosis como el tipo I severo, para diferenciarla del tipo I atenuado (Scheie) y el tipo I medio (Síndrome de Hurler-Scheie).

Inicialmente se consideró que las células espumosas prominentes en los depósitos eran la evidencia de una lipidosis, pero luego se estableció que aunque se pueden presentar pequeñas cantidades de lípidos intracelulares, el constituyente esencial es mucopolisacárido[40].

El síndrome de Hurler es un trastorno autosómico recesivo debido a un gen defectuoso que codifica la enzima alfa-L-iduronidasa (IUDA) que se encuentra en el cromosoma 4 Moore D et al, 2008).

La incidencia del síndrome de Hurler es de aproximadamente de 1 por cada 100,000 nacimientos (Moore D et al, 2008). Se afectan por igual ambos sexos. Todas las razas y etnias se encuentran en riesgo de heredar la enfermedad.

El síndrome de Hurler está causado por la deficiencia de una enzima lisosomal, IUDA, que ayuda en la descomposición del dermatán sulfato y heparina sulfato (GAG); lo que finalmente resulta en la acumulación de grandes cantidades de GAG en los tejidos, lo que conduce a que las células se vuelvan gravemente disfuncionales y conduce a la muerte. El depósito de GAG provoca el agrandamiento y el engrosamiento de diversos órganos como el corazón, el bazo, el hígado, los músculos, los tejidos conectivos, las articulaciones y el sistema nervioso central, causando un deterioro funcional grave.

El Síndrome de Hurler se considera como mucopolisacaridosis I o MPS I. La presentación y el curso de la enfermedad varían debido a las mutaciones subyacentes de IUDA y al consiguiente grado residual de actividad enzimática. MPS I se subdivide en tres subtipos.

Síndrome de Hurler (MPS I H): esta es la forma más común y grave. Los pacientes desarrollan síntomas poco después del nacimiento y progresan rápidamente. Los síntomas incluyen retraso en el desarrollo, deterioro cognitivo, rasgos faciales toscos característicos, rigidez articular y contracturas, estatura baja y enfermedad cardíaca y hepática. Los pacientes suelen morir en el primer año de vida. Entre las alteraciones oculares se ha informado de defectos en el nervio óptico y glaucoma (Zeng L et al, 1992).

Síndrome de Hurler-Scheie (MPS I H-S): este es un fenotipo intermedio, generalmente diagnosticado entre los 2 y los 6 años de edad. Las características faciales son menos ásperas que el síndrome de Hurler. Las contracturas del tendón de Aquiles conducen a caminar con el pie de puntilla. La hepatoesplenomegalia causa compromiso respiratorio. Los pacientes a menudo desarrollan espondilolistesis y cifoescoliosis. Las meninges se engrosan y causan compresión de la médula espinal cervical (paquimeningitis cervical), lo que ocasiona debilidad o parálisis. Los afectados suelen tener deterioro cognitivo leve. La esperanza de vida por lo general se extiende hasta la adolescencia tardía o principios de los veinte. La muerte suele deberse a insuficiencia respiratoria. Entre las alteraciones oculares, aparte de la nubosidad corneal, se ha informado de glaucoma (Girad B et al, 1994; Mullaney P et al, 1996; otros), aunque las PIO pueden encontrarse falsamente elevadas debido a la rigidez que confiere a la córnea los depósitos mucopolisacáridos, lo que puede demostrarse midiendo la histéresis corneal (Fahnehjelm KT et al, 2012).

Síndrome de Sheie (MPS IS): este es un fenotipo raro y leve. Los síntomas físicos del síndrome de Sheie son similares a los síndromes de Hurler y Hurler-Sheie, pero los pacientes tienen inteligencia normal. La mayoría de los pacientes mueren antes de los

---

[40] Brante, 1952; Sartori y Baruffaldi, 1953; Pau y Rodeck, 1953; Uzman, 1955; van Pelt, 1961; otros.

25 a 30 años. Se ha informado de degeneración retiniana (Bononi G et al, 1991; otros) aparte de las lesiones que veremos a continuación.

El diagnóstico de esta afección se basa en un examen clínico completo y la medición de los niveles de GAG en la orina, que es una prueba de detección útil. Una prueba positiva sugiere una MPS, pero los resultados falsos negativos son comunes. La historia familiar positiva a menudo se encuentra presente.

Los ensayos de actividad enzimática basados en fibroblastos, leucocitos, plasma y suero cultivados son confirmatorios y se consideran el estándar de oro. Al utilizar un ensayo enzimático o un análisis de ADN, a veces es posible distinguir el síndrome de Hurler de los otros subtipos de MPH I estrechamente relacionados, junto con la severidad de los síntomas y la edad de inicio que deben considerarse, se establece un diagnóstico específico.

Diagnóstico prenatal: la medición de la actividad enzimática en vellosidades coriónicas o amniocitos puede usarse para el diagnóstico prenatal.

Se puede realizar una secuenciación de genes para identificar las mutaciones en las familias en riesgo, de modo que los pacientes puedan recibir asesoramiento genético y pruebas de portadores para permitir una planificación familiar más informada.

La mayoría de las terapias para el síndrome de Hurler están dirigidas hacia el tratamiento de complicaciones y no son específicas para una anomalía subyacente.

Terapia de reemplazo enzimático: la alfa-iduronidasa recombinante humana (aldurazyme) se administra como una inyección intravenosa semanal. Se pueden lograr mejores resultados si se administran antes de que surjan complicaciones graves. Se utiliza para pacientes con las formas de MPS I de Hurler y Hurler-Scheie y síntomas moderados a severos en pacientes con la forma de Scheie. Pitz S et al (2007) siguió durante 4 años a 8 pacientes que recibían esta modalidad de terapia, informe que la mayoría permanecieron estables en cuanto a la afectación ocular aunque unos pocos empeoraron sobre todo de las opacidades corneales; por el contario Cáceres Marzal C et al (2008) informó de una reducción de las opacidades corneales con la consiguiente mejoría visual en un caso de mucopolisacaridosis I (Hurler-Scheie) con esta terapia. Jurecka A et al (2012), en el seguimiento de 6 años y medio de un caso de síndrome de Scheie, informó de un aumento en el grosor corneal central y de la PIO, esto último podría relacionarse con un aumento en la histéresis corneal pero no se informa.

Yosunkaya E et al (2011) informó de un caso de pérdida súbita de visión en un paciente que recibía esta terapia a los 18 meses del inicio; aunque se produjo la recuperación espontánea los autores no ofrecen explicación del caso.

El trasplante de células madre hematopoyéticas es el reemplazo progresivo de células hematopoyéticas deficientes en enzimas por células competentes enzimáticas derivadas de donantes. Es el tratamiento ideal para pacientes menores de 2 años y en pacientes seleccionados que superan el límite de edad, ya que puede prolongar la supervivencia. El trasplante de células madres hematopoyéticas disminuye la hepatoesplenomegalia, la obstrucción de las vías respiratorias, las presiones del LCR y aumenta la movilidad articular, la función cardíaca y mejora o estabiliza la audición (principalmente en pacientes jóvenes). Este tipo de trasplante es más eficaz para prevenir la progresión de la enfermedad que revertir la enfermedad establecida. Gullingsrud EO et al (1998) siguió a 16 de estos pacientes durante 6 años; encontró una mejoría inicial sólo en el ERG en el primer año, pero después empeoró. Guffon N et al (1998) tampoco encontró mejoría con respecto a su estado ocular en el seguimiento de 9 pacientes. Fahnehjelm

KT (2006) informó de una mejoría en la nubosidad corneal en 4 niños tratados precozmente con trasplante de células madres hematopoyéticas pero no de su desaparición.

El defecto ocular más constante es una nubosidad bilateral de la córnea que se encuentra en la gran mayoría de los casos completamente desarrollados. En ocasiones puede presentarse en el nacimiento y habitualmente es evidente antes de los 3 años de edad, a partir de entonces va aumentando hasta que la visión puede afectarse severamente. A

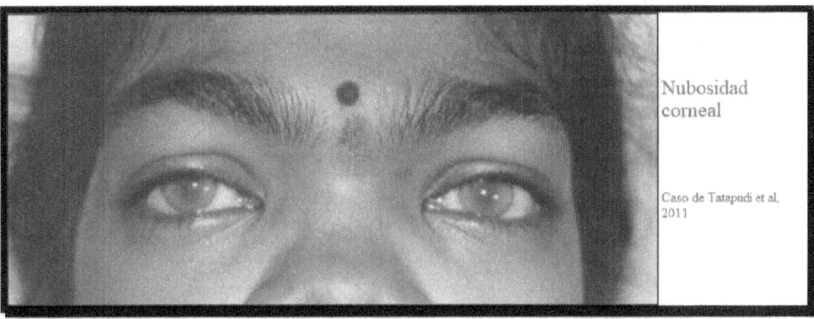

Nubosidad corneal

Caso de Tatapudi et al, 2011

menudo hay un edema considerable y las opacidades, que están compuesta de una multitud de puntos grises-amarillentos, son más densas en las capas anteriores del estroma y en la membrana de Bowman; a veces comienzan en la región central y otras en la periferia, pero habitualmente son más densas en el centro y cuando se han establecido completamente afectan a todas las capas excepto el epitelio y el endotelio. En ocasiones se extienden sobre una parte de la córnea; el área infiltrada se encuentra separada de la normal por una línea grisácea festoneada[41]. Summer CG et al (1994) informó de un caso con una densa nubosidad corneal periférica pero que permitía una buena visión central.

En estos pacientes suele existir una alta incidencia de hipermetropía y ambliopía. Se sugiere que la reducción de la longitud axial junto con la reducción de la refracción corneal sea causante de la hipermetropía en pacientes con MPS I Hurler (Fahnehjelm KT et al, 2012).

Ahmed TY et al (2014) evaluó con OCT el segmento anterior de varios tipos de mucopolisacaridosis informando que hay segmentos anteriores más abigarrados y de mayor grosor corneal en pacientes con MPS VI que en MPS I.

La conjuntiva se encuentra engrosada y pierde su elasticidad; las células mucosas del epitelio contienen gránulos que son fuertemente metacromáticos (Scheie HG et al, 1962).

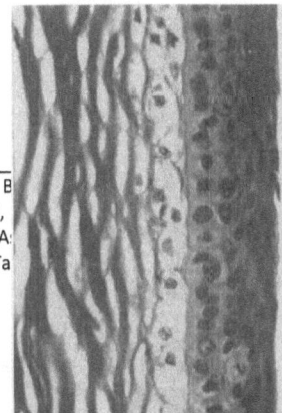

Córnea. Hay grandes células vacuoladas interpuestas entre el epitelio corneal y la sustancia propia, que reemplazan la membrana de Bowman. Tinción de hematoxilina y eosina. X 475.

Strauss L, 1947

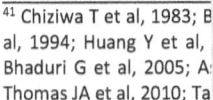

[41] Chiziwa T et al, 1983; B... et al, 1994; Summer CG et al, 1994; Huang Y et al, ... l, 2002; Yé D et al, 2002; Bhaduri G et al, 2005; A... ahnehjelm KT et al, 2006; Thomas JA et al, 2010; Ta... t al, 2013; muchos otros.

La histología de la enfermedad corneal se ha investigado extensamente[42]. En general hay hinchazón y vacuolización de las células basales del epitelio corneal con la formación de pseudo-quistes, así como existen gránulos que tiñen con PAS. Falta la membrana de Bowman en algunos lugares, deshilachada o sustituida por tejido conectivo que contiene células en forma de huso. En el estroma existe un material granular consistente en mucopolisacáridos y lípidos acumulados en los amplios espacios interlaminares, probablemente en su mayor parte intracelular en grandes células espumosas "gargólicas" de tipo fibroblástico que tiñen metacromáticamente. La infiltración de células gargólicas se puede encontrar en la retina, tracto uveal (Newell y Koistinen, 1955) y en la esclera (Wexler D, 1951).

En el síndrome de Scheie los depósitos de mucopolisacaridosis en los queratocitos se observaron cómo inclusiones transparentes y densas en electrones. Las modificaciones del espacio extracelular incluyeron cambios en la organización del colágeno laminar e hipertrofia local de los haces de colágeno; presencia de material denso microfibrilar que separa grandes fibras de colágeno irregulares; y presencia de fibras de colágeno de tipo espaciado largo fibroso. Se supone que esta forma especial de organización del colágeno aparece en un micro-entorno modificado, es decir, ante la presencia de una concentración anormal de proteoglicanos (Tabane E et al, 1978).

En el fenotipo Scheie la histología muestra cicatrización del estroma superficial. La histoquímica revela una acumulación de mucopolisacáridos ácidos en los queratocitos en todo el estroma y la microscopía electrónica vacuolas o inclusiones pleomórficas en los queratocitos compatibles con lisosomas anormales deficientes en alfa-L-iduronidasa (Tremblay M et al, 1979). En el caso informado por Zabel RW et al (1989) se encontraron numerosas vacuolas que contenían material fibrilo-granular en las células epiteliales de la córnea, los queratocitos y las células endoteliales. La membrana basal del epitelio contenía frecuentes roturas y ondulaciones en forma de clavija, y la capa de Bowman estaba notablemente atenuada. En el estroma destaca el colágeno fibroso de espacios largos. La membrana de Descemet era normal. Los hallazgos de una capa de Bowman y un colágeno fibroso de espacios largos notablemente atenuados pueden ser anomalías específicas del síndrome de Scheie. Li P (1991) encontró una acumulación intracelular de vacuolas fibrilogranulares en prácticamente todos los tejidos oculares. Rummelt V et al (1992) informó en un botón corneal después de una queratoplastia perforante del ojo derecho que mostraba mucopolisacáridos que consistían en numerosas vacuolas que contenían material fibrilogranular y parcialmente membranoso en células epiteliales, histiocitos, queratocitos y matriz extracelular. Las células endoteliales estaban claramente libres del material de almacenamiento. La membrana basal epitelial mostraba roturas frecuentes, mientras que la capa de Bowman se atenuó ligeramente. Las fibrillas de colágeno irregulares y el colágeno fibroso de separación larga se observaron cerca de los queratocitos distendidos en las zonas de degeneración. La membrana de Descemet era normal. Según los autores la detección de colágeno de largo espacio fibroso parece ser una anomalía típica de la córnea en la mucopolisacaridosis tipo I-S.

---

[42] Kressler y Aegerter, 1938; Berliner ML, 1939; Rochat GF, 1942; Zeeman WPC, 1942; Hogan y Cordes, 1944; Strauss L, 1948; Lindsay et al, 1948; Warner, 1949; A y V Giampalmo, 1951; Wexler D, 1951; François y Rabacy, 1952; Henderson SJ et al, 1952; Sartori y Baruffaldi, 1953; Newell y Koistinen, 1955; Moro F, 1957; Anderson et al, 1958; Forgacs y Franceschetti, 1959; Scheie HG et al, 1962; Desvignes P et al, 1967; Pouliquen Y et al, 1967; Rosen DA et al, 1968; Tobari I, 1968; Matsuda H et al, 1970; Tabone E et al, 1978; Tremblay M et al, 1979; ; Chiziwa T et al, 1983; Burillon C et al, 1989; Zabel RW, et al, 1989; Li P, 1991; Quantock AJ et al, 1993; Girad B et al, 1994; Huang Y et al, 1996; Alroy J et al, 1999; Grupcheva CN et al, 2003; Aragona P et al, 2014; otros.

Quantock AJ et al (1993) estudió el colágeno en el síndrome de Scheie y a diferencia de la córnea normal, que contiene fibrillas de colágeno de un diámetro notablemente uniforme (26.0 +/- 2.4 nm), encontró una gran variedad de tamaños de fibrillas en el estroma de este síndrome (19.9 a 52.0 nm). Por otra parte, la distribución de los diámetros de las fibrillas se demostró bimodal. La difracción de rayos X confirmó el descubrimiento de colágeno estromal anormalmente grande.

Grupcheva CN et al (2003) realizó un análisis microestructural in vivo de la córnea de un paciente de un paciente varón de 13 años de edad; encontró que las imágenes de microscopía confocal in vivo en todas las capas celulares mostraron espacios intercelulares más brillantes que los de las córneas normales. Se identificó la cicatrización del estroma anterior, y los queratocitos del estroma medio y posterior presentaban una morfología notablemente alterada, a menudo de forma redonda o elíptica, y con centros hiporreflectantes claramente demarcados. Las fibras nerviosas del plexo subbasal eran algo más irregulares y difíciles de distinguir, posiblemente debido a la fibrosis subyacente.

Huang Y et al (1996) estudió la córnea de un paciente con síndrome de Hurler trasplantado de médula ósea que sufrió una queratoplastia; los resultados mostraron que el estroma corneal se encuentra interrumpido por células estromales vacuoladas. Existe una acumulación anormal de proteoglicanos en estas células y en el estroma cercano. Estos proteoglicanos contienen principalmente condroitina / dermatan sulfato glicosaminoglicanos ya que son susceptibles a la condroitinasa ABC. Existe una amplia gama de diámetros de fibrillas (12.5-50.1 nm) y existe una distribución anormal de los diámetros de fibrillas medidos a partir de micrografías. Ambos se confirmaron por los resultados de difracción de rayos X (los diámetros medios de las fibrillas de colágeno estaban en un rango entre 29.7 y> 51.1 nm). La difracción de rayos X también mostró que la distancia media de centro a centro de las fibrillas aumenta ligeramente. Estos hallazgos les sugirieron que los proteoglicanos desempeñan un papel en el modelado de la estructura estromal y también podían explicar el empañamiento de la córnea. En el estroma corneal se observó muchas estructuras de colágeno de espaciado largo con una periodicidad media de 91.8 nm. El hallazgo de que el colágeno de espaciado prolongado consiste en fibrillas finas de colágeno y que muy pocos filamentos de proteoglicanos se unen a ellos sugiere que algún cambio en la interacción de los proteoglicanos y el colágeno es el responsable de la formación de colágeno de espaciado prolongado.

Juge et al (1960) describió una forma incompleta donde los síntomas mentales eran pronunciados, las deformidades craneales incompletas y faltaban las habituales deformidades viscerales, pero la infiltración corneal era marcada y permitió realizar el diagnóstico.

Scheie et al (1962) describió un tipo más definido de *forma frusta* o muy atenuada en 10 pacientes en los que el signo de presentación era una neblina corneal difusa pero donde faltaban o era mínimo el cuadro clínico habitual de la enfermedad, y sólo se pudo determinar por estudios histopatológicos y por la presencia de mucopolisacáridos en orina. Es importante que el diagnóstico de buftalmos es fácil de descartar en estos casos.

- *Enfermedad por almacenamiento de glucógeno (de von Gierke)*

También denominada glucogenosis tipo I. En este error innato de metabolismo, inicialmente descrito por von Gierke (1929), hay una acumulación excesiva en los tejidos de glucógeno que no se puede utilizar como fuente de glucosa. Además de la hipoglucemia y del acúmulo de glucógeno en muchos órganos como el hígado, el corazón y los músculos, se puede presentar una nubosidad en áreas marginales de la córnea como en la enfermedad de Hurler (Schneider, 1953).

- *Distrofia dermo-condro-corneal (de François).*

Este síndrome tiene amplias implicaciones sistémicas que recuerdan a las observadas en la enfermedad de Hurler –cambios esqueléticos dependientes de una anormalidad en la osificación del cartílago restringida, sin embargo, a manos y pies; nódulos cutáneos recordando a xantomas que se presentan particularmente sobre la superficie dorsal de las articulaciones metacarpofalángicas o interfalángicas de los dedos; la superficie dorsal de los codos, la nariz, orejas y cambios corneales.

François (1949-52) fue el primero en describirla en dos hermanos que parecían normales hasta los dos años de edad cuando comenzaron a deformarse sus manos mientras que las anomalías corneales aparecieron entre los 8 y 9 años de edad; a partir de entonces la enfermedad se estabilizó. Después se informaron de otros casos pero son escasos[43]

Las opacidades corneales son superficiales y centrales, situadas bajo el epitelio; son blancas e irregulares con bordes difusos; tienen un aspecto estriado y sobre ellas se eleva el epitelio. En el área afectada las células epiteliales basales se encuentran desordenadas y, a menudo, vacuoladas con un contenido pseudo-mucoso, y las capas más superficiales se encuentran interpoladas células hinchadas con un citoplasma granular. La membrana de Bowman no se encuentra definida con claridad, hay una escasa infiltración en el estroma que es esencialmente normal; la periferia de la córnea y el endotelio se encuentra intacto pero la agudeza visual se encuentra considerablemente disminuida.

- *Proteinosis lipoidea (Urbach-Wiethe)*

La proteinosis lipoidea es una genodermatosis rara caracterizada clínicamente por lesiones mucocutáneas, aparición de ronquera en la infancia temprana y, en ocasiones, complicaciones neurológicas. Se produce por deposición de un material amorfo hialino en la piel, mucosas y vísceras. Se han encontrado mutaciones causantes de pérdida de función en el gen ECM1 (1q21) que codifica para la proteína de la matriz extracelular 1, que juega un papel en la fisiología y homeostasis de la piel y muchos otros tejidos.

Se observa un amplio rango de signos clínicos y la gravedad de la enfermedad es variable, mientras que normalmente sigue un curso de progresión lento. La primera manifestación clínica habitual es un llanto ronco al nacer o en la infancia debido a la infiltración laríngea. Posteriormente, se desarrollan cambios en la piel y en las membranas mucosas en los dos primeros años de vida. Aparecen lesiones costrosas inicialmente en el rostro y extremidades que se curan formando cicatrices. También se presentan lesiones cutáneas de aspecto céreo, engrosadas y a veces verrugosas que pueden afectar a la cara, los ojos, las axilas, las rodillas y el escroto. La aparición de nódulos en los párpados (blefarosis moniliforme) es un rasgo distintivo pero que ocurre más tarde en la infancia. Puede producirse una pérdida de cabello en parches o difusa. La mucosa oral está a menudo afectada con labios, lengua o encías agrietadas, alteración de la motilidad de la lengua que causa problemas en el habla, e inflamación y ulceración transitoria de los labios y la lengua. La oligodoncia (consulte este término) puede estar presente. La infiltración del tracto respiratorio puede dar lugar a infecciones

---

[43] Schneider C, 1953; Jensen VJ, 1958; Wiedemann HR, 1958; Remky H y Engelbrecht G, 1967; Käfer O, 1972; Ruíz Maldonado R, et al, 1977; Caputo R et al, 1988; Baumgartner Nielsen J et al, 2010; Hidalgo Bravo A et al, 2016; Jansen G et al, 2018.

del tracto respiratorio superior, ronquera o afonía, disfagia, y obstrucción de las vías respiratorias. En los niños afectados se ha descrito distonía, convulsiones, cambios en el comportamiento, dificultades en el aprendizaje y baja estatura. Ocasionalmente, la enfermedad se manifiesta en la edad adulta con hallazgos sutiles en la piel y posibles complicaciones debido a la deposición visceral. Los portadores heterocigotos son generalmente asintomáticos pero pueden mostrar una presentación leve incluyendo una dentición anormal.

Una característica patognomónica es la infiltración papular de los márgenes palpebrales (blefaritis moniliforme), pero la conjuntiva rara vez se afecta. La típica infiltración de los márgenes palpebrales puede producir una triquiasis y ésta ocasionar úlceras corneales (Hewson, 1963). Otro hallazgo frecuente en UWS es la degeneración focal de la mácula y la formación de drusas en la membrana de Bruch que se han observado en un tercio a la mitad de los pacientes examinados (François J et al, 1968; Bahadir S et al, 2006; Abtahi SM et al, 2012). En algunos pacientes con evaluaciones histopatológicas documentadas, se describe el engrosamiento de la membrana de Bruch, así como la infiltración parcial de las paredes de los vasos de la coroides / retina por material hialino PAS positivo.

En una revisión de 91 casos de la literatura, Blodi et al (1960) encontró un caso en el que se situaba un pequeño nódulo amarillento bajo la conjuntiva (Sánchez Caballero et al, 1954). Existen otras descripciones de granulaciones o infiltración de material hialino en la conjuntiva (Deodati F, 1964; Sellami D et al, 2006).

# Anomalías en el metabolismo lipídico

## *Enfermedad de Gaucher*

La enfermedad de Gaucher es una enfermedad por depósito lisosomal caracterizada por el acumulo de glucosilceramida (o de glucocerebrósido) en las células del sistema mononuclear macrofágico del hígado, del bazo y de la médula ósea. La incidencia de la enfermedad de Gaucher en la población general es de alrededor de 1 por cada 60.000 personas, pero puede llegar a ser de 1 por cada 1 000 entre los judíos Ashkenazis. La prevalencia es de alrededor de 1 en 100,000 personas. Las manifestaciones clínicas son muy variables. Clásicamente, se distinguen tres fenotipos principales. El tipo 1 es la forma crónica y no neurológica, y representa el 95 % de los casos. Es una enfermedad heterogénea caracterizada por la asociación de organomegalia (bazo, hígado), osteopatías (dolor, infartos óseos, osteonecrosis) y citopenias (trombocitopenia, anemia y, más raramente, neutropenia). La actividad de algunos marcadores biológicos, incluyendo la enzima quitotriosidasa, la ECA (enzima conversora de la angiotensina), la ferritina y la fosfatasa ácida tartratorresistente (TRAP) también están incrementadas. El tipo 2 es la forma neurológica aguda, caracterizada por una aparición temprana (durante el primer año de vida), con disfunción del tronco cerebral, progresión rápida y organomegalia asociada. El tipo 3 es la forma neurológica subaguda y se caracteriza por una encefalopatía progresiva (apraxia oculomotora, epilepsia y ataxia), asociada a las manifestaciones de la enfermedad del tipo 1 y con aparición en la infancia o en la adolescencia. La encefalopatía puede ser el primer signo del trastorno o puede ocurrir más adelante en el curso de la enfermedad. También se ha descrito una forma perinatal mortal que se manifiesta como una disminución o una ausencia de movimientos fetales o anasarca. La enfermedad de Gaucher es hereditaria se transmite de forma autosómica recesiva y está causada por mutaciones en el gen GBA (1q21), que dan lugar a un defecto en la actividad de la glucocerebrosidasa (también conocida como glucosilceramidasa o beta-glucosidasa ácida). En casos raros está causada por mutaciones en el gen PSAP, que provoca una deficiencia de la proteína activadora saposina C. El diagnóstico puede confirmarse mediante la medición del nivel de actividad glucocerebrosidasa en los leucocitos circulantes o en fibroblastos de la piel. Como hemos comentado en algunos casos está causada por mutaciones en el gen PSAP, que provoca una deficiencia de la proteína activadora saposina C. El diagnóstico puede confirmarse mediante la medición del nivel de actividad glucocerebrosidasa en los leucocitos circulantes o en fibroblastos de la piel. En la actualidad, hay dos tratamientos específicos disponibles para la enfermedad de Gaucher, pero el tratamiento intravenoso sustitutivo con la enzima recombinante imiglucerasa sigue siendo el tratamiento de elección indicado en los pacientes con los tipos 1 y 3 de la enfermedad. La terapia oral de reducción de sustrato empleando miglustat ofrece un tratamiento alternativo de segunda línea. Es importante que los pacientes con enfermedad de Gaucher reciban tratamiento antes de la aparición de secuelas que no responden a estas terapias.

La anomalía ocular más frecuente es la asociada con alteraciones de los movimientos oculares.

En la forma crónica de la enfermedad se pueden presentar engrosamientos cuneiformes o triangulares de la conjuntiva bulbar en ambos lados, nasal y temporal, del limbo. Este engrosamiento habitualmente aparece en el curso de la segunda década de la vida. Tiene un color parduzco y superficialmente recuerda a una pingüecula pero histológicamente se encuentran las características células de Gaucher[44]. Es interesante que estas células se han demostrado en la coroides (Redslob y Gery, 1932), mientras que se ha informado de hemorragias y edema de retina (Reich et al, 1951) así como de una degeneración perimacular (Eyb, 1952); Jaime S y Dalmas MF (1989) informaron de un caso donde la

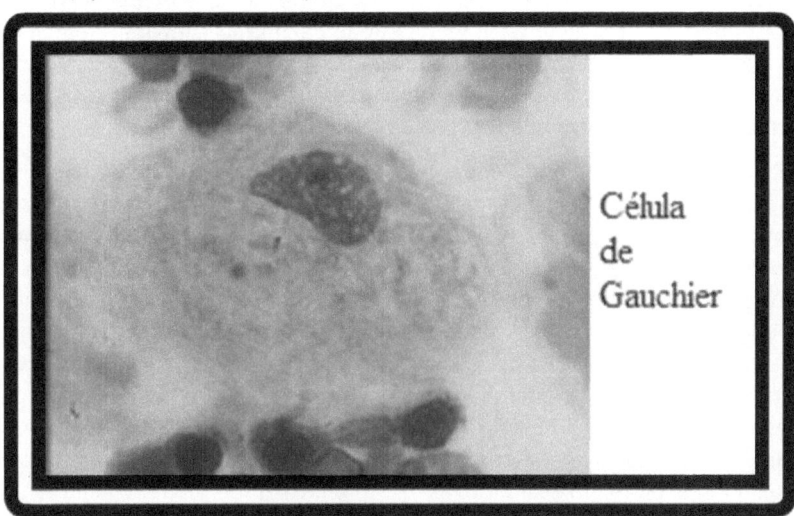

Célula de Gauchier

enfermedad de Gaucher se asoció con una isquemia retiniana periférica. Raz J et al (1993), en una revisión de 30 pacientes con enfermedad de Gaucher, informaron de la presencia de uveítis bilateral en 2 de ellos, uveítis monocular en otro, y múltiples opacidades vítreas en un cuarto.

Petrohelos M et al (1975) informó del caso de una mujer de 27 años que no sólo tenía las características clínicas y de laboratorio habituales de la forma adulta de la enfermedad de Gaucher, sino que también tenía la pingüecula típica y una lesión peculiar con un borde temporal pigmentado en el fondo del ojo izquierdo. Sasaki T y Tsukahara S (1985) informaron de la presencia de unos depósitos blancos en el endotelio corneal periférico, el ángulo de la cámara anterior y en el margen de la pupila en uno de 2 hermanos varones afectados por la enfermedad de Gaucher; Guemes A et al (1998) observaron opacidades corneales difusas, bien definidas, pequeñas, lineales o puntiformes a través de los dos tercios posteriores del estroma corneal en ambos ojos.

Salgado Borges J et al (1995) informó de los resultados histológicos de un botón corneal obtenido por queratoplastia es un transportador de la enfermedad de Gaucher que padecía de queratocono. Morfológicamente, la córnea mostró queratocitos con dilataciones marcadas del retículo endoplásmico rugoso y las "inclusiones oscuras" intra-citoplásmicas; los perfiles lipídicos ácidos presentaron alteraciones en la córnea del portador de la enfermedad de Gaucher en comparación con los controles sanos y también se detectó una clara deficiencia en la actividad de la enzima beta-glucosidasa.

*Lipidosis distópica hereditaria (Fabry)*

---

[44] Brill, 1901; Junius, 1932; Bloem et al, 1936; Thannhauser, 1950.

La enfermedad de Fabry es una patología progresiva, hereditaria y multisistémica de almacenamiento lisosómico, caracterizada por manifestaciones neurológicas, cutáneas, renales, cardiovasculares, cocleovestibulares y cerebrovasculares específicas. Se ha informado de una incidencia anual de 1 por cada 80.000 nacidos vivos, pero este dato puede subestimar la prevalencia de la enfermedad. Cuando se han considerado variantes de aparición tardía, se ha sugerido una prevalencia de aproximadamente 1 por cada 3.000. La EF es panétnica.

La enfermedad de Fabry es un trastorno del metabolismo de los glucoesfingolípidos causado por el déficit o ausencia de actividad de la enzima lisosomal alfa-galactosidasa A ligada a mutaciones en el gen GLA (Xq21.3-q22) que codifica la enzima. El déficit de actividad da lugar a la acumulación de globotriaosilceramida (Gb3) en los lisosomas, lo que se cree que desencadena una cascada de eventos celulares.

El cuadro clínico cubre un amplio espectro que va desde casos leves en mujeres heterocigotas, a graves en varones homocigotos afectados por la forma clásica, sin actividad residual de la alfa-galactosidasa A. Estos pacientes pueden tener todos los signos característicos de la enfermedad: neurológicos (dolor), cutáneos (angioquerotema), renales (proteinuria y fallo renal), cardiovasculares (cardiomiopatía y arritmia), cocleovestibulares y cerebrovasculares (ataques isquémicos transitorios y apoplejías). Las mujeres afectadas pueden tener síntomas entre muy leves y graves. El dolor es un síntoma común al inicio de la enfermedad de Fabry (dolor crónico caracterizado por quemazón, hormigueo y parestesia y crisis episódicas ocasionales caracterizadas por un dolor agudo con sensación de ardor). El dolor puede remitir en la edad adulta. Puede producirse anhidrosis o hipohidrosis ocasionando intolerancia al calor y al ejercicio. Otros signos incluyen angioqueratoma, cambios en la córnea, tinnitus, fatiga crónica, anomalías cardíacas y cerebrovasculares, disnea y nefropatías.

El diagnóstico de laboratorio definitivo implica demostrar el déficit de la enzima señalada en varones hemicigotos. El análisis de la enzima puede ayudar en ocasiones a detectar heterocigotos, pero con frecuencia es poco concluyente debido a la inactivación aleatoria del cromosoma X, haciendo obligatorios los test moleculares (genotipado) en mujeres.

Una opción terapéutica específica para la enfermedad (la terapia de reemplazo enzimático usando alfa-galactosidasa A sintetizada in vitro) se ha introducido recientemente y sus efectos a largo plazo están siendo investigados para las dos preparaciones disponibles, pero es prometedora. La mejora de la enzima con chaperonas farmacológicas está siendo investigada actualmente en ensayos clínicos. El manejo convencional consiste en el alivio del dolor con medicamentos analgésicos, nefroprotección, agentes antiarrítmicos, marcapasos o desfibriladores automáticos implantables, diálisis y trasplante de riñón.

Con la edad, se desarrollan daños progresivos en los sistemas de órganos vitales, que puede dar lugar a un fallo orgánico. La enfermedad renal en su etapa final y las complicaciones cardiovasculares o cerebrovasculares que amenazan la vida limitan la expectativa de vida en hombres y mujeres no tratados con una reducción de 20 y 10 años de vida, respectivamente, respecto a la población general.

Las erupciones de la piel, y las alteraciones de la conjuntiva y vasos retinianos se producen en varones pero no en mujeres heterocigóticas; en éstas la única complicación ocular es la afectación del epitelio corneal. La enfermedad de Fabry afecta a diferentes estructuras oculares con frecuencias variables. Las alteraciones típicas son las lesiones vasculares de la conjuntiva, las opacidades en forma de remolino (vórtices) de la córnea, las opacidades anteriores en forma de cuña y ramificaciones radiadas del cristalino, así como las lesiones vasculares de la retina (Franceschetti AT, 1976). Sher NA et al (1979) presentaron las manifestaciones oculares en una serie de 37 pacientes hemicigotos varones y 25 mujeres heterocigotas con enfermedad de Fabry. Los hallazgos oculares típicamente no afectan la visión, pero son únicos y diagnósticos. Se observaron depósitos corneales en forma de espiral en casi todos los pacientes y fueron más severos en los heterocigotos. El cristalino mostró depósitos capsulares anteriores de color crema, a veces con una sorprendente distribución de "hélice" (vórtices), en un tercio de los hemicigotos y en ninguno de los heterocigotos. Se observó una opacidad capsular posterior débil pero única con un patrón radial de ramificación en el 37% de los hemicigotos y en el 14% de los heterocigotos. Las dilataciones aneurismáticas de los vasos conjuntivales y la tortuosidad de los vasos retinianos fueron más frecuentes y graves en los hemicigotos. Se produjo una pérdida visual grave en dos hemicigotos como resultado de oclusiones arteriales centrales totales unilaterales. Orssaud C et al (2003) realizaron una encuesta de 32 pacientes varones hemicigóticos sus resultados fueron los siguientes: La edad media de los pacientes fue de 37.0 +/- 12.8 años. La incidencia de ojos miopes fue del 40,3%. La agudeza visual de 20/20 se alcanzó en el 75,0% de los ojos. Cuarenta y cuatro ojos presentaron anomalías vasculares de la conjuntiva. Una nubosidad, observada en 54 ojos, fue la anomalía corneal más frecuente, mientras que la córnea verticillata se observó en sólo 28 ojos. La afectación corneal también incluyó la presencia de finas líneas marrones subepiteliales detectadas en 18 ojos. Cinco pacientes tuvieron cataratas anteriores, siempre bilaterales y generalmente asociadas con una 'catarata de Fabry' posterior. Las opacidades de la cristaloides posterior también fueron simétricas y se observaron en 12 pacientes. Se observó una opalescencia nuclear del cristalino en 19 pacientes. Se observó tortuosidad vascular retiniana en 18 pacientes. Cuando se probó, se observó un agrandamiento del punto ciego en el 37.0% de los ojos, generalmente de forma bilateral.

Otra encuesta fue la realizada por Nguyen TT et al (2005) de treinta y cuatro hemicigotos varones y 32 mujeres heterocigotas. La edad media de los pacientes hemicigotos varones fue de 37,7 años (rango 18-57 años). La edad media de las mujeres heterocigotas fue de 34.6 años (rango 1-78 años). La agudeza visual no se vio afectada. El 97,1% de los hemicigotos y el 78,1% de los heterocigotos tenían anomalías vasculares de la conjuntiva bulbar. Se observó córnea verticillata en el 94,1% de los hemicigotos y en el 71,9% de los heterocigotos. El 41,2% de los hemicigotos y el 9,4% de los heterocigotos tenían formación de cataratas anteriores. Las opacidades del cristalino se observaron en el 11,8% de los hemicigotos y en ninguno de los heterocigotos. Se observó tortuosidad vascular retiniana en el 76,5% de los hemicigotos y en el 18,8% de los heterocigotos.

Abe H et al (1992), en una mujer portadora de la enfermedad de Fabry, presentaron los hallazgos oculares que mostraban una neuropatía óptica isquémica anterior y oclusión de la arteria ciliorretinal; otro caso de neuropatía óptica subclínica es el informado por Pitz S et al (2009).

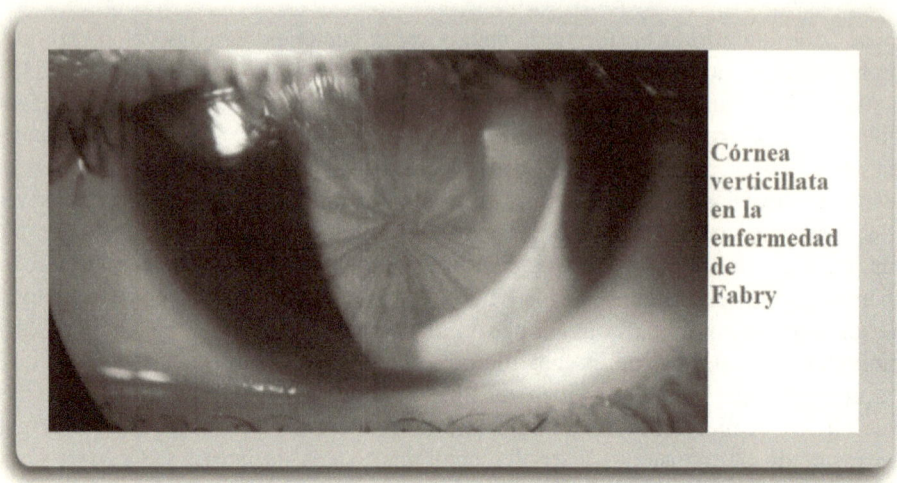

Córnea verticillata en la enfermedad de Fabry

La lesión conjuntival, que sólo se presenta en varones, consiste en una multitud de pequeñas varicosidades y dilataciones focales en el curso de las vénulas más pequeñas, a veces ampuliformes, a veces saculares, dispersas bilateralmente sobre la conjuntiva bulbar y palpebral (Weicksel, 1925; Koch, 1949; Rahman, 1963); Sivley MD et al (2018) informó de la presencia de linfangiectasias asociadas con la enfermedad de Fabry clásica. En las venas retinianas se observan dilataciones similares a ristras de chorizo que son correspondientes a los que se producen en la piel. Un análisis asistido por computadora de la vasculatura retiniana demostró un aumento de la tortuosidad de los vasos en pacientes con FD. La técnica podría ser útil para establecer la gravedad de la enfermedad y monitorear su progresión.

La lesión corneal es característica y bilateral. Se inicia como una nubosidad difusa en el epitelio que aparece en la banda de la lámpara de hendidura como una neblina de un

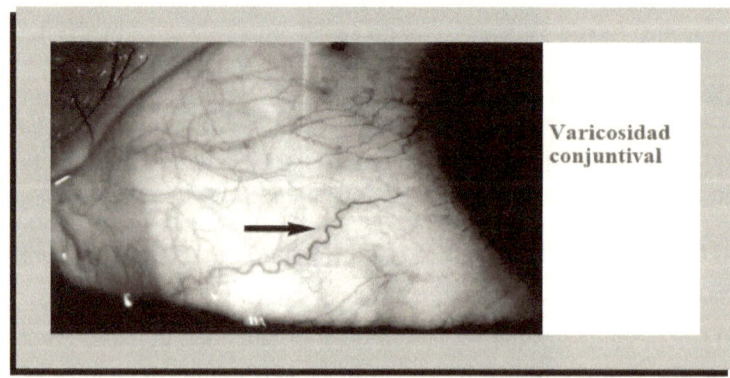

Varicosidad conjuntival

polvo dorado, a veces con dilataciones de los vasos limbares rodeando la córnea. En fases más tardías, la neblina difusa se concentra en rayos densos que irradian desde un punto cercano al centro de la córnea y se extiende hacia la periferia y finalmente se agregan depósitos en densos hilos bronceados ordenados en forma de vórtice[45]. El examen histológico muestra que se deben a un engrosamiento marcado del epitelio corneal con hiperplasia e hinchazón de las células, por lípidos almacenados que no se pueden utilizar adecuadamente. El reconocimiento de estos cambios corneales tiene gran importancia en el reconocimiento de la enfermedad en la mujer (Konrad G et al, 1984; otros).Klein P (1986) informó de un caso donde aparte de las lesiones corneales, existía un cuadro clínico de ojo seco con quejas de empeoramiento progresivo de la visión, escozor y ardor en los ojos y ocasionalmente sensación de cuerpo extraño.

Riegel EM et al (1982) informó de la patología ocular de un varón hemicigótico con enfermedad de Fabry después del trasplante renal. La patología ocular en este paciente fue esencialmente idéntica a la que se informaron anteriormente tanto para hemicigotos como para heterocigotos afectados por esta enfermedad. Los depósitos de glicolípidos y / o cuerpos de inclusión osmófilos se encontraron universalmente en toda la vasculatura ocular. Se afectan preferentemente las células musculares endoteliales, peritéliales y lisas de las paredes de los vasos. El epitelio pigmentado del iris se vio afectado, al igual que las células del epitelio corneal. La reduplicación de la membrana basal se observó en la microscopía electrónica. Las células ganglionares de la retina no se vieron afectadas.

Mastropasqua L et al (2006) estudió la conjuntiva y la córnea de pacientes con enfermedad de Fabry; sus resultados son los siguientes: El examen de microscopía confocal mostró dos tipos diferentes de cambios epiteliales corneales. Tres pacientes hemicigotos presentaron inclusiones intracelulares hiperreflectivas brillantes ubicadas dentro de las células epiteliales basales, mientras que otros tres pacientes heterocigotos mostraron una difusión fina de sustancia reflectante a nivel de las células epiteliales basales superficiales y en la membrana basal, en todos los ojos. La compleja membrana basal de Bowman parecía irregular, distorsionada y no homogénea en todos los sujetos. El aumento de la reflectividad estromal atribuible a la turbidez y el crecimiento epitelial con inclusiones intracelulares brillantes se observó en un paciente hemicigótico. En todos los pacientes, se evidenció una afectación epitelial conjuntival representada por inclusiones intracelulares redondeadas brillantes, que se manifestó más pronunciada en la conjuntiva tarsal que en la conjuntiva bulbar.

*Xantomatosis*

Los depósitos xantomatosos pueden presentarse en la conjuntiva y en la córnea pero no suelen ser comunes.

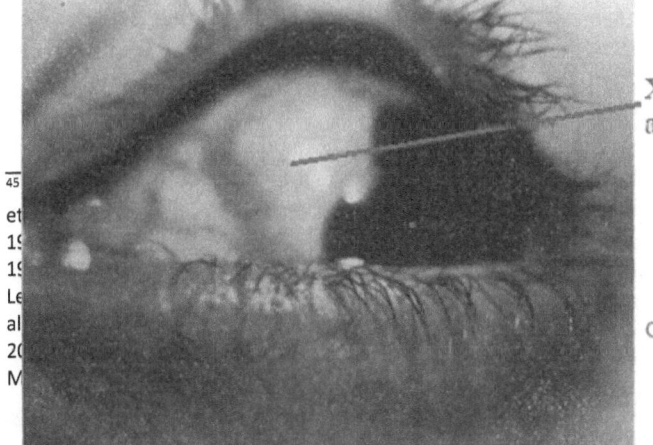

Xantoma limbal amarillento

Grayson y Pieroni, 1970

En la conjuntiva un xantoma recuerda a la lesión habitual que se observa en la piel o mucosa. No obstante, un xantoma corneal (lipidosis primaria de la córnea) tiene características especiales (Heath, 1935). La opacidad, a veces amarillenta pero volviéndose gris, habitualmente se inicia en la profundidad del estroma cerca del limbo pero a veces puede tomar una localización central; unas veces permanece localizado y discreto, pero la infiltración puede progresar centralmente dejando una zona clara alrededor del limbo, el total a menudo se vasculariza por vasos profundos y largos vasos superficiales derivados de la circulación conjuntival. Finalmente, la infiltración puede afectar a todas las estructuras corneales incluyendo el epitelio, la membrana de Bowman y el endotelio. El material lipídico se encuentra contenido en gran medida en las células histiocitarias espumosas pero finalmente algo de lípido se puede situar extracelularmente, y al progresar la lesión pueden aparecer cristales con forma de agujas, mientras que se pueden producir cambios degenerativos y vacuolización en las lamelas corneales. Normalmente no existe una inflamación ocular asociada y la lesión es asintomática a menos que estalle el epitelio produciendo ataques periódicos de irritabilidad.

Los depósitos xantomatosos se pueden presentar en un número de entidades clínicas pero la estructura histológica y las características clínicas generales no muestran variaciones significativas[46]. Habitualmente aparecen cuando el contenido lipídico del suero se encuentra elevado tanto en grasas neutras (xantomatosis hiperlipémica) o en colesterol (xantomatosis hipercolesterolémica) y solo raramente cuando es normal.

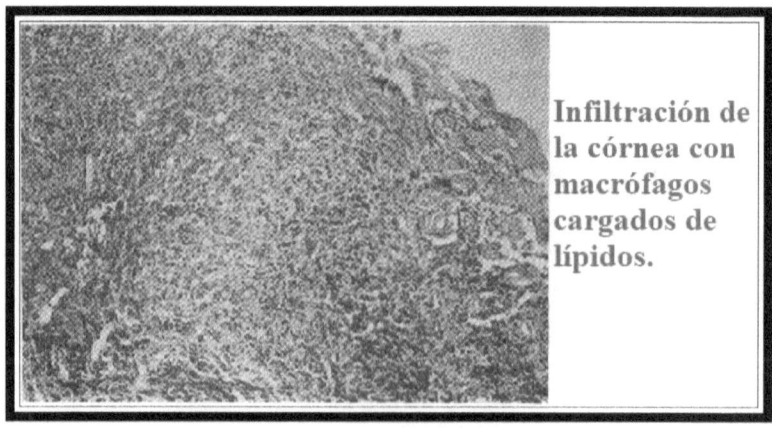

Infiltración de la córnea con macrófagos cargados de lípidos.

En la *xantomatosis hiperlipémica esencial* (enfermedad de Bürger-Grtötz, 1932) además de las complicaciones retinianas (lipemia retiniana, retinopatía hiperlipémica) y la aparición de exantemas eruptivos sobre los párpados, se puede desarrollar una *queratopatía lipídica hiperlipémica*. En un caso descrito por Dunphy EB (1950) inicialmente se produjo una congestión conjuntival considerable, mientras que el estroma corneal comenzaba a infiltrarse a través de todo su grosor con unas opacidades amarillentas y sólidas compuestas de gránulos muy apretados ordenados en bandas radiadas; no se produjo la afectación de un anillo alrededor de la periferia de la córnea y grandes áreas, particularmente en el centro, permanecían claras permitiendo un grado razonable de visión. El epitelio se encontraba intacto y no hubo afectación uveal.

En la *xantomatosis hipercolesterolémica esencial*, una enfermedad familiar donde aparecen depósitos xantomatosos en la piel (como xantomas tuberosos o planos) y/o en

---
[46] Davidson B et al, 1951; Uhrin J y Klvanova H, 1960; Grayson M y Pieroni D, 1970; Custovic K y Cuendet JF, 1971; Satchi K et al, 2010; otros.

los tendones (xantoma tendinosum), a menudo se asocia finalmente con amplios cambios ateromatosos a través de todo el sistema vascular, particularmente en los vasos coronarios; y las complicaciones oculares son más comunes. La manifestación más característica es el desarrollo de xantomas en los párpados, ocasionalmente en forma tuberosa pero lo habitual es la forma plana (xantelasma) mientras que puede hacer su aparición un arco lipoideo en la tercera o cuarta década de la vida (Abrahamsen AF, 1963). No obstante, en ocasiones, se presenta una conjuntivitis irritativa e intratable (Dor, 1947), a menudo característicamente y en asociación con xantomatas de los párpados; se encuentran nódulos xantomatosos en la conjuntiva (Pillat, 1934; Kreibig, 1947) mientras que se puede desarrollar una queratopatía lipídica hipercolesterolémica donde aparecen depósitos xantomatosos en el estroma corneal. Como rareza pueden aparecer placas de un infiltrado amarillento en la esclera (Gilbert, 1929). El síndrome es hereditario y familiar y se transmite como dominante incompleto; es posible que la hipercolesterolemia subyacente represente el estado heterocigoto anormal y que los depósitos xantomatosos aparezcan en individuos homocigotos portadores de dos genes anómalos[47].

Kronfeld (1949) observó una familia interesante: de tres hermanas, una mostraba una infiltración anular periférica y dos desarrollaron opacidades corneales completas por lo que se encontraban virtualmente ciegas.

La afectación ocular en la *hipercolesterolemias secundarias* se aprecia con menos frecuencia. No obstante en la cirrosis biliar xantomatosa Davidson B et al (1951) describió un caso donde ambas córneas mostraban una opacidad vascularizada, difusa y progresiva que afectaba a todo el grosor del estroma dejando un anillo periférico claro. La lesión se asociaba con grandes xantomas en cara, manos y tendón de Aquiles.

En la nefritis de la infancia asociada con insuficiencia renal y enanismo (raquitismo renal) cuando la hipercolesterolemia es intensa, se puede observar pesados depósitos de colesterol en la conjuntiva bulbar, palpebral y fórnices, y causando una opacidad difusa bilateral asimétrica en el estroma corneal (van Canneyt y Kluyskens, 1948).

La *xantomatosis normo-colesterolémica* afecta al ojo externo en dos situaciones – xantomatosis diseminada y en la enfermedad de Hand-Schüller-Christian.

En la xantomatosis diseminada, donde se presentan discretos depósitos xantomatosos en la piel (incluyendo los párpados) y en la mucosa de la faringe y laringe, se han descrito masas similares sobre la conjuntiva bulbar y palpebral (François, 1952; Appelmans et al, 1960) o una infiltración similar en la córnea[48].

La histiocitosis de células de Langerhans es un trastorno de las células dendríticas. Puede causar diferentes síndromes clínicos que tradicionalmente se describieron como granuloma eosinófilo, *enfermedad de Hand-Schüller-Christian* y enfermedad de Letterer-Siwe. Como estos síndromes pueden tener manifestaciones variadas del mismo trastorno de base y como la mayoría de los pacientes con histiocitosis de células de Langerhans presentan manifestaciones de más de uno de éstos, las designaciones de los síndromes independientes (excepto para el granuloma eosinófilo) son, en la actualidad, sobre todo de significación histórica. Las estimaciones de prevalencia de la histiocitosis de células de Langerhans son muy variables (p. ej., de alrededor de 1:50.000 a 1:200.000).

---

[47] Gossage, 1908; Kornerup, 1948; Adlesberg D et al, 1949; Mckinney PP, 1950; otros.

[48] Vichow, 1871; Gaucher y Herscher, 1899; Rhodes, 1906; Finney et al, 1932; Appelmans et al, 1960; otros.

En la histiocitosis de células de Langerhans, las células dendríticas que proliferan anormalmente infiltran uno o más órganos. Puede haber compromiso de huesos, piel, dientes, tejido gingival, oídos, órganos endocrinos, pulmones, hígado, bazo, ganglios linfáticos y médula ósea. Los órganos pueden ser afectados por infiltración, que provoca disfunción, o por compresión de estructuras agrandadas adyacentes. En alrededor de la mitad de los casos, hay más de un órgano comprometido.

Enfermedad de Hand-Schüller-Christian. Este síndrome (15-40% de los casos de histiocitosis de células de Langerhans) se observa en niños de 2 a 5 años de edad, y en algunos niños mayores y adultos. Los hallazgos clásicos en este trastorno sistémico incluyen la afectación de los huesos planos del cráneo, las costillas, la pelvis o la escápula o una combinación de ellos. El compromiso de los huesos largos y las vértebras lumbosacras es menos frecuente; rara vez compromete las muñecas, las manos, las rodillas, los pies y las vértebras cervicales. En los casos clásicos, los pacientes presentan proptosis causada por una masa tumoral orbitaria. Rara vez, la pérdida de la visión o el estrabismo se debe al compromiso del nervio óptico o de los músculos orbitarios. La pérdida de piezas dentarias por infiltración apical y gingival es frecuente en pacientes mayores.

La otitis media crónica y la otitis externa por compromiso de las porciones mastoidea y petrosa del hueso temporal, con obstrucción parcial del conducto auditivo, son bastantes frecuentes. La diabetes insípida, el último componente de la tríada que incluye compromiso de huesos planos y proptosis, afecta al 5-10% de los pacientes, con porcentajes más altos en niños que presentan enfermedad sistémica y compromiso orbitario y craneal. Hasta el 40% de los niños con enfermedad sistémica tienen baja estatura. La infiltración hipotalámica puede provocar hiperprolactinemia e hipogonadismo.

Enfermedad de Letterer-Siwe. Este síndrome (10% de los casos de histiocitosis de células de Langerhans), un trastorno sistémico, es la forma más grave de histiocitosis de células de Langerhans. Por lo general, un niño< 2 años comienza con una erupción escamosa seborreica, eccematoide, a veces pruriginosa, que afecta el cuero cabelludo, los conductos auditivos, el abdomen y las regiones intertriginosas del cuello y la cara. La piel denudada puede favorecer la invasión microbiana, lo que provoca sepsis. Con frecuencia, se observa secreción ótica, linfadenopatías, hepatoesplenomegalia y, en casos graves, disfunción hepática con hipoproteinemia y disminución de la síntesis de factores de coagulación. También puede haber anorexia, irritabilidad, retraso de crecimiento y manifestaciones pulmonares (p. ej., tos, taquipnea, neumotórax). Se observa anemia significativa y en ocasiones neutropenia; la trombocitopenia tiene significación pronóstica grave. A menudo, los padres refieren erupción dentaria precoz cuando, de hecho, hay retracción gingival que expone la dentición inmadura. Los pacientes pueden impresionar maltratados o descuidados.

En la relación presente se debe señalar que puede aparecer ocasionalmente en los tejidos oculares externos. Se ha descrito como masas amarillentas en la conjuntiva bulbar y palpebral[49] y a veces invaden el estroma corneal[50]. Como rareza aparecen placas amarillentas en la esclera (Bedenek, 1938).

En un caso de enfermedad de Letterer-Siwe (histiocitosis de células de Langerhans) rápidamente fatal, Heath (1959) describió la presencia de escleritis.

---

[49] Plaut y Rudy, 1933; Gottron, 1942; François, 1952; d´Ermo, 1956; otros.

[50] Jaensch, 1934; Grancini, 1940; Gottron, 1942; van der Hoeve, 1948; Bauer, 1958.

La queratoplastia en estos pacientes tiende a seguirse de una infiltración lipídica del injerto (Davidson A et al, 1947).

En la *idiocia familiar amaurótica* (enfermedad de Tay-Sachs, 1881/87), una enfermedad familiar debida a la acumulación de glucolípidos, el principal interés oftalmológico se centra sobre la retina y se describe en sus apuntes correspondientes. No obstante se debe señalar que puede presentarse ocasionalmente unas finas opacidades granulares en el estroma corneal, produciendo una neblina difusa más intensa centralmente (Villani, 1933, en tres hermanos; Jervis, 1952).

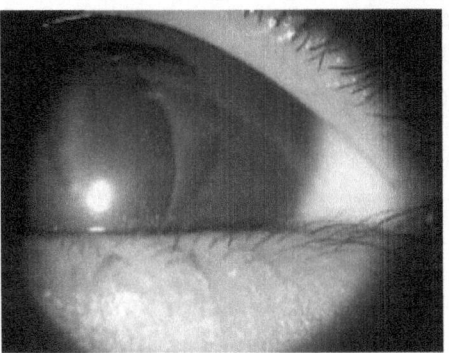

En la forma juvenil de la enfermedad se encuentran linfocitos vacuolados conteniendo fluido y aire en la conjuntiva y sangre (Norn, 1964).

# Anomalías en el metabolismo de los oligoelementos

## *Hipercalcemia*

Mientras que el depósito de calcio formando típicamente una opacidad en banda es un cambio degenerativo relativamente común habitualmente determinado por una enfermedad ocular previa; se pueden encontrar depósitos de calcio en situaciones de hipercalcemia tanto en la conjuntiva como en la córnea en ojos por otro lado normales, una predisposición que estos tejidos comparten con los túbulos renales.

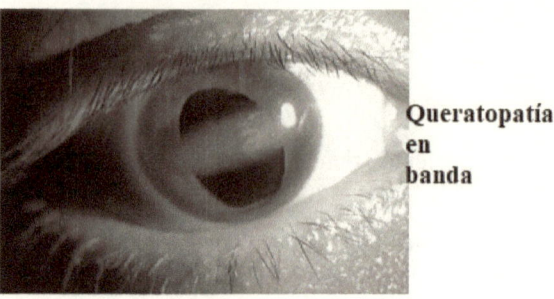

Queratopatía en banda

La hipercalcemia es la concentración sérica de calcio total > 10,4 mg/dL (> 2,6 mmol/L) o de calcio ionizado > 5,2 mg/dL (> 1,3 mmol/L). La hipercalcemia suele ser secundaria a la resorción ósea excesiva. Se han descrito numerosas causas de hipercalcemia, pero las más frecuentes son el hiperparatiroidismo y el cáncer.

El hiperparatiroidismo primario es un trastorno generalizado secundario a la secreción excesiva de hormona paratiroidea (PTH) por una o varias glándulas paratiroides. Es probable que sea la causa más frecuente de hipercalcemia, en particular en pacientes que no están internados. La incidencia aumenta con la edad y es mayor en mujeres posmenopáusicas. También se observa una incidencia elevada 3 décadas después de la irradiación cervical. Hay formas familiares y esporádicas.

Las formas familiares asociadas con el antecedente de adenoma paratiroideo se observan en pacientes con otros tumores endocrinos. El hiperparatiroidismo primario causa hipofosfatemia y resorción ósea excesiva. Aunque la hipercalcemia asintomática es la presentación más frecuente, también suele identificarse nefrolitiasis, en particular cuando se desarrolla hipercalciuria como resultado de una hipercalcemia de larga data. El examen histológico muestra un adenoma paratiroideo en alrededor del 85% de los pacientes con hiperparatiroidismo primario, aunque a veces resulta difícil distinguir un adenoma de una glándula normal.

Aproximadamente el 15% de los casos es secundario a hiperplasia de ≥ 2 glándulas. Se identifica cáncer de paratiroides en < 1% de los casos.

El síndrome de hipercalcemia hipocalciúrica familiar se transmite en forma autosómica dominante. La mayoría de los casos se debe a una mutación inactivadora del gen del receptor sensor de calcio, que requiere concentraciones séricas de calcio más altas para inhibir la secreción de PTH. La secreción subsiguiente de PTH induce la excreción renal de fosfato. Los pacientes experimentan hipercalcemia persistente (en general, asintomática) y a menudo desde una edad temprana, concentraciones normales o algo elevadas de PTH, hipocalciuria e hipermagnesemia. La función renal es normal y la nefrolitiasis, inusual. No obstante, en ocasiones se desarrolla pancreatitis grave. Este síndrome, que se asocia con hiperplasia paratiroidea, no se soluciona tras la paratiroidectomía subtotal.

El hiperparatiroidismo secundario aparece con mayor frecuencia en la nefropatía crónica avanzada cuando la disminución de la síntesis de vitamina D activa en los riñones y otros factores producen hipocalcemia y estimulan la secreción de PTH en forma crónica. La hiperfosfatemia que se desarrolla en respuesta a la nefropatía crónica también contribuye a este cuadro. Una vez establecida, puede desarrollarse hipercalcemia o normocalcemia. La sensibilidad de la paratiroides al calcio puede disminuir debido a la hiperplasia glandular significativa y al aumento del valor de corte para la regulación de la calcemia (es decir, la calcemia necesaria para reducir la secreción de PTH).

El hiperparatiroidismo terciario induce hipersecreción autónoma de PTH, independientemente de la concentración de calcio en suero. El hiperparatiroidismo terciario generalmente se produce en pacientes con hiperparatiroidismo secundario de larga evolución, como en pacientes con enfermedad renal terminal de varios años de evolución.

En la hipercalcemia leve, muchos pacientes no experimentan síntomas. Las manifestaciones clínicas de la hipercalcemia incluyen estreñimiento, anorexia, náuseas y vómitos, dolor abdominal e íleo. El compromiso de la capacidad de concentración renal provoca poliuria, nocturia y polidipsia. El aumento de la calcemia > 12 mg/dL (> 3 mmol/L) puede provocar labilidad emocional, confusión, delirio, psicosis, estupor y coma. La hipercalcemia puede ocasionar síntomas neuromusculares, como debilidad muscular esquelética. Con menor frecuencia, la hipercalcemia prolongada o grave provoca insuficiencia renal aguda reversible o daño renal irreversible debido a nefrocalcinosis (precipitación de sales de calcio dentro del parénquima renal). En los pacientes con hiperparatiroidismo, pueden identificarse úlceras pépticas y pancreatitis secundarias a mecanismos no relacionados con la hipercalcemia. La hipercalcemia grave puede causar un acortamiento del intervalo QTc en el ECG y arritmias, en particular en pacientes que reciben digoxina. La hipercalcemia > 18 mg/dL (> 4,5 mmol/L) puede provocar shock, insuficiencia renal y muerte.

Para el tratamiento se puede utilizar:

Fosfato por vía oral cuando la calcemia es < 11,5 mg/dL y el paciente presenta síntomas leves sin nefropatía. Solución fisiológica y furosemida por vía intravenosa para una corrección más rápida de la concentración sérica elevada de calcio < 18 mg/dL. Bisfosfonatos u otros hipocalcemiantes para la calcemia entre 11,5 y 18 mg/dL y > 11,5 mg/dL y/o síntomas moderados. Hemodiálisis para la calcemia > 18 mg/dL. Extirpación quirúrgica en presencia de hiperparatiroidismo primario moderado progresivo y, en ocasiones, para la enfermedad leve. Restricción de fosfato y fijadores de este anión, a veces con calcitriol, para el hiperparatiroidismo secundario.

Meesman (1938) fue el primero en señalar que se podía depositar calcio en la conjuntiva y córnea en los estados de hipercalcemia; después se publicaron numerosos informes[51].

---

[51] Haldiman, 1941; Walsh y Howard, 1947; Fleischner y Shalek, 1949; Gifford y Maquire, 1954; Leira, 1954, quien reunió 59 casos de la literatura; Goodside V, 1954; Wegener HP, 1956; Harley RD et al, 1965; Jensen OA et al, 1976; Vignanelli M y Stuchi CA, 1988; Kobune N et al, 1993; Alonso Santiago MA y Ramírez FE C, 2002; Galor A et al, 2008; otros.

Los cambios se producen simétricamente en ambos ojos. En la conjuntiva el depósito de calcio se ve primariamente cerca del limbo corriendo concéntricamente con el margen corneal en la región de la abertura palpebral donde se puede formar una densa acumulación blanca que tiende a extenderse sobre el meridiano horizontal; debajo de la membrana mucosa adyacente pueden existir unos pocos cristales traslúcidos pero es más habitual encontrar numerosos depósitos blancos subepiteliales sobre los vasos sanguíneos, en ocasiones elevando la membrana y produciendo un reflejo folicular, mientras que pueden aparecer placas amarillentas en la epiesclera nasal y temporal. En la córnea en los casos menos severos o en las fases iniciales aparecen agregaciones de cristales principalmente cerca del limbo en el meridiano horizontal como motas blancas separadas del propio limbo por un intervalo trasparente. En los casos plenamente desarrollados hay opacidades lechosas blancas corriendo como una banda a través de la parte central de la córnea salpicada de depósitos cristalinos blancos, produciendo el cuadro familiar de una queratitis en banda y provocando una alteración notable de la visión. El reconocimiento temprano de la situación mediante el examen con lámpara de hendidura puede ser de vital importancia ya que puede indicar la existencia de un cáncer o una intoxicación por vitamina D.

Cogan et al (1948) y Gartner y Rubner (1955) describieron su histología. Los cambios principales en la córnea se producen en la región de la membrana de Bowman que permanece normal en su porción axial y se va calcificando hacia la periferia donde la calcificación se extiende hacia las capas superficiales del estroma. Anterior a la membrana hay una densa masa de estratificación lamelar con un engrosamiento de cerca de un tercio del estroma, compuesto en su mayor parte por tejido conectivo con una cantidad variable de colágeno y fibras hialinas. En la parte anterior de este tejido neoformado pueden existir placas calcáreas algunas de las cuales sobresalen en la superficie. Las partes más profundas del estroma y el endotelio permanecen normales pero en la esclera pueden existir áreas de calcificación particularmente en la región ciliar asociadas con degeneración fibrilar de las lamelas vecinas.

Jensen OA (1975) comparó las calcificaciones oculares del hiperparatiroidismo primario, de la hipercalcemia idiopática de la infancia y en el fallo renal; informó que en un caso de hiperparatiroidismo primario, se observó cambios oculares del tipo de vacuolas en las células basales del epitelio corneal y, mediante procedimientos de tinción, se encontró calcio en los epitelios corneal y conjuntival, el endotelio corneal y la esclerótica. Por microscopía electrónica, se encontraron intracelularmente cristales en forma de aguja de precursores de la hidroxiapatita de calcio, también en los queratocitos. Los cristales en las células epiteliales estaban a menudo confinados al núcleo. En un caso de hipercalcemia idiopática de la infancia, se encontraron cristales similares intracelularmente en las células epiteliales y estromales de la córnea, y en este caso también se observaron depósitos extracelulares, morfológicamente idénticos a los depósitos extracelulares en biopsias conjuntivales de pacientes con insuficiencia renal. Estas agregaciones extracelulares probablemente también estaban compuestas de hidroxiapatita. Este mismo autor junto con Warburg y Dupont (1976) informó de los resultados obtenidos en un paciente con síndrome de Fanconi-Schlesinger (una forma de hipercalcemia idiopática de la infancia), el calcio se encontró en el epitelio corneal y en el endotelio, en los queratocitos corneales y en el estroma, en el epitelio conjuntival y en la esclerótica. La microscopía electrónica reveló que el calcio se depositó como hidroxiapatita intracelularmente en agregaciones de cristales en forma de aguja y extracelularmente como esférulas morfológicamente diferentes de los depósitos intracelulares.

En la hemodiálisis crónica se han encontrado lesiones que suelen aparecer en la conjuntiva paralimbal, en el área limbal expuesta por la fisura interpalpebral. Se cree que esto se debe a la alcalinidad relativamente alta, que resulta de la difusión de $CO_2$ desde la superficie expuesta del ojo, lo que promueve la deposición de sales de calcio. Sin embargo, la presencia frecuente de pingüecula, o elastosis histológica, en los ojos de pacientes urémicos con calcificaciones, sugiere también un papel patógeno de los cambios degenerativos locales. En 37 pacientes estudiados por Vignanelli M y Stuchi CA (1988), 6 se sometieron a una biopsia de las lesiones conjuntivales, lo que permitió un examen patológico. Esto permitió a los autores confirmar la presencia de depósitos de calcio en la lámina basal del epitelio conjuntival y también en el tejido subepitelial. En todos los casos, se encontró una degeneración significativa del tejido elástico de la conjuntiva, lo que viene a confirmar que esta lesión puede preceder a la deposición de calcio en estos pacientes en particular.

El tratamiento ya lo hemos comentado. Los casos cuyo origen es una intoxicación por vitamina D, una vez suprimida y después de algunos meses, se pueden eliminar los depósitos y recuperar la visión, lo mismo puede suceder con otras causas de hipercalcemia (Alonso Santiago MA y Ramírez Fe C, 2002; en un caso de inflamación ocular e hipercalcemia sistémica, Galor A et al, 2008). El tratamiento local con quelantes del calcio puede ser útil.

*Hipofosfatemia*

Según el manual Merk la hipofosfatemia es la concentración sérica de fosfato < 2,5 mg/dL (0,81 mmol/L). Sus causas incluyen alcoholismo, quemaduras, inanición y consumo de diuréticos. Las características clínicas son debilidad muscular, insuficiencia respiratoria e insuficiencia cardíaca; también pueden aparecer convulsiones y coma. El diagnóstico se realiza a través de la medición de la concentración sérica de fosfato. El tratamiento consiste en el suplemento de fosfato.

Kathbun (1948) describió un caso que adscribió a un error innato del metabolismo que estudiado extensamente por Fraser (1957), se caracterizaba por una disminución en la actividad de la enzima fosfatasa alcalina en suero y tejidos que se asocia con una hipercalcemia. Hacia los 6 meses de edad se desarrollan deformidades esqueléticas que recuerdan al raquitismo junto con craneoestenosis y síntomas generales que incluyen fiebre y anorexia.

En cualquier caso los síntomas oculares no son llamativos aunque se ha señalado la presencia de esclera azul (Fraser, 1957), cataratas y palidez del nervio óptico (presumiblemente debido a la craneoestenosis) y una queratopatía en banda presuntamente ocasionada por la hipercalcemia. (Lessell y Norton, 1964).

## Disproteinemia

El término disproteinemia (o paraproteinemia) se puede utilizar en un sentido general para incluir varias enfermedades en las que se encuentran globulinas anormales en el suero sanguíneo. En los diccionarios médicos actuales se definen como la proliferación de células B de la serie linfoplasmocitaria (neoplasia), que producen inmunoglobulinas monoclonales. Es sinónimo de gammapatía monoclonal, paraproteinemia o discrasia de células plasmáticas. Puede ser maligna (mieloma múltiple y sus variantes, amiloidosis, enfermedad de cadenas ligeras, macroglobulinemia de Waldenstrom, etc.) o benigna, o de significado desconocido y en ocasiones transitorio. Las enfermedades causadas por proteínas anormales en la sangre, habitualmente inmunoglobulinas, pueden incidir en la fragilidad vascular y provocar una púrpura.

Entre ellas podemos citar las siguientes:

*Amiloidosis* que incluye un grupo de trastornos dispares caracterizados por el depósito extracelular de fibrillas insolubles compuestas por proteínas agrupadas irregularmente. Estas proteínas pueden acumularse en un área y provocar relativamente pocos síntomas o comprometer varios órganos y causar insuficiencia multiorgánica grave. La amiloidosis puede presentarse de novo o ser secundaria a varias infecciones, trastornos inflamatorios o enfermedades malignas. El diagnóstico se realiza mediante una biopsia del tejido afectado; la proteína amiloidogénica se tipifica usando una variedad de técnicas inmunohistológicas y bioquímicas. El tratamiento depende del tipo de amiloidosis. Los depósitos de amiloide se componen de fibrillas pequeñas (aproximadamente 10 nm de diámetro), insolubles que forman hojas plegadas β, las cuales se pueden identificar por difracción de rayos X. Además de la proteína amiloidea fibrilar, los depósitos también contienen el componente amiloideo P y glucosaminoglucanos. Las fibrillas amiloides se componen de proteínas mal plegadas que se agregan en oligómeros y luego en fibrillas. Una serie de proteínas normales (de tipo salvaje) y mutantes son susceptibles de presentar ese plegamiento y agregación anormales (proteínas amiloidogénicas), lo que explica la gran variedad de causas y tipos de amiloidosis. Para desarrollar amiloidosis, además de la producción de las proteínas amiloidogénicas, es probable que también exista un fracaso de los mecanismos de eliminación normales para este tipo de proteínas mal plegadas. Los depósitos de amiloide en sí mismos son metabólicamente inertes, pero interfieren físicamente con la estructura y el funcionamiento de los órganos. Sin embargo, algunos oligómeros prefibrilares de proteínas amiloidogénicas tienen toxicidad celular directa, un componente importante de la patogenia de la enfermedad.

Los depósitos de amiloide se tiñen de rosa con hematoxilina y eosina, contienen constituyentes de hidratos de carbono que se tiñen con ácido peryódico Schiff o con azul Alcián, pero lo más característico es su birrefringencia verde manzana con microscopia de luz polarizada después de la tinción con rojo Congo. En la autopsia, los órganos afectados pueden tener un aspecto céreo a la inspección.

Etiología: En la amiloidosis sistémica, las proteínas amiloidogénicas circulantes forman depósitos en una variedad de órganos. Los principales tipos sistémicos son:

AL (amiloidosis primaria): Causada por la sobreexpresión adquirida de cadenas ligeras de inmunoglobulina clonal.

AF (amiloidosis familiar): Causada por la herencia de un gen mutante que codifica una proteína con propensión al mal plegamiento, más comúnmente la transtiretina (TTR).

ASS (amiloidosis sistémica senil): Causada por proteína TTR con mal plegamiento y agregación de tipo salvaje (por lo tanto también denominado ATTRwt).

AA (amiloidosis secundaria): Causada por la agregación de un reactante de fase aguda, el amiloide A sérico.

Amiloidosis causada por la agregación de β2microglobulina (Aß2) puede ocurrir en pacientes en hemodiálisis por tiempo prolongado, pero la incidencia ha disminuido con el uso de membranas de diálisis modernas de alto flujo.

Las formas localizadas de amiloidosis parecen estar causadas por la producción local y el depósito de una proteína amiloidogénica (incluyendo inmunoglobulinas de cadena ligera) en el órgano afectado en lugar del depósito de proteínas circulantes. Los sitios más frecuentes implicados incluyen el SNC (p. ej., en la enfermedad de Alzheimer), piel, vías respiratorias superiores o inferiores, la vejiga y otros sitios.

*Crioglobulinemia*. La crioglobulinemia (CG) se caracteriza por la presencia en el suero de una o más proteínas, usualmente inmunoglobulinas, que precipitan a temperaturas menores de 37°C y se disuelven de nuevo al calentarlo (crioglobulinas). Empleamos los términos de síndrome crioglobulinémico o vasculitis crioglobulinémica cuando la presencia de crioglobulinas se asocia a estados clínicamente aparentes. En función del tipo de inmunoglobulinas que constituyen el crioprecipitado, Brouet et al, las clasificaron en: Tipo I (monoclonal aislada, IgG o IgM sin actividad FR), Tipo II (mixta, IgG policlonal e IgM monoclonal con actividad FR) y Tipo III (mixta, IgG e IgM policlonales con actividad FR). Las dos últimas se engloban bajo el término crioglobulinemias mixtas (CGM), constituyen entre el 75 y el 95% de todas ellas, y en su mayoría están relacionadas con una infección crónica por el virus de la hepatitis C. La más frecuente es la tipo II (62%), seguida de la tipo III (32%) y de la tipo I (6%).

Las CG se pueden clasificar, según la presencia o no de enfermedad asociada, en esenciales o secundarias. Con frecuencia se observan sujetos asintomáticos portadores de crioglobulinas, o lo que es más raro, cuadros característicos de CGM sin lograr aislar las crioglobulinas en el suero. En cualquiera de estos casos se debe hacer un estudio y seguimiento exhaustivos, puesto que el cuadro clínico-analítico completo puede desarrollarse tras varios años de evolución.

*Púrpura hipergammaglobulinémica*. La púrpura hipergammaglobulinémica es una púrpura vasculítica que afecta fundamentalmente a mujeres. Aparecen grupos de pequeñas lesiones purpúricas palpables, recurrentes, en las piernas. Estas lesiones dejan pequeñas manchas marrones residuales. Muchos pacientes presentan manifestaciones de un trastorno inmunitario de base (p. ej., síndrome de Sjögren). El hallazgo diagnóstico es un aumento policlonal en la IgG.

*Síndrome de hiperviscosidad*. El síndrome de hiperviscosidad (Macroglobulinemia), por lo general secundario a un marcado aumento de la concentración plasmática de IgM también puede provocar púrpura y otras formas de hemorragia anormal (p. ej., epistaxis profusa) en pacientes con macroglobulinemia de Waldenström. Las elevaciones pronunciadas de otras inmunoglobulinas (especialmente IgA e IgG3) también pueden asociarse con el síndrome de hiperviscosidad.

En presencia de todas estas substancias anormales, aparte del fenómeno de sedimentación en los capilares conjuntivales ya descritos, se pueden producir otros cambios en la conjuntiva y la córnea que toman la forma de depósitos tanto de cristales discretos en las capas superficiales de la conjuntiva y del estroma corneal con pocos síntomas, como en una forma más amplia de depósitos amorfos en las capas más profundas del estroma corneal asociados con una opacidad considerable de tipo distrófico y una seria dificultad visual. Rodríguez MM et al (1979) informó de un caso de depósitos cristalinos corneales posteriores asociados con una gammapatía monoclonal benigna.

En situaciones de disproteinemia se han observado depósitos cristalinos en la conjuntiva y córnea, particularmente en pacientes que sufren de mieloma múltiple[52]. En la conjuntiva bulbar los cristales iridiscentes pueden estar dispersos a través de todas las capas epiteliales superficiales, pero son escasos en la conjuntiva tarsal. En la córnea su aspecto es más dramático. Las capas superficiales del estroma se encuentran difusamente tachonadas con un alfombrado de cristales iridiscentes, a veces de una densidad suficiente para causar una disminución de la visión. En un caso informado por Palm (1947) asociado con artritis reumatoide y crioglobulinemia, se encontró agregaciones de cristales cúbicos formando opacidades lobulares subepiteliales distribuidos en la córnea y causando algo de pérdida visual. Faltan los signos de irritación y los ojos permanecieron blancos. El caso de Markoff N era excepcional, aparecieron síntomas irritativos de manera temporal, asociados con un defecto epitelial durante un periodo de intensa terapia sistémica con uretano que se calmó al retirar el fármaco por lo que el autor pensó que los cristales derivaban del uretano. En el caso de Barr CC et al (1980) dos pacientes tenían cristales corneales policromáticos finos y múltiples en el examen ocular. Las biopsias corneales periféricas y los estudios de microscopía electrónica demostraron que los cristales, que se encontraban únicamente en el citoplasma de los queratocitos, exhibían una periodicidad interna de 10 nm y se desarrollaban dentro de las cisternas del retículo endoplásmico de superficie rugosa. Los estudios histoquímicos de los cristales corneales confirmaron su naturaleza proteica; un paciente estaba diagnosticado de enfermedad de Hodgkin y el otro desarrolló un mieloma múltiple.

Los depósitos amorfos son más raros, afectando a las capas posteriores de la córnea de manera difusa y puede causar pérdida visual. Meesmann (1934) fue el primero en informarlo en un caso de crioglobulinemia; en los casos de Oglesby RB (1961) con crioglobulinemia y retículo-histiocitosis los depósitos formaban masas festoneadas irregulares más densas en la periferia; mientras que un caso informado por François J y Rabaey M (1960) de mieloma múltiple y macroglobulinemia, la opacificación era difusa. En este último caso la queratoplastia no dio buenos resultados, y el estudio histológico del botón mostraba una gran infiltración de un material hialino en las capas corneales más profundas.

Kremer I et al (1989) informó de un caso en un hombre de 60 años que sufría fotofobia y alteraciones visuales y tenía depósitos gelatinosos de color blanco-grisáceo corneales superficiales bilaterales.

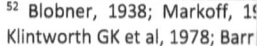
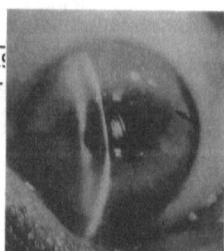

[52] Blobner, 1938; Markoff, 1957; Aronson SB y Shaw R, 1959; Klintworth GK et al, 1978; Barr

Fotografía de lámpara de hendidura que muestra los depósitos corneales superficiales gelatinosos nodulares confluentes, que se extienden hacia el centro corneal proyecciones tipo dedo

Kremer I et al, 1989

Se encontró un componente precipitable en frio anormal en el suero que se comprobó que era una inmunoglobulina IgG-kappa homogénea.

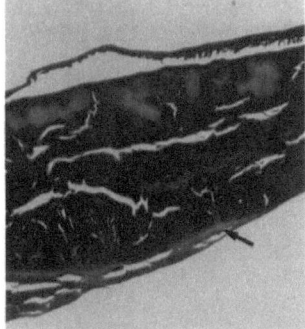

Acumulación masiva de depósitos subepiteliales de color rojo localizados entre el epitelio atrófico y la zona de Bowman (flecha), que está alterada de manera focal. (Tinción tricrómica de Masson, ampliación original x250).

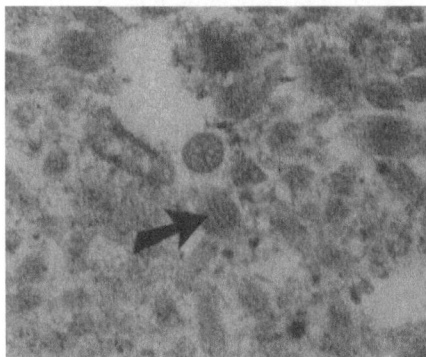

A mayor aumento (EM) los cuerpos en forma de varilla se ven como compuestos de filamentos paralelinos (flecha) con una periodicidad de aproximadamente 10 nm. (Ampliación original x 42000).

El examen inmunohistoquímico de la córnea reveló depósitos subepiteliales de IgG-kappa, que sustituían de manera focal la capa de Bowman. El paciente se sometió a una queratectomía superficial en ambos ojos con resultados visuales satisfactorios.

En casos de macroglobulinemia se ha encontrado material PAS + entre el epitelio y la membrana de Bowman o en medio de la capa epitelial (Cagianut B y Theiler K, 1959).

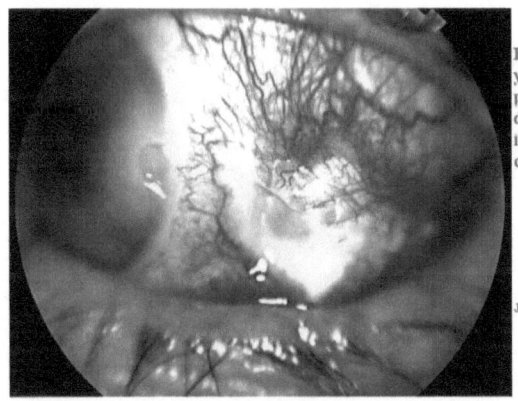

Escleritis necrotizante y queratitis ulcerativa periférica 1 mes después de la cirugía inicial para extirpar un cuerpo extraño.

Johnson CC y Ohlstein DH, 2011

Ali Y et al (1999) fue el primero en señalar la presencia de una escleritis refractaria al tratamiento convencional en un paciente con crioglobulinemia y hepatitis C. Posteriormente Johnson CC y Ohlstein DH (2011) informaron de otro caso en un hombre de 62 años con antecedentes de crioglobulinemia mixta que desarrolló un episodio de escleritis necrotizante y queratitis ulcerativa periférica un mes después de la

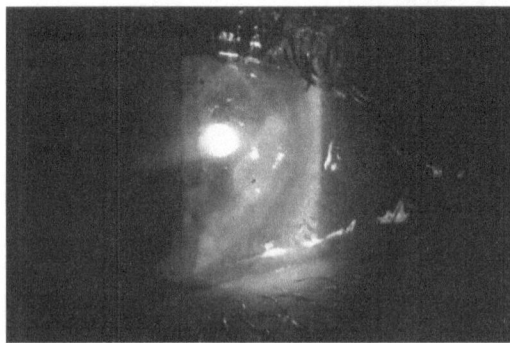

Úlcera corneal en el momento de la presentación, úlcera periférica en forma de anillo de 3 a 6 en punto, preservando el limbo.

Coelho et al, 2017

reparación de un defecto escleral traumático con un parche. Este episodio se resolvió después del tratamiento con dosis altas de corticosteroides y el paciente se sometió con éxito a otro parche junto con un autoinjerto de conjuntiva libre. Coelho P et al, (2017) informó de un caso similar en un varón de 36 años.

# ENFERMEDADES DEL TEJIDO CONECTIVO
# ENFERMEDAD DEL COLÁGENO

En otros apuntes hemos comentado el concepto de enfermedad del colágeno, donde se señaló que Klemperer et al (1942) lo utilizó para designar a un grupo de enfermedades caracterizadas por alteraciones generalizadas del tejido conectivo, particularmente sus componentes extracelulares, en la que la necrosis fibrinoide juega una parte prominente, asociado con una infiltración inespecífica de los tejidos con células inflamatorias crónicas.

Pautrier de Estrasburgo, Francia, escribió en 1841: "Hay un cierto número de estados mórbidos que aparecen representados esencialmente, si no exclusivamente, por reacciones puras de la colágena o de la elastina o de ambas combinadas y en las que las reacciones celulares están reducidas al mínimo". Las lesiones solo parecen afectar la trama intersticial, tocada más en su estructura físico-química que en su acompañamiento celular. Ellas representan el sustratum de lo que se puede llamar las enfermedades de la colágena y de la elastina y las atrofias cutáneas". En 1942 Klemperer y Bauer ampliaron el concepto y añaden las enfermedades hasta entonces sin clasificación en las que la degeneración fibrinoide adquiere características de primordial. Es decir, los autores destacaban con el nombre de "Enfermedad difusa del Colágeno", las alteraciones morfológicas y sistematizadas del componente extracelular. Puntualizaban pues al tejido conjuntivo como asiento de varias enfermedades distintas.

Aunque varios autores incluyeron una gran variedad de enfermedades bajo su paraguas, habitualmente se aceptan las siguientes: lupus eritematoso, angeítis necrotizante, esclerodermia, dermatomiositis, artritis reumatoides y la fiebre reumática. Sus efectos clínicos se aprecian principalmente en la dermis, las paredes de las arterias y cápsulas articulares. En tanto en cuanto se relacionan con la Oftalmología la afectación del ojo interno constituye la más frecuente y severa complicación que estudiaremos en sus apuntes correspondientes; por el momento aquí sólo me referiré a la participación del ojo externo.

La asociación entre enfermedad ocular y articular es tan estrecha como para que levantar una atención universal, y en esta relación figuran prominentemente las inflamaciones uveales y esclerales; recordemos que no se limita al tipo de enfermedad del colágeno sino que incluyen muchas otras como la artritis gonocócica, la enfermedad de Reiter, el síndrome de Behçet, el eritema nodoso, la enfermedad del suero y otras enfermedades relacionadas.

*Lupus eritematoso sistémico*

El lupus eritematoso sistémico (LES) es una enfermedad inflamatoria crónica multisistémica de etiología autoinmunitaria que predomina en mujeres jóvenes. Las manifestaciones más frecuentes son artralgias y artritis, exantema malar y en otras regiones, pleuritis o pericarditis, afección renal o del sistema nervioso central y citopenias hematológicas. El diagnóstico se basa en criterios clínicos y serológicos. El tratamiento de la enfermedad activa grave se realiza con corticosteroides, por lo general hidroxicloroquina, y a veces inmunosupresores.

El 70 al 90% de los casos se presentan en mujeres (por lo general, en edad fértil). Es más frecuente en personas de raza blanca y asiáticos. Puede afectar a pacientes de cualquier edad, incluso neonatos. El reconocimiento de formas más leves ha aumentado el número de casos informados. En algunos países, la prevalencia de lupus eritematoso sistémico es mayor que la de artritis reumatoide. El lupus eritematoso sistémico puede desencadenarse por factores ambientales desconocidos que producen reacciones autoinmunitarias en un paciente con predisposición genética. Algunos fármacos (como la hidralazina, la procainamida, y la isoniazida) causan un síndrome similar al lupus reversible.

Las manifestaciones clínicas son variadas. Puede aparecer en forma brusca con fiebre o de manera insidiosa durante meses o años con episodios de artralgias y malestar general. También puede comenzar con cefaleas vasculares, epilepsia o psicosis. Puede tener manifestaciones en cualquier órgano o sistema y presentar exacerbaciones (brotes) periódicas.

Manifestaciones articulares. Cerca del 90% de los pacientes presentan síntomas articulares, desde artralgias intermitentes hasta poliartritis aguda, que pueden preceder en años al resto de las manifestaciones. En la mayoría de los casos, la poliartritis por lupus es de tipo no destructivo y no deformante. Sin embargo, en la enfermedad prolongada, pueden aparecer deformidades sin erosión ósea (p. ej., raras veces aparece una desviación cubital o una deformación en cuello de cisne en las articulaciones metacarpofalángicas e interfalángicas, sin erosiones óseas o cartilaginosas (artritis de

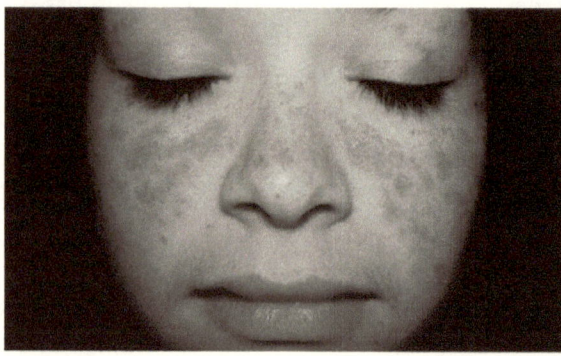

eritema malar en el lupus eritemotoso sistémico

Jaccoud).

Las lesiones cutáneas incluyen eritema malar en mariposa (plano o elevado) que por lo general no afecta los pliegues nasolabiales. La ausencia de pápulas y pústulas ayuda a distinguir entre el lupus eritematoso sistémico y la rosácea. Pueden aparecer otras lesiones eritematosas maculopapulares firmes en cualquier región del cuerpo, incluidas las áreas expuestas del rostro y cuello, parte superior del tórax y codos. Rara vez aparecen ampollas y ulceraciones en la piel, aunque son frecuentes las úlceras recurrentes en las membranas mucosas (en particular, en la porción central del paladar duro cerca de la unión con el paladar blando, las mucosas de boca y encías y el tabique nasal anterior), que se denomina lupus mucoso. En algunos casos los signos se asemejan a una necrólisis epidérmica tóxica. Durante las fases activas del lupus, es frecuente la alopecia generalizada o focal. La paniculitis puede producir lesiones nodulares subcutáneas (a veces llamadas paniculitis lúpica o lupus profundo). Las lesiones cutáneas vasculíticas incluyen eritema moteado sobre las palmas y dedos, eritema periungüeal, infartos del lecho ungüeal, urticaria y púrpura palpable. Pueden aparecer petequias secundarias a trombocitopenia. Algunos pacientes presentan fotosensibilidad. El lupus eritematoso túmido se caracteriza por la presencia de placas o nódulos de urticaria de color rosado a violáceo que no cicatrizan, algunos anulares, en una distribución fotosensible. El lupus pernio se caracteriza por la presencia de nódulos dolorosos de color rojo claro a morado en los dedos de manos y pies, la nariz o las orejas, que se producen en clima frío. Algunos pacientes con lupus tienen características de liquen plano.

Los síntomas cardiopulmonares incluyen pleuresía recurrente, acompañada o no de derrame pleural. La neumonitis es rara, aunque son frecuentes alteraciones menores de la función pulmonar. A veces aparece una hemorragia alveolar grave. El pronóstico es malo, aunque en la actualidad los resultados son mejores que antaño, debido al mejor tratamiento crítico agresivo en etapas tempranas. Otras complicaciones son la embolia pulmonar, la hipertensión pulmonar y el síndrome del pulmón encogido. Las complicaciones cardíacas incluyen pericarditis (la más frecuente) y miocarditis. Otras complicaciones graves raras son la vasculitis de la arteria coronaria, la afección valvular y la endocarditis de Libman-Sacks. La arteriosclerosis acelerada es una importante causa de morbilidad y mortalidad. En neonatos, puede aparecer un bloqueo cardíaco congénito.

Es frecuente la adenopatía generalizada, en especial en niños, adultos jóvenes y en pacientes de raza negra; sin embargo, no es frecuente una adenopatía mediastínica. El 10% de los pacientes presenta esplenomegalia. La afección de cualquier parte del sistema nervioso central o periférico, o de las meninges, puede producir síntomas neurológicos. Es frecuente la alteración cognitiva leve. Puede haber también cefaleas, cambios en la personalidad, accidente cerebrovascular isquémico, hemorragia subaracnoidea, convulsiones, psicosis, síndrome cerebral orgánico, meningitis aséptica, neuropatías periféricas y craneales, mielitis transversa o disfunción cerebelar.

Pueden presentarse manifestaciones renales, obstétricas, hemáticas y gastrointestinales.

La mayoría de los médicos se basan en los criterios diagnósticos de lupus eritematoso sistémico que fueron desarrollados por la American Rheumatism Association. Sin embargo, actualmente se siguen los criterios revisados propuestos por el Systemic Lupus International Collaborating Clinics (Grupo Colaborativo Internacional de Lupus Sistémico, SLICC), un grupo de consenso de expertos en el lupus eritematoso sistémico. La clasificación como LES según los criterios del SLICC requiere uno de los siguientes:

- Al menos 4 de 17 criterios, incluyendo al menos 1 de los 11 criterios clínicos y 1 de los 6 criterios inmunológicos, y

- Nefritis comprobada por biopsia compatible con lupus sistémico y además ANA o anticuerpos anti-DNAdc.

El curso suele ser crónico, con recidivas e impredecible. Las remisiones pueden durar años. Una vez controlada la fase aguda inicial, aunque esta sea grave (p. ej., con trombosis cerebral o nefritis grave), el pronóstico a largo plazo suele ser bueno. La supervivencia a 10 años en la mayoría de los países desarrollados es > 95%. El mejor pronóstico se debe en parte al diagnóstico temprano y a los tratamientos más efectivos. Una enfermedad más grave requiere terapias más tóxicas, que aumentan el riesgo de mortalidad. Algunos ejemplos de estas complicaciones son las infecciones por inmunosupresión y la osteoporosis por uso prolongado de corticoides. El aumento del riesgo de enfermedad coronaria puede contribuir a la muerte prematura.

Con respecto al tratamiento la enfermedad leve se trata con AINE o con drogas antipalúdicas como cloroquina o hidroxicloroquina. El lupus moderado o grave se trata con corticosteroides y a menudo un inmunosupresor para la nefritis, enfermedad del

SNC, y vasculitis, o si los corticosteroides no son efectivos. Los corticosteroides se deben utilizar a la menor dosis necesaria para mantener la remisión.

Existen dos variantes: el lupus eritematoso discoide y el lupus eritematoso cutáneo subagudo cuyo estudio escapa a los objetivos de estos apuntes.

En la forma exantemática de la enfermedad, aparte de la presencia de hemorragias subconjuntivales (Clifton F y Greer CH, 1955), se pueden desarrollar lesiones flictenulares (Kurz, 1938) y erosiones corneales punctatas (Jessar RA et al, 1953); la única afectación interesante del ojo externo puede ser el desarrollo de una queratitis seca, un síndrome típico de Sjögren con xerostomía debido a la infiltración de la glándula lagrimal así como de las salivares[53], por otro lado la afectación más frecuente en esta enfermedad.

En el lupus eritematoso discoide de la conjuntiva se pueden afectar ambas conjuntivas, particularmente cuando se afectan los párpados; sin embargo, es menos habitual y de menor importancia clínica que la vasculitis retiniana, los cuerpos cistoides y la corio-retinitis exudativa que conforma la característica más frecuente de la enfermedad. Se puede producir la extensión directa desde la piel palpebral hacia la conjuntiva, pero es más frecuente la aparición de lesiones aisladas en la conjuntiva con parches circunscritos de la propia piel[54]. La lesión conjuntival se inicia con una intensa hiperemia y un edema aterciopelado de la mucosa; puede ser difuso (Klauder y DeLong, 1932), limitarse a parches circunscritos con bordes agudos (Kren, 1907; Ehrman y Falkenstein, 1922; Audry, 1926) o aparecer como focos puntuales (Hoffmann, 1920). Más tarde el área afectada se vuelve violácea y parduzca, eventualmente blanca y deprimida precediendo a la atrofia (Rusch, 1912); finalmente, se puede desarrollar una gran cantidad de arrugamiento (Lomholt, 1926). El proceso es prácticamente indoloro, y los síntomas son los de una ligera fotofobia, lagrimeo y picores con descargas mucosas. Habitualmente el diagnóstico es sencillo debido a la presencia de la enfermedad en la piel.

Aronson AJ et al (1979), informaron de un caso de lupus eritematoso sistémico con retinopatía lúpica donde se produjo la resolución de un edema subretiniano documentado con angiografía con fluoresceína. Posteriormente, en la autopsia, los estudios de inmunofluorescencia revelaron la deposición ocular de inmunoglobulinas en la capa vascular de los capilares coroideos y las membranas basales de los procesos ciliares, y en la conjuntiva bulbar. Karpik AG et al (1985) en un estudio de las autopsias de 5 individuos que murieron con lupus eritematoso sistémico, informaron que los datos histológicos y anatómicos generales de inflamación fueron generalmente más focales y menos frecuentes que la distribución de los reactivos inmunitarios. La mayoría de los depósitos inmunes se localizaron en las paredes de los vasos sanguíneos de la conjuntiva, el cuerpo ciliar, la retina, la coroides y la esclerótica. También se encontraron depósitos difusos en asociación con las membranas basales en el cuerpo ciliar (dos de cinco pacientes) y a lo largo de la membrana basal epitelial en la córnea (dos de cinco). Los depósitos inmunes en los nervios periféricos del cuerpo ciliar y la

---

[53] Hutchinson, 1888; Maclean K y Robinson HS, 1954; Morgan, 1954; Schaposnik F et al, 1956; Heaton MJ, 1959; Bain, 1960; Yap EI et al, 1998; Jensen JL et al, 1999; Soo MP et al, 2000; Gilboe IM et al, 2001; Arévalo JF et al, 2002; Al-Mayouf SM y Al-Hemidan AL, 2003; Klejnberg T y Moraes Jr HV, 2006; Wangkaew S et al, 2006; Sivaraj RR et al, 2007; Brydak Godowska J, 2007; Resch MD et al, 2015; Silpa-archa S et al, 2016; otros.

[54] Kren, 1907; Chaillous y Pollack, 1908; Rush, 1912; Culver, 1916; Hoffmann, 1920; Audry, 1926; Zinsser, 1927; Klauder y DeLong, 1932; Montgomery, 1938; Yousefova y Bogdanovitch, 1939; Ghosh, 1956; Capdevila JM et al, 1956; Foster RE et al, 1994; otros.

conjuntiva en un paciente con síntomas visuales contenían inmunoglobulinas A y E. Foster RE et al (1994) informó de un caso de lupus eritematoso discoide conjuntival donde la biopsia reveló un infiltrado celular mononuclear mixto distribuido a lo largo de la zona de la membrana basal epitelial y alrededor de los vasos sanguíneos del estroma. El examen inmunohistopatológico reveló un patrón difuso y granular de fluorescencia correspondiente a las inmunoglobulinas y componentes del complemento a lo largo de la zona de la membrana basal epitelial y en las paredes de los vasos sanguíneos del estroma. La microscopía electrónica demostró cambios en la lámina basal epitelial compatible con el lupus eritematoso discoide, incluidas las áreas que tenían múltiples capas. La microscopía inmuno-electrónica identificó depósitos en la lámina sub-basal de inmunoglobulina G. Todo lo anterior viene a apoyar la hipótesis de que las manifestaciones oculares del lupus eritematoso sistémico se deben al depósito de complejos inmunes. Nag TC y Wadhwa S también informaron de la presencia de IgG en la membrana de Bowman en el estudio de la autopsia de una mujer fallecida con lupus sistémico.

Se han informado de diversos casos con afectación corneal –puede producirse una queratitis epitelial sin un modelo distintivo (Gold DH et al, 1972), queratitis epitelial con hiperqueratosis y erosiones recurrentes (Pillat, 1935) con lo que finalmente la superficie corneal puede recordar a la superficie gastada de una pista de patinaje (Ten Doesschate J, 1956); una lesión superficial que puede progresar para formar úlceras profundas y una queratitis parenquimatosa; una queratitis profunda primaria con opacidades múltiples (Kraus y Görl, 1907; Adan CB et al, 2004); una queratitis disciforme avascular con bordes claramente delimitados (Ammann, 1935); una queratopatía en banda bilateral con iridociclitis (Halmay O y Ludwig K, 1964); una queratoendotelitis transitoria bilateral (Varga JH y Wolf TC, 1993) o pueden aparecer

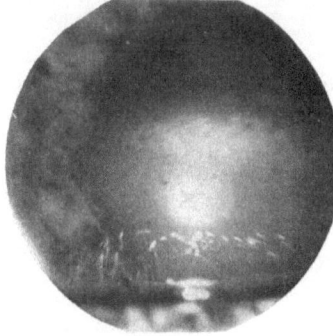

Infiltración en forma de banda en el centro de la córnea cerca de la membrana de Descemet.

Halmay y Ludwig, 1964

infiltraciones periféricas vascularizadas en asociación con una vieja enfermedad conjuntival esclerótica (Lomholt, 1926).

Yazici AT et al (2011) estudió las propiedades biomecánicas de la córnea en pacientes con lupus eritematoso sistémico con el analizador de respuesta ocular Reichert: encontró que las propiedades biomecánicas de la córnea se alteran en pacientes con LES en comparación con los controles normales. Estos hallazgos deben tenerse en cuenta al

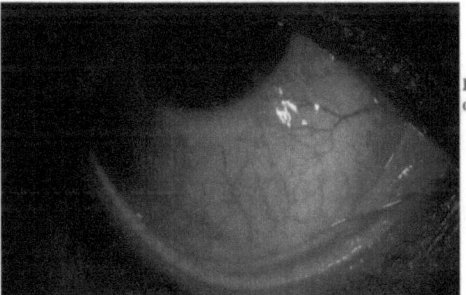

Escleritis difusa

medir los valores de presión intra-ocular en estos pacientes, ya que las lecturas de pueden subestimarse en los ojos con lupus eritematoso sistémico.

Las complicaciones esclerales son raras, pero puede producirse una escleritis nodular necrotizante[55].

El tratamiento ya lo hemos comentado, siendo los corticoides los más utilizados. Como hemos comentado, también se utilizan fármacos anti-malaria y desde Cambiaggi A (1957) se encuentran bien documentados sus efectos tóxicos[56]. Entre ellos se encuentran cambios corneales reversibles que ocurren en 30-70% de pacientes en tratamiento a largo plazo con cloroquina. Hobbs et al, (1958-61), Calkins LL (1958) y von Sallmann L y Bernstein (1963) describieron la turbiedad del epitelio corneal y áreas subepiteliales que se asemejan a puntos granulares o líneas curvas punteadas diminutas debajo del centro de la córnea, algunas veces de color marrón verdoso, como la línea Hudson-Stahli, o algunas veces en forma de espirales de punteado fino en forma de polvo. Calkins informó un caso con aumentos locales en la densidad que se asemejan a la rara distrofia corneal vertical de Fleischer. Lloyd LA e Hiltz JW (1965) describieron el

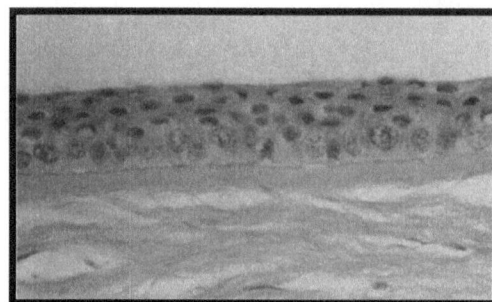

Epitelio corneal: citoplasma de tinción pálida, ligeramente inflamado, de células basales con núcleos vesiculares ligeramente agrandados.

siguiente cuadro histológico:

La quinacrina parece ser menos tóxica que la clorocrina (Zuehlke RL et al, 1981).

La queratopatía por, por ser reversible, no es una indicación para interrumpir la terapia, a menos que el paciente esté muy perturbado por la visión borrosa que puede producir.

El oro elemental, administrado por vía parenteral y oral, se usa en forma moderada para tratar la artritis reumatoide, el síndrome de Sjögren y el lupus eritematoso no diseminado. La deposición de sales de oro es observable en los tejidos oculares durante la crisoterapia; habitualmente en la córnea, la conjuntiva, la piel, la lente y la retina (Tierney DW, 1988).

- *síndrome antifosfolípido*

En relación con el lupus el síndrome antifosfolípido (síndrome de Hughes) es una patología autoinmune que produce un estado de hipercoagulabilidad. Las características más sobresalientes de esta patología son la trombosis arterial y venosa, y pérdida recurrente de embarazos. El compromiso ocular puede producirse en 8-88% de los pacientes y puede ser la primera manifestación clínica.

En algunos casos, los pacientes suelen presentarse, en principio, solo con síntomas oculares. Entre los síntomas mencionados en la literatura se encuentran síntomas de ojo

---

[55] Appelmans et al, 1960; Sainz de la Maza M et al, 1995; Sivaraj RR et al, 2007; Brydak Godowska J, 2007; Palejwala NV et al, 2012; Lin WV et al, 2018; otros.

[56] Nylander U, 1966; Shearer RV y Dubois EL, 1967; Sobrepere G et al, 1968; Carr RE et al, 1968; Cullen AP y Chou BR, 1986; Mazzuca SA et al, 1994; Graña Gil J et al, 2002; Leecharoen S et al, 2007; otros.

seco, enrojecimiento y dolor. En el segmento anterior podemos encontrar telangiectasia conjuntival, episcleritis, escleritis nodular y difusa anterior, queratoconjuntivitis seca, queratopatía punteada, uveítis anterior y rubeosis iridis (Bolling JP y Brown GC, 2000; Miserochi E, et al, 2001; Takkar B et al, 2018). El tratamiento comprende la evaluación del riesgo trombótico en el paciente, que estará determinado por los antecedentes de trombosis previas, tipo de episodio trombótico y perfil inmunológico.

*Angeítis necrotizante (vasculitis)*

Las vasculitis son un grupo de enfermedades caracterizadas por la inflamación de los vasos sanguíneos, el deterioro u obstrucción al flujo de sangre y daño a la integridad de la pared vascular. Los diferentes síndromes vasculíticos vienen dados por la localización de los vasos afectados y la histopatología en la que predomina la lesión necrosante o granulomatosa, que permiten su individualización.

La primera descripción macroscópica de las vasculitis o arteritis postmortem se le atribuye a Kussmaul y a Maier en 1866. Estas se encuentran entre las enfermedades inmunoalérgicas, aunque en la práctica clínica existen frecuentemente problemas para su correcta clasificación, lo cual conduce a retrasos en el diagnóstico y tratamiento.

Son múltiples las clasificaciones propuestas, desde la década del 50 por Zeek, quien planteó la primera clasificación de vasculitis y para esto se basó en el tamaño y tipo de los vasos afectados, así como en la morfología del proceso inflamatorio. En 1978 Faucis propuso otra y en 1991 Lie las clasificó en primarias o secundarias y en infecciosas o no infecciosas. En 1994 se publicó una clasificación como conclusión de la Conferencia de Chapel Hill en 1992 aún vigente.

La mayoría de los síndromes de las vasculitis se deben a mecanismos inmunopatogénicos que se presentan por reacción a estímulos antigénicos; sin embargo, las pruebas que respaldan esta hipótesis son indirectas casi en su totalidad. Se desconoce la razón por la cual algunos individuos desarrollan vasculitis en respuesta a ciertos estímulos antigénicos y otros no. Esto quizás se deba a la predisposición genética, al contacto ambiental y a los mecanismos reguladores de la respuesta inmunitaria a ciertos antígenos, que son los responsables de este fenómeno.

Según Charles (1997), existen 3 mecanismos fisiopatológicos fundamentales: el daño inmunológico, la infección directa de los vasos y un tercer grupo en el cual se desconoce la causa.

*Vasculitis de pequeños vasos (asociadas con ANCA):*

- Poliangitis microscópica (micropoliangitis)

- Síndrome de Churg-Strauss

- Atribuibles a infecciones y drogas

- Asociada con complejos inmunes

- Síndrome de Wegener o granulomatosis de Wegener

- Púrpura de Schönlein-Henoch

- Crioglobulinemia

- Vasculitis urticarias hipocomplementémica

- Síndrome de Goodpasture

- Enfermedad de Behcet

- Enfermedad del suero
- Asociada a otras: lupus, artritis reumatoide y síndrome de Sjögren
- Asociada a drogas e infecciones
- Paraneoplásicas
- Atribuibles a enfermedades linfoproliferativas, mieloproliferativas y carcinomas
- Asociada con enfermedad intestinal inflamatoria

*Vasculitis de vasos medianos:*
- Panarteritis nudosa (PAN)
- Enfermedad de Kawasaki
- Arteritis de células gigantes de Horton

*Vasculitis de vasos grandes*
- Arteritis de Takayasu
- Arteritis de Horton

En general tienen sus manifestaciones oculares más importantes en el tracto uveal y retina; la afectación del ojo externo tiene una importancia relativamente pequeña, pero debemos comentar dos situaciones específicas.

**- Poliarteritis nodosa.**

Denominada por Kussmaul y Maier (1886) como *periarteritis nodosa;* es una enfermedad sistémica que von Rokitansky (1852) describió por primera vez. La poliarteritis nodosa o panarteritis nudosa es una vasculitis necrotizante diseminada que afecta a arterias musculares de mediano y pequeño calibre. La característica principal es la inflamación necrotizante (con destrucción celular), peculiarmente focal y segmentaria en las regiones afectadas. Sigue un curso agudo, subagudo o crónico remitente, con posibles reagudizaciones episódica.

En el ojo externo puede producirse una conjuntivitis hiperémica, a veces con un edema considerable, como única complicación ocular; en ocasiones se pueden presentar hemorragias subconjuntivales y, como rareza, aparecen nódulos violáceos indurados con las típicas características histológicas de una vasculitis necrotizante compuesta de una infiltración de células polimorfonucleares, epiteloides y células gigantes[57]. El desarrollo de una querato-conjuntivitis seca puede ser un fenómeno tardío[58].

Las *complicaciones corneales* son más comunes y serias, particularmente en la variante conocida como granulomatosis de Wegener (maligna). Se pueden limitar a la propia

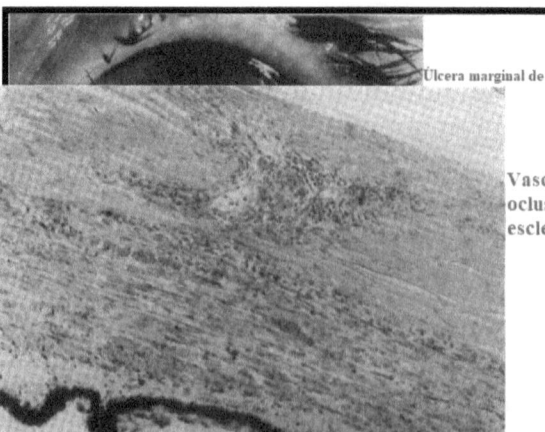

Úlcera marginal de

Vasculitis oclusiva escleral y Churg, 1954; al, 1984; otros.

[57] Spiegel, 1936 Milner, 1955; B

[58] Cardell y Gurl

córnea, apareciendo como un edema superficial a veces con lesiones epiteliales punteadas dispersas asociadas con la enfermedad vascular local (Hollenhorst y Henderson, 1951), pero es más habitual que participe también la esclera. En realidad, una esclero-queratitis necrotizante puede ser la forma de presentación de la enfermedad. La lesión corneal típica es una ulceración en forma de surco en la región paralimbal, moderadamente infiltrada y vascularizada que en los casos severos puede ahondar profundamente en la córnea a la manera de una úlcera de Mooren, y es continua con una epiescleritis o escleritis necrotizante que puede sufrir un extenso espesamiento. La úlcera puede agrandarse circunferencialmente desde un infiltrado marginal localizado para formar una úlcera en anillo, y puede progresar axialmente como una queratitis esclerosante dibujando un delantal de tejido conectivo vascularizado después de lo cual la córnea queda completamente cicatrizada, y el resultado final puede ser su perforación con la pérdida del globo[59].

Con menos frecuencia se puede presentar una queratitis intersticial, a veces como una presentación temprana, asociado con síntomas vestíbulo-auditivos (vértigo, tinnitus y sordera profunda) contando para algunos casos del síndrome de Cogan (1945)[60].

También se puede presentar una escleritis o epiescleritis sin complicaciones corneales en la arteritis temporal, a veces de naturaleza inespecífica como una escleritis nodular (Tjanidis T et al, 1961); más típico de las manifestaciones más extensas de la enfermedad es el desarrollo de una escleritis nodular necrotizante severa que a menudo conduce a la perforación y pérdida del globo[61]. Yamamoto S y Takeuchi S (2000) informaron de un caso que comenzó con una epiescleritis y desarrolló la enfermedad completa seis meses después.

En todos los casos la patología subyacente es una afectación periarterítica y una vasculitis oclusiva de las arterias epiesclerales o ciliares anteriores.

El tratamiento sólo puede ser sintomático. En vista de la existencia de algunos datos sugerentes de que la angeítis puede basarse en una hipersensibilidad, se debería excluir cualquier agente causal aunque rara vez se consigue. Se han utilizado los corticoides en una escala considerable; en algunos casos se ha informado de remisiones o una mejoría sintomática pero no de una manera invariable.

En general, el pronóstico es malo y peor en la granulomatosis de Wegener.

En la ***Papulosis atrófica maligna (Degos)***, (síndrome intestino-cutáneo letal) una enfermedad muy rara y fatal, caracterizada por el desarrollo y necrosis de pápulas dérmicas asociadas con lesiones intestinales similares debido a arteriolitis trombótica. Las lesiones vasculares afectan a las arterias y venas medianas y pequeñas en todo el cuerpo y se caracterizan histológicamente por la proliferación de la íntima en ausencia

---

[59] Harbert F y McPherson SD Jr, 1947; Ingalls RG, 1951; Goar EL y Smith LS, 1952; Wise GN, 1952; Ahlström et al, 1953; Cogan DG, 1955; Cutler WM y Blatt IM, 1956; Crawford SE, 1957; Straatsma BR, 1957; Frayer WC, 1960; Akova YA et al, 1993; otros.

[60] Oliner L et al, 1953; Crawford SE, 1957; Boyd, 1957; Eisenstein B y Taubenhaus M, 1958; Quinn FB Jr y Falls HF, 1958; Cady y Williams, 1960; Fisher ER y Hellstrom HR, 1961; Thane et al, 1962; otros.

[61] Harbert F y PcPherson SD Jr, 1947; Walton EW y Leggat PO, 1956; Chatillon J et al, 1956; Gärtner, 1959; Appelmans S et al, 1960; Payrau P y Barbançon S, 1960; Manschot, 1961; Nanjiani MR, 1967; Akova YA et al, 1993; Pecorella I et al, 2006; otros.

de cualquier inflamación apreciable (Molenoar WM et al, 1987). Se ha observado una placa blanca, elevada y completamente avascular en la conjuntiva bulbar (Mawas J y Sidi E, 1961; Sidi E y Reinberg A, 1961). Se afecta predominantemente la conjuntiva pero también se ha informado de la afectación de la esclerótica, episclera, retina, coroides y nervio óptico, y de lesiones neurooftalmológicas (Sibillat M et al, 1986).

*Esclerodermia*

La esclerosis sistémica (esclerodermia) es una enfermedad crónica rara de causa desconocida caracterizada por fibrosis difusa, cambios degenerativos, y anormalidades vasculares en la piel, articulaciones, y órganos internos (en especial el esófago, tubo digestivo inferior, pulmones, corazón y riñones). Los síntomas más comunes incluyen el fenómeno de Raynaud, poliartralgia, disfagia, pirosis, hinchazón y finalmente engrosamiento de la piel y contracturas de los dedos. Las afecciones pulmonar, cardíaca y renal son responsables de la mayoría de los casos de muerte. El diagnóstico es clínico, pero los estudios de laboratorio pueden ayudar a confirmarlo. El tratamiento específico es difícil, y a menudo se tratan sobre todo las complicaciones.

La esclerodermia es 4 veces más frecuente en mujeres que en hombres. Es más frecuente en personas de entre 20 y 50 años y es rara en niños. La esclerosis sistémica puede aparecer como parte de enfermedad mixta del tejido conjuntivo. La etiología es en parte inmunitaria y hereditaria (ciertos subtipos de HLA). Algunos síndromes de tipo esclerosis sistémica pueden deberse a la exposición a cloruro de vinilo, bleomicina, pentazocina, epoxy e hidrocarburos aromáticos, aceite de colza contaminado, o l-triptófano.

Se produce daño vascular y activación de fibroblastos; hay sobreproducción de colágeno y otras proteínas extracelulares en diversos tejidos.

Se debe considerar la esclerosis sistémica en pacientes con fenómeno de Raynaud, manifestaciones musculoesqueléticas o cutáneas típicas, o disfagia inexplicable, malabsorción, fibrosis pulmonar, hipertensión pulmonar, miocardiopatías o alteraciones de la conducción. El diagnóstico puede ser obvio en pacientes con combinaciones de las manifestaciones clásicas, como el fenómeno de Raynaud, la disfagia, y la piel tensa. Sin embargo, en algunos pacientes el diagnóstico no puede hacerse en base a la clínica, y los estudios de laboratorio aumentan la probabilidad de confirmar la presencia de la enfermedad, aunque no pueden descartarla. Se deben evaluar la presencia de anticuerpos ANA y Scl-70 en suero. Los ANA están presentes en $\geq 90\%$, a menudo con un patrón antinucleolar. En una gran proporción de pacientes con síndrome CREST se encuentran anticuerpos contra proteínas del centrómero (anticuerpos anticentrómero) en el suero, y se detectan en los ANA. El antígeno Scl-70 es una proteína ligadora de DNA sensible a nucleasas. Los pacientes con esclerodermia difusa tienen mayor probabilidad que aquellos con CREST de presentar anticuerpos anti–Scl-70. En un tercio de los pacientes el factor reumatoideo también es positivo.

La evolución depende del tipo de esclerosis sistémica, aunque suele ser impredecible. La progresión es lenta. La supervivencia a 10 años es de alrededor del 65%. La mayoría de los pacientes con enfermedad cutánea difusa presentan complicaciones viscerales, que suelen ser la causa de muerte.

El tratamiento está dirigido a los síntomas y a los órganos con disfunción. Los fármacos utilizados no influyen en el curso natural de la esclerosis sistémica en general, pero son valiosas para el tratamiento de síntomas o sistemas orgánicos específicos.

El ojo externo rara vez se afecta pero se ha informado de su participación cuando las lesiones se producen en la cara. Salgado Gómez (1960) informó de una disminución en el número de capilares conjuntivales con estrechamiento de las arteriolas, y dilataciones venosas y arteriales con edema subconjuntival; un raro desarrollo es la presencia de una querato-conjuntivitis seca[62]. Coyle (1956) informó de un caso único en un paciente con esclerodermia localizada en la frente en el que apareció un ramillete de hinchazones redondeadas recordando a copos de nieve en la parte inferior de la córnea; tenían un origen epitelial, elevadas sobre la superficie y se encontraban asociadas con una ligera infiltración del estroma subyacente; se desintegraron hacia las dos semanas dejando áreas ulceradas que se sustituyeron por nuevas lesiones; el proceso se acompañó de sorprendentemente escasos síntomas, hasta que finalmente después de algunos meses la enfermedad se calmó con desaparición de las lesiones cutáneas dejando pocas e insignificantes lesiones corneales. Se ha informado de la presencia de inyecciones conjuntivales y de edema conjuntival (Horan EC, 1969; West RH y Barnet AJ, 1979).

Mabon M et al (1999) informaron de un caso que presentó excavaciones esclerales bilaterales en una paciente añosa con esclerodermia. Sii F et al (2004) informaron de la asociación de esclerodermia con un adelgazamiento corneal periférico que ocasionó un astigmatismo contra la regla bastante alto y de desarrollo rápido.

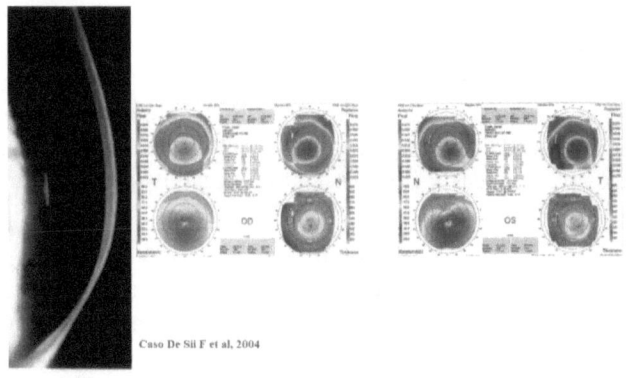

Caso De Sii F et al, 2004

Emre S et al (2010) utilizando el analizador de respuesta ocular reichert encontró que la histéresis ocular se encuentra aumentada en relación a un grupo de control normal en pacientes con esclerodermia.

En la *dermatomiositis* sólo se ha informado de la afectación del ojo externo en forma de una conjuntivitis catarral que se produce sin secuelas.

*Grupo de enfermedades reumatoides*

La **artritis reumatoide,** siguiendo al manual MSD, es una enfermedad sistémica autoinmunitaria crónica que afecta a las articulaciones. La artritis reumatoide produce lesiones mediadas por citocinas, quimiocinas y metaloproteasas. Es característica la inflamación simétrica de articulaciones periféricas (muñecas, articulaciones metacarpofalángicas), que lleva a una destrucción progresiva de las estructuras articulares, acompañada de síntomas sistémicos. El diagnóstico se basa en signos clínicos, de laboratorio y por las imágenes específicas. El tratamiento se realiza con

---

[62] Holm, 1949; Oblatt et al, 1958; Bloch et al, 1960; Horan EC, 1969; West RH y Barnett AJ, 1979; Anad R, 1985; Rasker JJ et al, 1990; Sii F et al, 2004; Gómez Bde A et al, 2011; otros.

fármacos, medidas físicas, y en algunos casos cirugía. Los fármacos antirreumáticos modificadores de la enfermedad ayudan a controlar los síntomas y a reducir su progresión. La AR afecta a cerca del 1% de la población. Es de 2 a 3 veces más frecuente en mujeres que en varones. Puede comenzar a cualquier edad, pero es más usual entre los 35 y los 50 años, pero puede comenzar en la niñez o en adultos mayores.

Si bien se sabe que en la artritis reumatoide participan reacciones autoinmunitarias, la causa precisa se desconoce. Se ha identificado una predisposición genética y, en poblaciones de raza blanca, localizada en un epítopo compartido en el locus HLA-DR β1 de antígenos de histocompatibilidad clase II. Las anormalidades inmunitarias más importantes incluyen inmunocomplejos producidos por células del revestimiento sinovial y en los vasos sanguíneos inflamados. Las células plasmáticas producen anticuerpos (p. ej., factor reumatoideo, anticuerpo anti péptido citrulinado cíclico) que contribuyen a estos complejos, aunque puede presentarse una artritis destructiva en ausencia de estos. Los macrófagos también migran hacia la membrana sinovial afectada en las primeras etapas de la enfermedad; en los vasos inflamados, se observan células derivadas de macrófagos. Los linfocitos que infiltran el tejido sinovial son sobre todo células T CD4+. Los macrófagos y los linfocitos producen citocinas y quimiocinas proinflamatorias (p. ej., TNF-α, factor estimulante de colonias de granulocitos-macrófagos [GM-CSF], diversas IL, interferón-γ) en la sinovial. La liberación de mediadores de la inflamación contribuye probablemente a las manifestaciones sistémicas y articulares de la artritis reumatoidea. En un 30% de los pacientes con artritis reumatoidea aparecen nódulos reumatoides. Son granulomas formados por un área necrótica central rodeada por macrófagos histiocíticos en empalizada y rodeados por linfocitos, células plasmáticas y fibroblastos. En órganos internos, también pueden aparecer nódulos y vasculitis.

La artritis reumatoideo disminuye la expectativa de vida en 3 a 7 años. Las causas de mortalidad son enfermedad cardíaca, infecciones y hemorragia digestiva; también influyen los tratamientos farmacológicos, el cáncer y enfermedades subyacentes. Al menos un 10% de los pacientes tienen discapacidad grave a pesar del tratamiento. Las personas de raza blanca y las mujeres tienen el peor pronóstico. También tienen mal pronóstico pacientes con nódulos subcutáneos, edad avanzada al comienzo de la enfermedad, inflamación en ≥ 20 articulaciones, erosiones tempranas, fumadores, eritrosedimentación acelerada y concentración elevada del factor reumatoideo o anti-CCP.

El tratamiento se asienta en tres pilares: Medidas de apoyo (p. ej., dejar de fumar, nutrición, reposo, medidas física, analgésicos); Fármacos que modifican la progresión de la enfermedad y AINEs, según sea necesario para la analgesia. El objetivo de la farmacoterapia es reducir la inflamación para prevenir erosiones, deformidad progresiva, y pérdida de la función articular. Los fármacos antirreumáticos modificadores de la enfermedad (FARME) se utilizan en forma temprana, a menudo combinados. Otros fármacos, como los agentes biológicos, los antagonistas de TNF-α y los antagonistas de receptores de IL-1, limitan la progresión de la AR. Los AINE alivian el dolor en la AR pero no previenen las erosiones o la progresión de la enfermedad y por lo tanto sólo deben utilizarse como terapia adyuvante. Se pueden agregar corticoides sistémicos en dosis bajas (prednisona < 10 mg una vez por día) para controlar síntomas poliarticulares graves, con el objetivo de reemplazarlos por FARME. Los corticoides intra-articulares de liberación lenta pueden controlar los síntomas mono-articulares u oligo-articulares graves.

La afectación ocular más habitual es la querato-conjuntivitis seca, de hecho, como hemos visto, el 75% de los pacientes con la enfermedad de Gougerot-Sjögren tienen poliartritis del tipo reumatoideo, mientras que alrededor del 10-15% de pacientes con artritis reumatoides primaria desarrollan querato-conjuntivitis seca (Stenstan, 1947; Thompson y Eadie, 1956). Mulock Houwer (1927) fue el primero en señalar la asociación entre las dos enfermedades que es muy significativo y ha sido ampliamente atestiguado por numerosos investigadores[63]; en realidad, Sjögren (1933-40) insistió con firmeza que "toda mujer artrítica de edad que sufre de síntomas oculares es sospechosa de tener querato-conjuntivitis seca".

Aparte de este síndrome habitual, las complicaciones oculares se conocen desde hace mucho tiempo. Pueden presentarse epiescleritis, escleritis, esclero-queratitis y lesiones esclerales necrotizantes profundas y ocasionalmente una uveítis anterior aislada cuya aparición puede ser incidental. En casos severos con muchos nódulos subcutáneos, pueden desarrollarse nódulos reumatoideos similares en el tejido epiescleral y, a veces, también en la periferia vascularizada de la córnea (Stanworth A, 1951); en realidad la presencia de nódulos reumatoideos en la epiesclera, cualquiera que sea su evolución, se puede considerar casi específico de esta enfermedad. Esta situación es típicamente crónica y recurrente, y pueden alternar una epiescleritis, úlceras corneales e iridociclitis unas con otras durante años (Smoleroff, 1943); alternativamente, las lesiones profundamente destructivas de la escleritis nodular necrotizante o de una escleromalacia perforante pueden seguir su curso inevitablemente lento, a menudo produciendo la perforación del globo, mientras que la misma inexorable destrucción puede seguirse del desarrollo de un granuloma masivo de la esclera. Alrededor del 50% de los casos de escleritis nodular necrotizante y prácticamente todos los casos de escleromalacia perforante y de granuloma masivo de la esclera se presentan en estos pacientes.

Una complicación corneal rara es la aparición bilateral de opacidades corneales granulares que son más densas en el área central, espolvoreando las capas profundas del estroma, mientras que se puede desarrollar una verdadera opacidad en forma de banda (Amalric P y Bessov P, 1959). Ya hemos discutido las características clínicas de los nódulos reumatoideos epiesclerales, del granuloma masivo de la esclera, de la escleritis nodular necrotizante y de la escleromalacia perforante.

La *poliartritis en niños* (enfermedad de Still, 1897) actualmente denominada como artritis idiopática juvenil engloba un grupo de enfermedades asociadas a la infancia que se presentan cerca de los 16 años de edad y provocan una inflamación persistente o recurrente de las articulaciones similar a la provocada por la artritis en adultos.

Existen varias formas de artritis idiopática juvenil. Aunque cada forma presenta características diferentes, todas ellas comparten características similares. La forma está determinada por los resultados de la exploración clínica y las pruebas de laboratorio. Son las siguientes: Oligoarticular; Poliarticular (factor reumatoide negativo o positivo); Relacionada con entesitis; Psoriásica; Indiferenciada y Sistémica.

Los niños pueden presentar una determinada forma de artritis en el momento del diagnóstico inicial, pero a veces desarrollan una forma diferente durante el curso de la enfermedad.

El diagnóstico se basa en los síntomas y en los resultados de la exploración física. No existe una única prueba de laboratorio definitiva para el diagnóstico de la artritis

---

[63] Stenstam, 1947; Godtfredsen, 1949; Reader et al, 1951; Offret y Massin, 1957; Brémová et al, 1958; Weissmann, 1958; Jones, 1958; Appelmans, 1960; otros.

idiopática juvenil, pero algunos análisis de sangre son útiles para distinguir una forma de otra. Se realizan análisis de sangre para detectar la presencia del factor reumatoide y de anticuerpos antinucleares, presentes en algunas personas con artritis reumatoide y enfermedades relacionadas (por ejemplo, las enfermedades autoinmunitarias, como el lupus eritematoso sistémico, la polimiositis o la esclerosis sistémica [esclerodermia]). Sin embargo, muchos jóvenes con artritis idiopática juvenil no presentan factor reumatoide o anticuerpos antinucleares en la sangre.

Los afectados por artritis juvenil oligoarticular que presentan anticuerpos antinucleares en la sangre tienen un riesgo mayor de desarrollar iridociclitis. Los jóvenes con AIJ deben ser examinados varias veces al año por un oftalmólogo para descartar iridociclitis, con independencia de la presencia o no de los síntomas, dado que la iridociclitis puede ser asintomática incluso cuando ya está provocando inflamación ocular. Los jóvenes con AIJ oligoarticular deben hacerse una revisión ocular cada 3 a 4 meses, los que tienen AIJ poliarticular cada 6 meses y los que tienen AIJ sistémica, una vez al año. Debe realizarse una exploración radiológica para detectar alteraciones características en los huesos o en las articulaciones.

Pronóstico: Con tratamiento, del 50 al 70% de los jóvenes afectados tienen periodos libres de síntomas (remisiones). Los casos de artritis idiopática juvenil poliarticular en los que se presenta factor reumatoide positivo tienen un pronóstico menos favorable. Si se realiza un tratamiento temprano, la mayoría de los afectados llevan una vida normal.

Las diversas formas de artritis idiopática juvenil se tratan de manera similar y los fármacos que se utilizan para reducir el dolor y la inflamación son los mismos que se usan en la artritis adulta. Para el alivio de los síntomas se administran de forma característica fármacos antiinflamatorios no esteroideos, los cuales son más eficaces para la artritis relacionada con entesitis. Sin embargo, aunque estos fármacos contribuyen a aliviar los síntomas, no detienen la progresión de la enfermedad articular.

La Inflamación ocular puede producirse con cualquier tipo de artritis idiopática juvenil, pero es más frecuente en la forma oligoarticular y muy poco frecuente en la poliarticular y en la sistémica. La inflamación afecta de forma característica el iris (iridociclitis). La iridociclitis asociada por lo general no provoca síntomas (no hay dolor o enrojecimiento), pero a veces causa visión borrosa y pupilas irregulares. Sin embargo, una iridociclitis no tratada puede conducir a una fibrosis y a una pérdida permanente de visión. En casos muy poco frecuentes, los jóvenes con artritis relacionada con entesitis presentan enrojecimiento ocular y dolor y sensibilidad a la luz.

La uveítis anterior a veces se acompaña secundariamente de una opacidad en forma de banda de la córnea y, como complicación tardía, con cataratas y glaucoma aunque estas últimas se relacionan más con el uso de esteroides que con la propia enfermedad (Bhadaria DP et al, 1989; Körner Stiefbold U et al, 1993; otros) aunque también pueden ser secundarias a la uveítis; excepcionalmente son unilaterales (Capelli L y Zucchini G, 1962). Estas afectaciones oculares no fueron observadas por Still en su investigación inicial sino que fueron publicadas por primera vez Friedlaender (1933). Son relativamente raras, presentándose en una proporción de casos que se estima entre el 5 ′5% (Smiley WK et al, 1957) y el 21% (Vesterdal E y Sury B, 1950) y es de señalar que pueden preceder a los síntomas articulares en meses o años durante cuyo periodo la enfermedad aparenta ser una afectación ocular aislada[64].

---

[64] Franceschetti A, 1946; Franceschetti A et al, 1951; François J, 1954; Smiley WK et al, 1957; otros.

Chylack LT Jr (1975) informó del desarrollo de una querato-conjuntivitis seca en algunos pacientes que desarrollaron previamente iridociclitis. Frati Munari AC et al (1978) informó de un caso que se asoció con escleromalacia perforante bilateral en un paciente varón de 13 años que pensó secundaria a una vasculitis.

Chauffard y Ramond (1896) describieron un síndrome similar al anterior pero con inicio en la adultez que actualmente se denomina como *enfermedad de Still de inicio en la adultez*.

El síndrome de Felty (1924) consistente en la asociación de poliartritis crónica, esplenomegalia, leucopenia y con frecuencia una pigmentación en la piel, también se puede considerar como una forma atípica de artritis reumatoide. La fisiopatología del síndrome no se conoce completamente, pero se ha propuesto que el mecanismo subyacente podría ser una respuesta autoinmunitaria contra antígenos neutrofílicos. Un aumento de la incidencia de las infecciones podría estimular una respuesta neutrofílica que incluye la deaminación de las histonas y la expulsión de la cromatina de la célula. Las trampas extracelulares de neutrófilos, que contienen histonas deaminadas formando complejos con adyuvantes bacterianos, son los desencadenantes antigénicos más probables para la producción de autoanticuerpos antihistonas deaminadas. Estos autoanticuerpos o sus complejos inmunitarios pueden además estimular a los neutrófilos, de modo que se completa un ciclo automantenido que conduce a la disminución de neutrófilos maduros. En los pacientes con síndrome de Felty se encuentra mayor incidencia de autoanticuerpos antihistonas deaminadas. Cerca del 95 % de los pacientes de SF tienen un alelo MHC clase II HLA-DR4. Los afroamericanos tienen una baja incidencia de este antígeno.

El SF es difícil de tratar y el tratamiento de referencia está destinado a la AR subyacente con el objetivo adicional de tratar la neutropenia y las infecciones recurrentes. Esto incluye algunos fármacos antirreumáticos modificadores de la enfermedad (como la sulfasalazina y la hidroxicloroquina) y el metotrexato. También se ha utilizado factor estimulante de colonias de granulocitos (G-CSF) para mejorar el recuento de neutrófilos. Para casos resistentes al tratamiento con esplenomegalia se puede sopesar la realización de una esplenectomía. En pacientes con SF resistente se ha utilizado rituximab (RTX) como terapia de segunda línea.

Las complicaciones oculares incluyen querato-conjuntivitis seca (Gurling, 1953; Smith, 1957; otros), epiescleritis y úlceras corneales que se pueden asociar con hipopion y conducir a la pérdida del globo (Hutt et al, 1951) y escleromalacia perforante (Ostriker et al, 1955; Smith, 1957).

La espondilitis anquilosante (enfermedad de Marie-Strümpell) donde los cambios reumáticos generalmente se inician en la articulación sacro-ilíaca para extenderse hacia arriba para formar la denominada "espina de póker", también se considera como una variante de la artritis reumatoides que en su forma típica se encuentra en alrededor del 20% de los casos. La espondilitis anquilosante (EA) es una espondiloartropatía prototípica y una enfermedad sistémica caracterizada por una inflamación del esqueleto axial, las grandes articulaciones periféricas y los dedos, dolor de espalda nocturno, rigidez de espalda, cifosis acentuada, aortitis, anormalidades de la conducción cardíaca y uveítis anterior. El diagnóstico requiere la demostración de la sacroileítis en una radiografía. El tratamiento se realiza con AINE o antagonistas del factor de necrosis tumoral y con medidas físicas que mantengan la flexibilidad articular.

Aparte de la uveítis ya comentada, la enfermedad puede asociarse con menor frecuencia con la aparición de epiescleritis o escleritis.

La *artritis psoriásica,* donde la artritis reumatoidea que afecta preferentemente a las articulaciones falángicas terminales en lugar de las proximales como en la forma clásica de artritis reumatoides, se combina con psoriasis y afectación de la uñas, se suele considerar como otro miembro de la familia de las artritis reumatoidea. Las complicaciones oculares incluyen una queratitis punteada superficial, iridociclitis y querato-conjuntivitis seca. Horowitz (1949) describió una opacidad a dos niveles en la córnea, una opacidad vascularizada superficial bajo la membrana de Bowmann y una segunda (no vascularizada) en el estroma más profundo.

La *enfermedad de Reiter,* a veces incluida en esta categoría y estudiada en otros apuntes, se caracteriza por la asociación de artritis reumatoide, uretritis y conjuntivitis.

Normalmente sí se controla la enfermedad general los síntomas oculares tienden a aliviarse; no obstante, los corticoides locales suelen ser efectivos.

*Fiebre reumática*

La fiebre reumática es una complicación inflamatoria aguda no supurada de la infección faríngea por estreptococo grupo A, que causa una combinación de artritis, carditis, nódulos subcutáneos, eritema marginado y corea. El diagnóstico se basa en la aplicación de los criterios de Jones modificados a la información reunida mediante la anamnesis, el examen físico y los estudios de laboratorio. El tratamiento consiste en aspirina u otros AINE (antiinflamatorios no esteroides), corticosteroides durante la carditis grave y antibióticos para erradicar la infección estreptocócica residual y prevenir la reinfección.

La faringitis por estreptococo grupo A es el precursor etiológico de la fiebre reumática aguda, pero también son importantes factores ambientales y del huésped. Las proteínas M del estreptococo grupo A comparten epítopos (sitios determinantes antigénicos reconocidos por los anticuerpos) con proteínas halladas en la sinovia, el miocardio y las válvulas cardíacas, lo que sugiere que el mimetismo molecular por los antígenos del estreptococo grupo A de las cepas reumatógenas contribuye a la artritis, la carditis y el daño valvular. Los factores de riesgo genéticos del huésped son el antígeno D8/17 de los linfocitos B y determinada clase de antígenos de histocompatibilidad clase II. La desnutrición, el hacinamiento y el nivel socioeconómico más bajo predisponen a las infecciones estreptocócicas y a episodios ulteriores de fiebre reumática.

Hay destacar que, aunque las infecciones por estreptococos del grupo A, tanto de la faringe como de otras áreas del cuerpo (piel y estructuras anexas de los tejidos blandos, huesos o articulaciones, los pulmones y el torrente sanguíneo), pueden causar glomerulonefritis posestreptocócica, las infecciones por estreptococos grupo A diferentes de la faringitis no provocan fiebre reumática. La razón de esta diferencia específica en las complicaciones resultantes de la infección por el mismo microorganismo no se entiende bien.

La mayoría de las veces, hay compromiso de las articulaciones, el corazón, la piel y el SNC. La anatomía patológica varía según la localización.

Las complicaciones oculares son poco comunes. Davis y Landau (1956) describieron un modelo característico capilar consistente en unas arborizaciones peculiares de los vasos y abruptas reducciones en el calibre de muchas de sus ramas terminales en la conjuntiva (y lechos ungüeales); lo consideraron como un signo de valor diagnóstico, particularmente en los casos iniciales. También es una característica de la enfermedad las hemorragias subconjuntivales (Smith JL, 1957). Godtfredsen E (1949) informó de una alta incidencia de conjuntivitis catarrales (5 a 10% de los casos), mientras que pueden presentarse epiescleritis, escleritis y esclero-tenonitis; es interesante que esta última condición se ha señalado como signo prodrómico de esta enfermedad (Rateau, 1924). La iritis, aunque registrada por varios autores (Godtfrensen E, 1949) parece ser incidental (Sorsby A y Gormaz A, 1946) y el papiledema es una rareza (Nutt, 1951).

**GRUPO DE ENFERMEDADES POR DEFICIENCIA**

El concepto tal como lo conocemos hoy de enfermedades producidas por deficiencias dietéticas tiene un origen comparativamente reciente y data (según la literatura inglesa) del establecimiento de la existencia de "factores alimentarios accesorios" por parte de Frederick Gowland Hopkins (1861-1947) en Cambridge. No obstante, a pesar de la fatuidad inglesa, se conocía desde mucho tiempo atrás, aunque sin tener las ideas claras, que una alimentación defectuosa tenía serias consecuencias, no faltando sobre los ojos. Así la combinación de xeroftalmía y ceguera nocturna, que ahora sabemos que se debe a deficiencia de vitamina A, ya se señalaba en los registros médicos del antiguo Egipto quienes conocían el cuadro clínico y que curaban comiendo hígado de pescado (papiros de Ebers, 1500 a.C.).

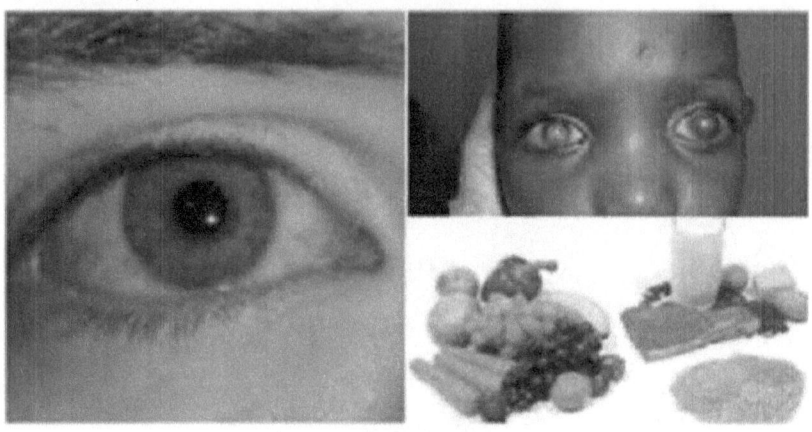

xeroftalmía

Más tarde, Hipócrates prescribía el hígado de buey con miel para su tratamiento, mientras que los hindúes tenían conocimientos y remedios similares; lo mismo encontramos en los escritos de la Edad Media europea.

No obstante, aunque en términos generales la asociación de síntomas oculares con la malnutrición era accesible, faltaba una prueba adecuada y el mecanismo de la patología permanecía siendo oscuro. El primero en intentar atacar estos problemas fue el fisiólogo pionero experimental, François Magendie (1783-1855), uno de los profesores más brillante del Collège de Francia, quien, siempre original, audazmente impulsivo e inusualmente trabajador fue el principal responsable del inicio de una nueva era en el campo de la Fisiología. En su tiempo, cuando aún dominaba la filosofía natural de Hipócrates y Galeno, llegó a la convicción de que las leyes de la física y la química eran válidas para explicar el fenómeno de la vida y que la comprensión de los procesos vitales sólo podía lograrse mediante la observación cuidadosa y planificada de la experimentación científica. Se puede decir que su *Précis élémentaire de physiologie,* aparecido en 1816, abrió una nueva era. En la fisiología general su más famoso experimento fue el descubrimiento de la función de las raíces nerviosas, anteriores y posteriores, de la médula espinal, un experimento realizado en perritos utilizando el delgado cuchillo de cataratas (1822). En la Oftalmología su nombre se asocia con los cambios degenerativos que se producen en el ojo cuando se corta el nervio trigémino (1824). En la presente relación fue el primero en introducir el método experimental en el estudio de las deficiencias dietéticas (1816), produciendo úlceras corneales, al restringir los carbohidratos en la dieta de perros. No obstante, estos primeros experimentos no fueron reproducidos y se tuvo que esperar casi un siglo para que fueran considerados y se relacionaran con los cambios oculares asociados con una dieta inadecuada en el hombre.

El mantenimiento de lo adecuado de la dieta conlleva la consideración de un número de factores, el más importante de los cuales son el número de calorías, el aporte adecuado de material nitrogenado en forma de proteínas, un balance adecuado entre glúcidos y grasas, estas últimas mejor en forma insaturadas, y la presencia de factores específicos que incluyen los oligoelementos, las vitaminas y, por supuesto, el agua.

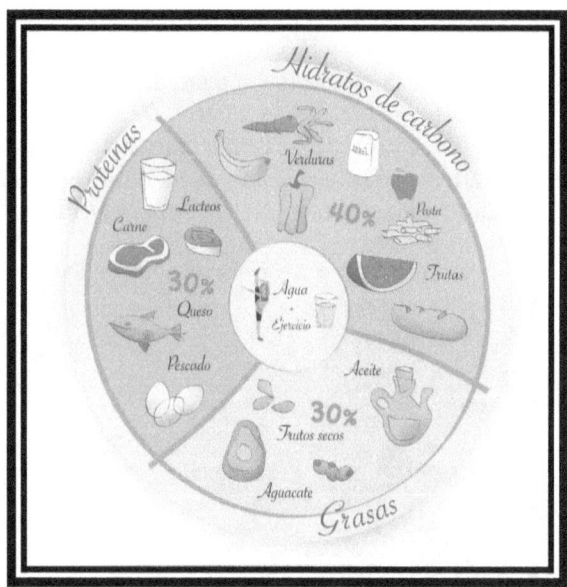

Una situación de deficiencia se puede originar (1) cuando falta el ingreso de alimentos o de sus constituyentes esenciales, (2) cuando la absorción es defectuosa por enfermedad hepática, pancreática o intestinal o (3) cuando hay un consumo excesivo como sucede en enfermedades debilitantes severas o en periodos de crecimiento rápido.

En comparación con otros órganos del cuerpo, el ojo parece estar notablemente bien protegido contra los efectos adversos de la desnutrición general (McLaren DS y Halasa A, 1964). Esto puede tener algo que ver con la etapa avanzada de desarrollo alcanzada por el ojo incluso en el momento del nacimiento y con la gran importancia funcional del ojo para la supervivencia. La mayoría de los estudios realizados en individuos hambrientos inmediatamente después de la segunda guerra mundial no revelaron mucha evidencia de afectación ocular. Sin embargo, notables excepciones son la condición atribuida a la inanición en la población civil de Atenas denominada "queratopatía polimórfica superficial" (Djacos, 1949).

Los síntomas oculares tradicionalmente se han adscrito a una deficiencia de una vitamina, especialmente la vitamina A y, en menor medida, al complejo B, pero debemos recordar que la deficiencia de un factor a menudo se acentúa por ingresos insuficientes de otros, y que, aunque pueden predominar los síntomas de una deficiencia, el cuadro clínico habitualmente es de tipo compuesto. Como la deficiencia de un solo elemento particular en la dieta no se produce habitualmente en los estados de malnutrición, la mayoría de los cuadros específicos que se han descrito se basan en los resultados observados en experimentos de deprivación realizados en animales donde se puede imponer un control adecuado. No obstante, se encuentra bien establecido que los datos clínicos de la misma deficiencia dietética varían considerablemente con la especie animal, en algunos pacientes afecta principalmente al ojo externo, en otros al cristalino y aún en otros a la retina y nervio óptico. Es evidente que se debe proceder con la mayor precaución en llegar a conclusiones con respecto a la acción de la malnutrición sobre los ojos del hombre a partir de experimentos realizados en animales.

- ***Deficiencia proteica.***

El estado de desnutrición suele definirse generalmente para aquellos casos de restricción primaria de calorías y proteínas que conduce a la situación de inanición o marasmo; rara vez encontramos una situación de inanición simple, pero la falta de proteínas, incluso en presencia de un ingreso adecuado en calorías habitualmente en forma de carbohidratos como arroz o maíz, conduce a un síndrome igualmente desastroso que se solía observar endémicamente en algunos países tropicales y subtropicales donde la malnutrición es abundante, o en tiempos de escasez, particularmente entre niños y adolescentes[65] que se puede presentar tanto en forma marásmica como edematosa. En estas situaciones los síntomas oculares no son una característica prominente, pero pueden estar presentes.

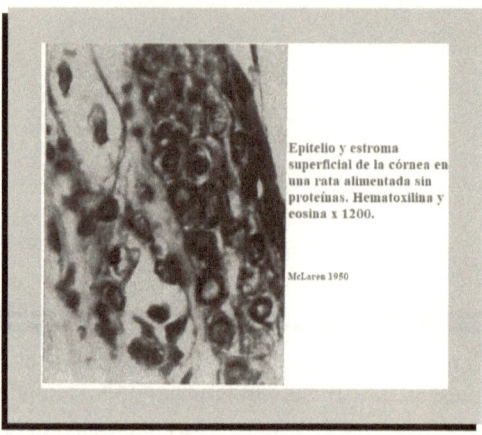

Epitelio y estroma superficial de la córnea en una rata alimentada sin proteínas. Hematoxilina y eosina x 1200.

McLaren 1950

Con una dieta deficiente sólo en proteínas se ha encontrado que las ratas desarrollan un

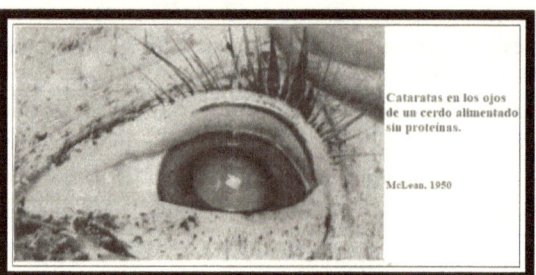

Cataratas en los ojos de un cerdo alimentado sin proteínas.

McLean, 1950

aspecto "nevado" de opacidades superficiales en la córnea asociado con una neovascularización subepitelial; una situación que alcanza rápidamente el centro de la córnea. Histológicamente muestra queratinización de las capas superficiales del epitelio y degeneración de las capas basales, mientras que se producen cambios similares en la conjuntiva[66]. Una deficiencia similar en cerdos conduce al desarrollo de cataratas. Es significativo que en ratas se puede desarrollar un cuadro de vascularización perilimbal

---

[65] De hecho el término Kwashioskor significa en la lengua ghanesa "la enfermedad del niño mayor que aparece con un nuevo nacimiento", el niño mayor, al quedar privado de la leche materna, habitualmente queda entregado a una dieta deficiente en un periodo que además es de rápido crecimiento.

con un nublamiento de la córnea habitualmente asociado con ariboflavinosis, con una dieta pobre en proteínas y rica en riboflavina (Bietti GB, 1940-50; Hall BE et al, 1946).

En ratas se ha descrito una vascularización similar de la córnea, a veces asociada con queratinización y metaplasia del epitelio, siguiendo a la deprivación de aminoácidos esenciales específicos (triptófano, lisina, leucina, valina, histidina y otros)[67] pero los resultados no son siempre consistentes.

Clínicamente, en la inanición o deficiencia proteica se pueden considerar característicos ciertos cambios en el ojo externo aunque su presencia no es universal. En el tipo "seco" de inanición los ojos se ven como deslustrados y sin vida, la conjuntiva se encuentra desprovista de vasos sanguíneos, recordando a la porcelana sin vidriar (Keys A, 1948); en la forma "húmeda" el edema por hambre del vientre y miembros inferiores se puede acompañar del desarrollo de quemosis e hinchazón de párpados y cara (Cockrum WM et al, 1948). Los cambios corneales, descritos como *Queratopatía superficial polimórfica,* se observó durante la hambruna griega en la II Guerra Mundial en la que el cuadro clínico general parecía excluir la falta de cualquier vitamina específica[68]; existían zonas de cambios degenerativos en las células epiteliales asociadas con manchas redondas u ovaladas de infiltración en el tejido subepitelial, un cambio responsable de seguirse de ulceración que nunca penetra la membrana de Bowman. Cambios similares se observaron en los campos de prisioneros japoneses, pero en estos casos no se pueden excluir otras causas fácilmente; consistían principalmente en opacidades punteadas superficiales que conducían a ulceraciones indolentes con el desarrollo ocasional de hipopion (Frazer, 1946; Shapland CD, 1946). Ridley H (1945) informó de los cambios oculares en prisioneros de guerra liberados de Tailandia; el síntoma principal era la pérdida de visión con una dieta hipocalórica y pobre en proteínas de origen animal. Prácticamente todos los prisioneros liberados mostraban algún grado de anomalía queratoconjuntival. No había inyecciones gruesas, excepto ocasionalmente en el área interpalpebral donde la conjuntiva podía ser opaca y estar engrosada y opaca. No se han vieron manchas de xerosis en las córneas o de Bitot y el único pterigium era de larga data. En el 96 por ciento de los ambliopes y el 91 % de los otros pacientes, el plexo capilar fino en el limbo tenía aumentada su extensión, y los vasos superficiales diminutos apenas eran lo suficientemente anchos para pasar los corpúsculos y pueden extenderse hasta 2 mm en la córnea. La yascularización se acompañaba de opacificación superficial. Con frecuencia, los márgenes internos de los bucles capilares se unían para formar circunferencias bastante grandes. Sin embargo, la característica más llamativa de los capilares del limbo era su variabilidad en el tamaño, que podían ser tan grandes como para parecer aneurismas, tanto fusiformes como saculares. Éstos se sitúan con bastante más frecuencia en la parte escleral que en la córneal, y los más grandes se veían fácilmente con la lupa. Al principio, pueden confundirse con hemorragias, pero bajo el alto poder de la lámpara de hendidura (usando oculares 10X en lugar de los 5X habituales) se pueden ver claramente las células sanguíneas que pasan a través del lumen, y en ocasiones donde la circulación es lenta los aneurismas se llenan alternativamente y luego descargan su sangre. Los aneurismas se presentaron en el 65% de los pacientes escotomatosos y en el 48% de los que tienen vista normal. Oomen HA (1954) observó el típico cuadro de xerosis y

---

[66] Sydenstricker VP et al, 1946; Hall BE et al, 1946; Kaunitz H et al, 1954; Wiesinger H et al, 1955; McLaren DS, 1958-59; otros.

[67] Totter y Day, 1942; Maun ME et al, 1945; Sydenstricker VP et al, 1946-47; Ferraro A et al, 1947.

[68] Djacos C, 1942-49; Spyratos y Petzetakis M, 1953; Eleftheriov DS y Djacos C, 1950; Petzetakis M, 1950.

queratomalacia en Indonesia en un niño con kwashiorkor. Desde luego, en estos casos la deficiencia es casi con certeza múltiple y dudoso que continúen sí los cambios registrados en el ojo externo se debieran a la inanición y falta de proteínas, incluso es posible que la córnea desvitalizada sea propensa a algunas infecciones virales. Es interesante que los cambios estructurales de la córnea no aparecen hasta las fases terminales o casi.

Debemos recordar que la falta de proteínas, un disbalance o una deficiencia dietética general es un factor potente en la predisposición o alteración del curso clínico de muchas enfermedades oculares, cuyo mejor ejemplo quizás sean las conjuntivitis flictenulares.

*Deficiencia en grasas*

Es una afectación muy rara con escasa representación en el ojo y ninguna sobre el ojo externo. No obstante, se publicaron informes de retraso en la función visual en neonatos alimentados con las primeras leches artificiales consistentes básicamente en una menor agudeza visual comparados con infantes alimentados al pecho. Este cuadro se debía a la falta de ácidos grasos insaturados de cadena larga n-3 y n-6 que dificulta el desarrollo de las membranas neuronales[69].

*Autofagia*

Es conveniente el comentar el proceso de autofagia que es el mecanismo inmediato de respuesta ante la inanición sea impuesta o voluntaria.

La palabra autofagia proviene de las palabras griegas "auto", que significa "yo", y "phagy", que se refiere a la canibalización. El término "autofagia" se refiere a cualquier proceso de degradación celular que implique el transporte de cargas citoplasmáticas a lisosomas (Shintani T y Klionsky DJ, 2004). En una amplia gama de células eucariotas, la autofagia es un proceso citoprotector mediante el cual una célula se "canibaliza" a sí misma y desempeña funciones clave en el recambio basal de componentes celulares y la respuesta al daño de los orgánulos y la privación de nutrientes. Hay tres tipos de autofagia: macro-autofagia, micro-autofagia y autofagia mediada por chaperones. La macro-autofagia es el modo más importante y canónico de autofagia.

Durante este proceso, las cargas citoplásmicas se secuestran en vesículas de membrana doble y se envían a los lisosomas. Las vesículas de secuestro o las proteínas adaptadoras se forman a través de un proceso altamente regulado que involucra a más de 20 proteínas relacionadas con la autofagia (Atg). La formación típica de proteínas adaptadoras se conserva altamente evolutivamente y se desarrolla a través de (1) la nucleación de la vesícula (formación), (2) elongación de la vesícula (expansión) y (3) finalización de la vesícula (fusión).

En el siguiente esquema se sumariza las vías regulatorias de la autofagia:

---

[69] Jonsbo F, et al, 1995; Marín MC et al, 2000; Hoffman DR et al, 2000; Agostoni C, 2008; otros.

La vía reguladora autofágica canónica es la vía PI3K-Akt-mTOR de clase I. El receptor mTOR es un sensor que controla los niveles de oxígeno y nutrientes intracelulares y activa la autofagia en respuesta a la hipoxia, el estrés del retículo endoplásmico o la inanición; La inhibición de mTOR activa el complejo ULK, lo que también resulta en autofagia. Además, la inanición altera la relación AMP / ATP, lo que lleva a la regulación al alza de la actividad de AMPK, la activación de la vía ERK1 / 2 y la inhibición del receptor mTOR. Además, el estrés del retículo endoplásmico y el ARN

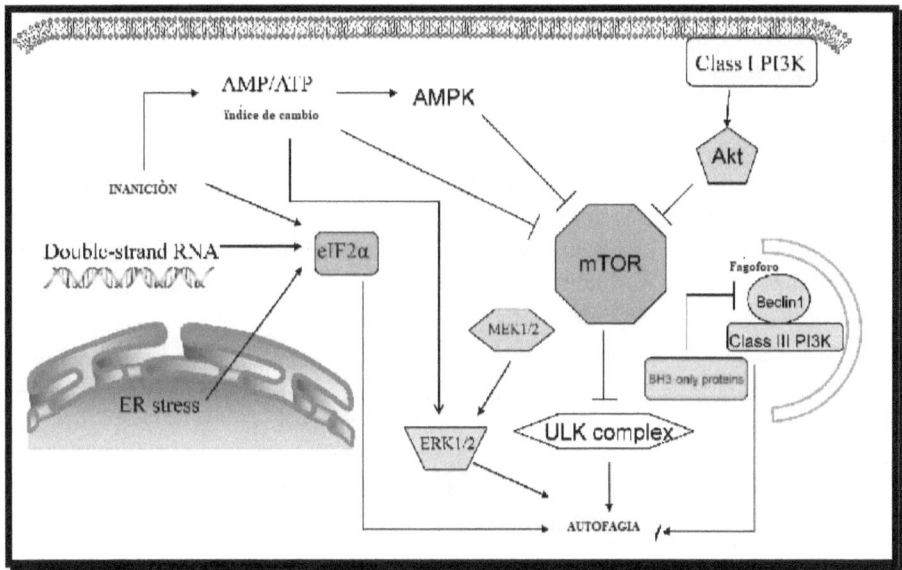

de doble cadena pueden estimular la autofagia mediada por eIF2α, y las proteínas solo de BH3 inhiben el complejo Beclin 1 / clase III PI3K cuando el dominio BH3 se une a Bcl-2 / Bcl-XL.

## *Anorexia nerviosa*

La anorexia nerviosa se caracteriza por una búsqueda incesante de la delgadez, un miedo patológico a la obesidad, una imagen corporal distorsionada y la ingesta restringida conforme a las exigencias, lo cual provoca una pérdida de peso significativa. El diagnóstico es clínico. La mayoría de los tratamientos se realizan con alguna forma de terapia psicológica. La olanzapina puede ayudar a aumentar de peso. La anorexia nerviosa aparece predominantemente en niñas y mujeres jóvenes. El inicio suele ser durante la adolescencia y rara vez luego de los 40 años.

Se reconocen 2 tipos de anorexia nerviosa:

El tipo restrictivo: los pacientes restringen la ingesta de alimentos pero no tienen regularmente atracones ni conductas de purga; algunos pacientes se ejercitan excesivamente.

El tipo con atracones/purga: los pacientes presentan regularmente atracones, luego se inducen el vómito y/o abusan de laxantes, diuréticos o enemas.

En lo que respecta al ojo se ha informado de la presencia de la presencia de cataratas, xeroftalmía por destrucción de las células caliciformes, aneurismas capilares episclerales múltiples y hemorragias subconjuntivales y una disminución en la producción lagrimal[70]. También se ha informado de la existencia de una queratopatía puntual superficial bilateral. Gaudiani JL et al (2012) informó de casos de lagoftalmos en el contexto de ptosis y enoftalmos en casos de anorexia nerviosa severa.

La citología de impresión conjuntival demuestra una metaplasia escamosa conjuntiva de moderada a grave en la mayoría de pacientes con de anorexia nerviosa (Gilbert JM et al, 1990). Este último autor no pudo encontrar deficiencia de vitamina A en el grupo que estudió.

## Deficiencia de vitamina A

### Xeroftalmía nutricional: queratomalacia

La vitamina A es una vitamina soluble en grasa introducida con alimentos de origen animal, como carne, hígado, huevos, pescado y leche en forma de retinol, y de fuentes vegetales, frutas amarillas en forma de provitamina caroteno. El retinol se transforma en el hígado en ácido retinoico, la forma activa, que induce la diferenciación celular y modula la expresión génica. La vitamina A es necesaria para la visión, la diferenciación del tejido epitelial, el mantenimiento del tejido esquelético, la espermatogénesis, la generación de placenta y el mantenimiento.

Su deficiencia tiene dos manifestaciones clínicas principales —ceguera nocturna (nictalopía) debido a la falta de vitamina necesaria para reponer los pigmentos visuales cuando se han blanqueado por la luz, y una atrofia y queratinización excesiva de los tejidos epiteliales corporales que incluyen piel y mucosas, la conjuntiva y el epitelio corneal (xerosis epitelial o xeroftalmía[71]) una situación que en el ojo puede progresar hacia la necrosis de la córnea (queratomalacia).

La historia de la xeroftalmía se puede trazar desde tiempos muy lejanos en los escritos del Antiguo Egipto; existen referencias sobre la ceguera nocturna y la xeroftalmía, acompañadas incluso de tratamientos curativos con el hígado de carnero y cabra (entre otros animales), en antiguos papiros del Egipto de los faraones, y los cantos de los rapsodas de la Grecia clásica (Somer A, 2008). En la Edad Media, la enfermedad se observaba con frecuencia en Europa, especialmente en periodos de guerra, cuando era frecuente la desnutrición, las hambrunas, la fatiga y las enfermedades debilitantes. Su conexión con una dieta inadecuada fue señalada por los rusos que notaron sus efectos en el gran desayuno cuaresmal de 7 semanas, Fuchs (18359 describió la nictalopía y Blessig (1866) la xerosis. Con pocas excepciones las adecuadas descripciones clínicas de los efectos sobre el ojo externo aparecieron comparativamente tarde. William Mackenzie en su *Tratado práctico de enfermedades de los ojos* (1830) describió el prolapso de iris en un defecto resultante de la rápida desintegración de la córnea en la queratomalacia nutricional conocida como *miocefalon* (μυῖα, mosca; κεφαλή, cabeza). Probablemente la mejor descripción en esta primera literatura, tanto de la xeroftalmía y su dramática consecuencia de queratomalacia fue la proporcionada por von Alrt en su *Krankheiten des auges* (1851). Siguieron los detallados estudios de Bitôt (1863) sobre la xerosis y los de von Graefe (1860) sobre la queratomalacia. Durante bastante tiempo el factor de la malnutrición permaneció indefinido y se propusieron muchos puntos de vista (ausencia de grasa en la dieta, Scheie, 1904; o de calcio, Straub, 1927; como ejemplos). Casi 100 años después de los pioneros trabajos de Magendie, se empezó a

---

[70] Haye C y Guyot Sionnest M, 1973; Abraham SF, et al, 1980; Gilbert JM et al, 1990; Berthout A et al, 2007.

[71] Término opuesto a la xerosis parenquimatosa causada por cambios cicatriciales en todas las capas del tejido.

clarificar la etiología de la enfermedad de manera indirecta mediante la observación de que el mismo síndrome clínico en todas sus fases se podían conseguir mediante una alimentación en la que faltaba una aún desconocida vitamina soluble en grasa en experimentos animales (Falta y Noeggerath, 1905; Knapp, 1909; McCollum y Davis, 1913), una línea de investigación muy empleada después del establecimiento por parte de Hopkins (1912) de la existencia de "factores dietéticos accesorios" y de la amplia experiencia en la malnutrición obtenida en la I Guerra Mundial. Bloch (1921-24), informó que los niños huérfanos que consumían sin restricciones mantequilla y leche entera mostraban curvas superiores de crecimiento y desarrollo, eran menos susceptibles a las infecciones, y no presentaban xeroftalmía. Se abría así la era de la vitamina A (McCollum EV y Davis M, 1913; Osborne TB y Mendel LB, 1913), que culminaría 15 años después con la descripción de la estructura química de la misma, y su aislamiento, cristalización y síntesis química (Holmes HN y Corbet RE, 1937; Arens JF y van Dorp DA, 1946; Isler O et al, 1947).

De acuerdo a Grangaud y Massonet (1954) el factor anti-xeroftalmía en la vitamina se encuentra en el éster astaxantina ya que es efectiva en curar la xeroftalmía en ratas. No obstante, en la experiencia clínica siempre existen otras deficiencias como una concentración baja de proteínas plasmáticas.

Los datos de deficiencias de vitamina A se producen en todas las edades; se ha visto en su forma más dramática en el nacimiento donde la madre sufrió de defectos nutricionales[72] y aparentaba 90 años de edad. Sin embargo, es más común que aparezcan en niños. En los muy jóvenes, dentro del primer año de vida cuando la madre se encuentra malnutrida y particularmente cuando el niño padece de enfermedades intestinales, la queratomalacia destructiva es la típica lesión del niño marásmico. No obstante, alrededor del 80% de los casos se desarrollan después del cese de la alimentación al pecho cuando el niño (habitualmente reemplazado por un hermano menor) es sometido a una dieta inadecuada rica en carbohidratos (particularmente arroz o maíz); en ellos es frecuente la xerosis, a veces intensa, apareciendo preferentemente en los meses de verano y principalmente en varones (curiosamente)[73]. Después de los 10 años de edad estos cambios son mucho más raros y entonces se suelen ver en los que sufren de una enfermedad severa debilitante afectando principalmente al tracto digestivo como en la disentería o en una diarrea prolongada y aguda (Hildreth, 1870; Förster, 1877), cólera (Mackenzie, 1830; von Graefe, 1866), tifus (Alt, 1892), colitis crónica (Narog, 1926; Goldberg y Schlivek, 1941), enfermedad celíaca (Riddell, 1933; Sharma A et al, 2014), enfermedad fibroquística del páncreas (Gamble, 1940; Feer, 1952; Ullerich y Witte, 1961), pancreatitis (Pau, 1950), hipoplasia adrenal (Mullins, 1960) o

---
[72] Rumbau, 1922; Maxv 56; otros.
[73] Mori, 1904; Scullica,

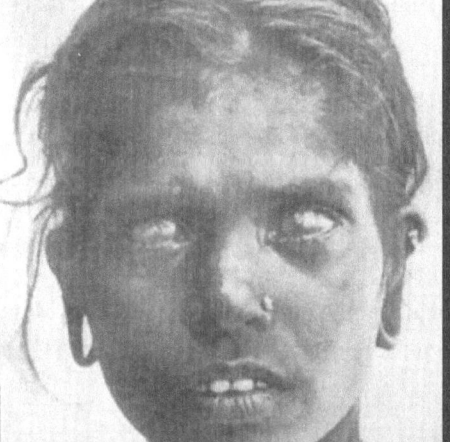

después de cirugía gastro-intestinal (Wilbur y Eusterman, 1934), con menos frecuencia se encuentra en afecciones hepáticas o en el alcoholismo[74], y en enfermedades febriles agudas o crónicas como la malaria o el sarampión (Asorey, 1947; MacGregor, 1954).

Datos más actuales estiman que más de 124 millones de niños en todo el mundo tienen deficiencia de vitamina A por desnutrición crónica, y se producen manifestaciones oculares en 5 millones de personas al año. El trastorno es raro en el mundo desarrollado.

En países desarrollados, se informan de desviaciones nutricionales en una variedad de patologías como la enfermedad celíaca, la obstrucción biliar, la fibrosis quística, las enfermedades crónicas del hígado, incluido el alcoholismo, la enfermedad inflamatoria del intestino con malabsorción o después de una cirugía pancreática o intestinal. La deficiencia de vitamina A secundaria a la malabsorción de ácidos grasos en la cirugía de derivación intestinal también se ha descrito en la literatura, aunque la incidencia es poco conocida (Zalesin KC et al, 2011).

La enfermedad tiende a producirse no sólo en la infancia sino también, aunque en menor medida, en adultos en condiciones de malnutrición, a menudo en forma epidémica como atestigua su aparición entre niños negros esclavos (Ullersperger, 1866) y adultos en Brasil en tal grado que fue denominada *oftalmía brasileña* (Gouvêa, 1883), en reformatorios (Schiele, 1904), prisioneros (Buchanan, 1900), asilos (Bleguad, 1924) y escuelas (Stephenson, 1898-1912), en hambrunas siguiendo a pérdidas de cosechas (como en Rusia, Ewemenijew, 1896) y, finalmente, después de las privaciones de las guerras (Bleguard, 1923; Birnbacher, 1927; Pohlman ME y Ritter EF Jr, 1952). Como hemos comentado también se presenta en adultos, en individuos que habitualmente o estacionariamente tienen una dieta alterada, incluso aunque aparenten encontrarse bien nutridos (Thorson, 1934; Pillat, 1949).

Mientras que suele ser relativamente raros y esporádicos en los países desarrollados, la enfermedad en cualquiera de sus fases son más comunes en países hipodesarrollados y especialmente bajo dictaduras comunistas como sucede actualmente en Venezuela (comunicación personal), en países con fanatismo religioso y guerrillas donde las épocas de hambrunas se acompañan de estos crueles resultados, o donde por motivos culturales o tribales (veganos) se demandan una dieta sin ninguna relación con los requerimientos dietéticos (McLaren DS, 1956). Finalmente, en algunas zonas tropicales donde el factor de escasez de alimentos no es tan prominente, La debilidad ocasionada por enfermedades parasitarias es la responsable de la xerosis; así en Trinidad su incidencia se encontraba determinada en gran medida por la anquilostomiasis (Fretts, 1926) y en Egipto por infecciones por ácaris y también, aunque en un grado menor, por anquilostomas y bilarcias (Tobgy y Wilson, 1933; El Sheikh M, 1960). McLaren DS (1962-63) evaluó este problema a nivel mundial, indicando que alrededor de 20,000 niños quedaban ciegos anualmente por este problema.

El mecanismo íntimo es controvertido. Se ha dicho que se debe a la desecación debida a la falta de lágrimas siguiendo a la atrofia de las glándulas lagrimales y harderianas observadas en la experimentación animal (Mori, 1922) pero estos hallazgos no son constantes (Wolbach SB y Howe PR, 1925). Findlay GM (1925) sugirió que el factor primario era la pérdida de lisozima lagrimal; y Yudkin AM y Lambert RA (1923) avanzaron la hipótesis de que los síntomas inflamatorios eran primarios y debidos a infecciones mientras que la queratinización era secundaria. Sobre los cambios degenerativos encontrados en el nervio trigémino en experimentación animal en los que

---

[74] Hori, 1895; Elschnig, 1899-1908; Stephenson, 1912; Appelsmans, 1937; Houet y Weekers, 1949; Vaughan, 1954; otros.

se inducía xeroftalmía, Mellanby E (1926-47) concluyó que la situación era esencialmente neurotrófica, una hipótesis que encontró el apoyo en los hallazgos postmortem de Cirincione (1891) en un caso clínico de cambios degenerativos en el ganglio ciliar y de Gasser; pero se ha demostrado que estos cambios neurales eran secundarios a un crecimiento esquelético defectuoso (Wolbach SB, 1937-46; Bessey OA y Wolbach SB, 1939). Los estudios en cultivos celulares indican que la vitamina A tiene una influencia directa sobre las células epiteliales sin mediación nerviosa (Fell HB y Mellanby E, 1953).

*Cuadro clínico.* El cuadro clínico completo es complejo, abarcando:

a) En el ojo: (1) una situación de pre-xerosis seguida de xerosis de la conjuntiva y del epitelio corneal conduciendo a queratomalacia resultando en hipopion, úlceras, necrosis corneal y panoftalmitis; (2) Ceguera nocturna.

Los cambios en el cristalino producen una disminución de su lustre y un aumento en el aspecto de "zapa"[75] de la superficie con la formación final de opacidades zonulares que fueron señaladas clínicamente por Pillat (1929) y experimentalmente por von Szily y Eckstein (1923-25) y Moore (1939); sin embargo, no se ha confirmado completamente y probablemente no se deba sólo a la carencia de vitamina A.

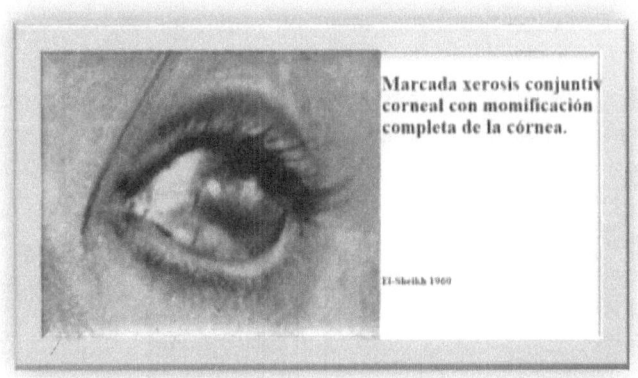

Marcada xerosis conjuntival corneal con momificación completa de la córnea.

b) En la piel el cambio más temprano es la sequedad. Comienza toma una coloración amarillo-grisácea, se encuentra seca, rugosa y áspera al tacto, con una tendencia a descamar con facilidad (hiper- y para-queratosis). Habitualmente se encuentra deslustrada y arrugada o bien esta edematosa, y la inactividad de las glándulas sudoríparas y sebáceas es conspicua; el cambio más característico es una extensa queratosis folicular formando tapones en los folículos pilosos que recuerdan a la "carne de gallina", particularmente en las superficies extensoras de los brazos y muslos. Son comunes los comedones y los forúnculos múltiples. En los casos severos también se afectan los apéndices cutáneos: los pelos se deslustran, se vuelven quebradizos, se encuentran cubiertos de caspa y se caen; las uñas pierden su brillo, se encuentran surcadas de estrías y tienen tendencia a descamar.

---

[75] La zapa es un tipo de cuero crudo que consiste en una piel áspera y sin curtir, históricamente de la espalda de un caballo u onagro, o de un tiburón o una raya. En los tiempos modernos, la zapa se produce a partir de las pieles de las rayas de picadura asiáticas cultivadas comercialmente.

c) Otras membranas mucosas muestran cambios similares a los de la conjuntiva. La boca se encuentra seca y la ronquera indica una afectación similar de la garganta y laringe, hay bronquitis y bronco-neumonía –a menudo sucesos terminales en los casos severos- indican la participación de la mucosa respiratoria en el proceso, y la diarrea, de la mucosa intestinal.

d) Existen datos- principalmente provenientes de la experimentación animal- de que las glándulas de secreción interna comienzan a atrofiarse en grados extremos de la enfermedad con la excepción de suprarrenales y pituitaria (McCarrinson R, 1920; Okamoto, 1925). Wolbach SB y Howe PR (1925) encontraron fallos amplios y extensos de las células secretoras para mantener su capacidad funcional, un proceso muy marcado en el tracto respiratorio, las vesículas seminales, epidídimo y próstata.

En el ojo externo, en el periodo de *pre-xerosis*, los cambios objetivos son mínimos y de carácter no inflamatorio. El primer signo es la falta de lustre, fácilmente detectable mediante el examen del reflejo conjuntival e intensificado al mantener los ojos abiertos durante 10 segundos, y la incapacidad de la mucosa bulbar de mojarse con lágrimas (Oomen, 1961). Este es el modelo habitual de inicio, y en las áreas deslustradas los pequeños vasos sanguíneos toman un tinte azulado característico al brillar a través de un epitelio degenerado, recordando en cierto sentido al aspecto de los vasos bajo la piel. Asociado con lo anterior existe un arrugamiento de la conjuntiva debido a la pérdida de elasticidad, que se evidencia primero en la región palpebral, los vértices de los pliegues se encuentran secos y deslustrados, pero las estrías se encuentran húmedas.

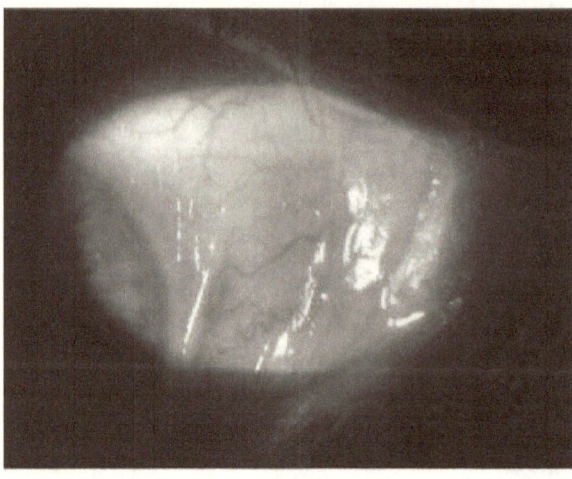

**Arruga conjuntival**

Habitualmente estos pliegues van en dirección concéntrica con el limbo y se pueden perder si no se provocan presionando la conjuntiva a través de los párpados y pidiéndole al paciente que mire en dirección opuesta. En la córnea se producen cambios similares –pérdida de lustre, sequedad cuando se expone al aire y una reducción considerable de la sensibilidad en todo el tejido (Pillat, 1929-31). Nichelatti (1949) llamó la atención sobre un signo precoz que a veces aparece antes que cualquier otro, consistente en una dificultad para abrir los ojos al despertarse. En esta fase se puede encontrar alguna disminución en la adaptación a la oscuridad así como la disminución de la concentración de la vitamina en el suero.

En la etapa de *xerosis epitelial* todos los cambios anteriores se intensifican por lo que los 3 signos cardinales –falta de lustre, arrugamiento y la formación de las manchas de

Bitôt- constituyen el cuadro característico en la conjuntiva junto con el desarrollo de áreas xeróticas en el epitelio corneal apareciendo tanto como una prolongación de una mancha de Bitôt o en creciente a lo largo del margen corneal; también pueden presentarse como zonas aisladas en la región axial.

Hubbenet (1860) describió las manchas de Bitôt; era oficial médico del ejército ruso durante la guerra de Crimea, al observar la xerosis nutricional asociada con ceguera nocturna en prisioneros de esa campaña, por lo que debería llevar su epónimo.

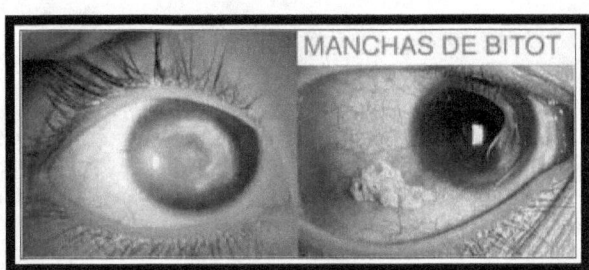

Tres años más tarde el mismo signo fue descrito detalladamente por Charles Bitôt P (1863 como "tâches héméraloques" en huérfanos debilitados de una institución de Burdeos. Bitôt sugirió que la ceguera nocturna asociada estaba ocasionada por alguna alteración corneal que interfería el paso de luz hacia la retina: Esta afirmación fue fuertemente contestada por Netter (1870) y, finalmente, Parinaud (1881) estableció la causa de la ceguera nocturna como un fallo en la regeneración del pigmento retiniano. Es interesante que por esa época la presencia de áreas xeróticas en la conjuntiva con ceguera nocturna se nombraba coloquialmente como "escamas de pescado" en Inglaterra y se sabía que curaba con la ingesta de aceite de hígado de bacalao (Snell, 1881).

Las manchas de Bitôt son de presentación mundial, particularmente (y de manera curiosa) en niños varones, y comúnmente en áreas de malnutrición crónica, así como de manera esporádica en Europa y USA, y se vieron en prisioneros de guerras europeas (Salus R, 1957). Estas pequeñas áreas grisáceas o blancas, abruptamente delimitadas, aparecen tanto como áreas de regresión o como una película cubierta por un material que recuerda a la espuma que no se humedece con las lágrimas y, si se raspan, se reforman rápidamente.

La mancha clásica de Bitot consiste en secreciones de las glándulas meibomianas batidas y restos conjuntivales con bacterias que se adhieren a un parche xerótico de la conjuntiva. Por lo general, pero no siempre, se encuentran temporalmente.

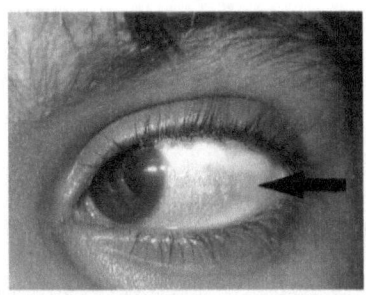

La presencia del tipo espumoso o del tipo pastoso parece depender en gran medida de factores geográficos. Se producen en ambos lados del limbo, predominantemente sobre el lado temporal pero con frecuencia son simétricas. Al principio tienen forma oval y luego se vuelve triangular con la base hacia el limbo; en ocasiones el área afectada se extiende hacia arriba y debajo de la córnea, cambiando de forma día a día. Parece como si la exposición tuviera algo que ver con su formación, una sospecha corroborada por el desarrollo de la típica mancha en la porción expuesta del globo, hacia las 12 horas, en un caso de coloboma unilateral del párpado superior (Appelmans M et al, 1957);

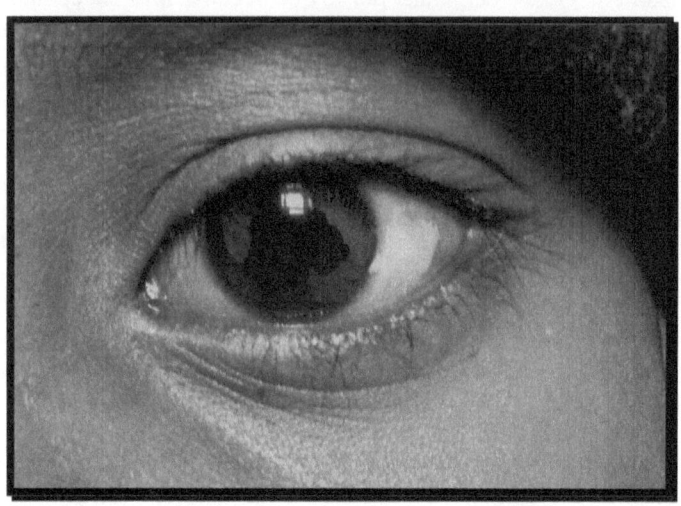

además esta zona es la que se encuentra "batida" por los párpados.

En cierta época las manchas de Bitôt se asociaron exclusivamente con la deficiencia de vitamina A (Reddy PS, 1965; El-Masry et al, 1975; otros muchos), pero éste no es el caso. Varios investigadores informaron de su presencia en pacientes en los que se podía excluir la deficiencia de vitamina A y la adaptación a la oscuridad era normal[76] ni se han encontrado en estudios humanos controlados de privación de vitamina A (Hume y Krebs, 1949). Clínicamente algunos autores han informado de su desaparición con la administración de vitamina A (Spence, 1931; May y Wolf, 1938; Fasal P, 1944) pero más han informado de escasa o ninguna mejoría tras su administración[77]; Semba RD et al (1990) informó de la desaparición de las manchas de Bitôt tras la administración de vitamina A en el 73% de los casos de 88 niños pre-escolares que mostraban deficiencia de esta vitamina; por otro lado Emran N y Tzakrasudjatma S (1980) no pudo encontrar diferencias clínicas entre manchas de Bitôt que respondían a la vitamina A frente a las que no respondían en 59 casos donde 50 respondieron y 9 no. También se ha observado en la pelagra y en otras deficiencias nutricionales (Ascher, 1954) y como anomalía congénita (Bietti, 1963). Shukla M y Behari K (1979) informaron de un caso familiar, madre y tres de sus hijos en el momento del examen que dice aparecieron en el primer año de vida pero no indica los niveles séricos de vitamina A ni de retinol en ninguno de los cuatro. Es probable que no sea totalmente patognomónico de la deficiencia de vitamina A pero tiende a presentarse en este estado.

---

[76] Sie-Boen-Lian, 1937; Métivier, 1941; Ascher KW, 1954; Cofina, 1955; Gördüren y Örgen, 1958; Darby WJ et al, 1960; Paton D y McLaren DS, 1960; Rodger et al, 1963; otros.

[77] Aykroyd y Rajagopal, 1936; Nicholls y Nimalasuriya, 1939; Berliner, 1942; Yourish, 1953; Appelmans et al, 1957; Rodger FC, 1958.

En el Oriente, Herbert (1897) fue el primero en señalarla; después de pasado algún tiempo de xerosis tiende a desarrollarse pigmentación tanto en la conjuntiva como en las áreas xeróticas de la córnea[78] pero en los países occidentales no existen informes de esta pigmentación. La parte inferior de la conjuntiva bulbar, el pliegue semilunar y el fornix inferior se vuelven coloreados, primero amarillento, luego grisáceo y finalmente color azul malva; sólo en etapas muy tardías los cambios aparecen en el fornix superior y párpado. El pigmento es melánico y se ve en el epitelio. Hay dos tipos de pigmentación –melanocitos con procesos dendríticos presentes en la capa de células basales, y más tarde todas las capas epiteliales toman una pigmentación difusa. Es interesante que esta pigmentación desaparece con una dieta rica en vitamina A, pero habitualmente permanece durante algún tiempo después de desaparecer los síntomas.

Nair AG et al (2015) informaron de un curioso caso de manchas de Bitôt sucedido en una niña de la India de 7 años de edad que acudió por presentar lesiones pigmentadas, indoloras y de crecimiento lento en el blanco de los ojos: una lesión en cada uno de ellos. Su padre notó esto por primera vez hace un año y desde entonces las lesiones en ambos ojos aumentaron de tamaño gradualmente. Ambas lesiones se encontraban en los lados temporales de la conjuntiva: la lesión del lado derecho tenía un brillo metálico y una pigmentación negra dispersada variable. Su padre confirmó que tenía síntomas consistentes con la nictalopia. En la India, es común que los padres apliquen kohl a los ojos de los niños. Este kohl (también llamado kajal) se usa por creer que mejora la vista, hace que los ojos se vean mejor o, como en este caso, "para protegerse del mal de ojo". Con el tiempo, se mezclan partículas de kajal casero, que contiene una variedad de constituyentes químicos, como galena, minio, carbono amorfo, magnetita y zincita con los residuos de la película lagrimal y se depositan sobre la mancha irregular de Bitot para aparecer inusualmente pigmentada.

En la etapa de queratomalacia todos los síntomas se encuentra aumentados; la conjuntiva bulbar se vuelve gruesa, oscura, epidermoide y coriácea, y forma grandes pliegues alrededor de la córnea; en los fórnices se producen menos cambios, mientras que la conjuntiva tarsal participa poco en todo este proceso. Habitualmente existe una descarga verde-amarillenta pastosa. Los cambios más dramáticos se producen en la córnea; se vuelve turbia y con infiltraciones, a veces centralmente y otras en forma de anillo alrededor de la periferia, mientras que un pannus la invade alrededor del limbo.

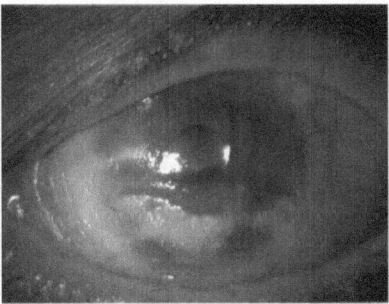

Es la regla la exfoliación del epitelio y, en estas áreas, se desarrollan úlceras, frecuentemente asociadas con hipopion y a menudo terminando en perforación; su torpidez y la ausencia de inflamación constituyen el cuadro típico. La licuefacción de la córnea puede ser completa o aparecer como ablandamientos localizados habitualmente en la periferia donde el defecto se puede llenar con el prolapso de una lengüeta del iris

---

[78] Wright, 1922; Mori, 1924; Pillat y King, 1929; Puscariu y Nitzulescu, 1931; Tobgy y Wilson, 1933; Pillat, 1933; Tandom, 1956; otros.

(Oomen, 1961). Se debe recordar que, como en la piel, toda clase de micro-organismos, parásitos y saprófitos, y especialmente C. xerosis, se encuentran sobre la conjuntiva y córnea en gran número donde pueden crecer y multiplicarse debido a las condiciones favorables de tejidos desvitalizados (Stephenson, 1898).

Los cambios patológicos en la conjuntiva y córnea primariamente se confinan al epitelio que se vuelve de carácter epidermoide. Los primeros cambios (de pre-xerosis) fueron estudiados por Kreiler (1930) quien señaló la desaparición de las células caliciformes antes de la aparición de cualquier evidencia de queratosis y que aparecía una degeneración hialina en el citoplasma de las células epiteliales. Leber (1883) dilucidó los cambios posteriores, encontró un engrosamiento de todo el epitelio, un aplanamiento de las células epiteliales con desaparición de sus núcleos y la aparición de células espinosas en las capas más profundas que con frecuencia se encuentran ordenadas en bandas onduladas, irregulares, las más superficiales de las cuales son meras lamelas que tiñen difusamente para querato-hialina; inmediatamente por debajo las células muestran gránulos del mismo material, recordando al estrato granuloso de la epidermis (Mohr y Schein, 1899; Dötsch, 1900; Basso 1900; Mayou, 1904). Son comunes los glóbulos de grasa tiñendo prominentemente con ácido ósmico en las células superficiales y más profundas[79]. Una característica constante es la descamación de las células superficiales degeneradas, y la presencia de micro-organismos. Las manchas de Bitôt muestran las mismas características histológicas esenciales (Hamada, 1930; Marinosci, 1930; Tobgy y Wilson, 1933) pero la infiltración grasa no es particularmente evidente; la apariencia espumosa se debe a la formación de vesícular e irregularidades de las capas superficiales del epitelio queratinizado y se decía que se acentuaba por la formación de gas por parte de C. xerosis, aunque hoy se piensa que por el "batido" de la secreción.

El raspado muestra secreción meibomiana, detritos epiteliales, glóbulos grasos y masas de parásitos (Pillat, 1929; Damiean-Guillet M, 1958).

La deficiencia dietética de vitamina A se trata tradicionalmente con palmitato de vitamina A en aceite en dosis de 60.000 UI por vía oral una vez por día durante 2 días, seguido de 4500 UI por vía oral una vez por día. Si existen vómitos, malabsorción o xeroftalmía, debe administrarse durante 2 días una dosis de 50.000 UI para niños < 6 meses, 100.000 UI para niños de 6 a 12 meses o 200.000 UI para niños mayores de 1 año y adultos, con una tercera dosis por lo menos dos semanas después. En los niños con sarampión complicado, se indican las mismas dosis.

Uyemura (1928) describió una combinación interesante en Japón que fue confirmada por A. Fuchs (1928-59) en Europa (síndrome de Uyemura). En asociación con el cuadro de xerosis epitelial con profunda ceguera nocturna, aparece un grueso ramillete de pequeñas manchitas blancas redondeadas y dispersas sobre la región ecuatorial o periférica de la retina; ellas así como los cambios en el ojo externo y el defecto que la adaptación a la oscuridad a veces desaparecen con un adecuado y precoz aporte de vitamina A.

*Complejo vitamínico B*

Este complejo se encuentra formado por 8 vitaminas diferentes: · Vitamina B1 (Tiamina), Vitamina B2 (Riboflavina), Vitamina B3 (Niacina), Vitamina B5 (Ácido pantoténico), Vitamina B6 (Piridoxina), Vitamina B8 o H (Biotina), Vitamina B9 (Ácido fólico) y Vitamina B12 (Cobalamina).

---

[79] Leber, 1883; Baas, 1894; Attias, 1911; Bachstez, 1919; otros.

Las siguientes sustancias, se han incluido también dentro del grupo B, aunque en realidad no son vitaminas (algunas de ellas se consideraron vitaminas en el pasado):

Vitamina B8 (inositol), es un compuesto orgánico de la familia de los polioles o polialcoholes presente en las membranas plasmáticas y en otras estructuras de productos naturales. Es relativamente escaso, pero tiene una gran importancia funcional cuando se asocia a otras estructuras.

Vitamina B10, (ácido 4-aminobenzoico) es un compuesto orgánico esencial para el metabolismo de algunas bacterias.

Vitamina B11, (carnitina) es una amina cuaternaria sintetizada en el hígado, los riñones y el cerebro y es responsable del transporte de ácidos grasos al interior de las mitocondrias, orgánulos celulares encargados de la producción de energía.

Vitamina B13 (ácido orótico), es un compuesto heterocíclico ácido, elaborado por la flora intestinal.

Vitamina B14, una mezcla de vitaminas B-10 y B-11.

Vitamina B15 (ácido pangámico).

Vitamina B16 o dimetilglicina.

Vitamina B-17 (amigdalina).

Vitamina B-22, comúnmente llevada como un ingrediente del Aloe vera.

Vitamina B-c, otro nombre para la vitamina B-9 (ácido fólico).

Vitamina B-h (inositol).

Vitamina B-t (L-carnitina).

Vitamina Bx (ácido 4-aminobenzoico) o vitamina B10 bacteriana, también llamada PABA (por las siglas en inglés de Para-Amino-Benzoic Acid).

Las diversas vitaminas solubles que se incluyen en este complejo se han asociado de vez en cuando con cambios en el ojo externo pero es cuestionable si algunos de ellos es de un origen específico; es igualmente cuestionable cuál cuadro clínico en el hombre se puede adscribir a una u otra vitamina de este grupo ya que la deficiencia de una sola de ellas no es de ocurrencia natural. En este sentido las conclusiones se obtuvieron de la experimentación animal pero, como se ha comentado, es peligroso transferir sin más estos resultados al hombre. El caso más probable es el obtenido por privación de riboflavina pero los experimentos en ratas y conejos muestran que la querato-conjuntivitis también se puede producir por otras carencias de vitaminas de este grupo: ácido nicotínico (Yamada, 1954), piridoxina (Irinoda K y Mikami H, 1958), ácido pantoténico (György P y Eckardt RE, 1940; Bowles LL et al, 1949; Tomizawa, 1959), biotina (Ichinoe, 1960) y ácido fólico (Sekino, 1960).

En el hombre no hay una enfermedad específica del complejo vitamínico B como un todo, aunque se ha asociado con una distrofia epitelial de la córnea con opacidades punteadas superficiales. No obstante, varias enfermedades generales se han adscrito a deficiencias de una vitamina específica de este complejo. De ellas, la más importante son la deficiencia de riboflavina que origina una queilosis y vascularización corneal; del ácido nicotínico, el factor esencial en la producción de pelagra con sus lesiones muco-cutáneas y sus síntomas neurológicos; de la tiamina, en gran parte responsable del beri-beri y del síndrome de Wernicke, y del ácido fólico y B12 resultante en varias enfermedades hematológicas. Se dice que la falta de riboflavina o piridoxina es un factor potente en la producción de conjuntivitis angular, pero es difícil el confirmarlo.

- *Ariboflavinosis.*

La deficiencia de riboflavina es rara ya que está presente en una variedad de opciones de alimentos. Sin embargo, los individuos que siguen una dieta escasa en leche y carne, que son una de las mejores fuentes de riboflavina, y también algunos grupos específicos de individuos pueden ser propensos a su deficiencia.

La riboflavina participa en el metabolismo de los macronutrientes, así como en la producción de algunas otras vitaminas del complejo B. Se sabe que participa en reacciones redox en las vías metabólicas a través de los cofactores flavina adenina dinucleótido y flavina mononucleótido (FMN), derivados de la riboflavina, actuando como portadores de electrones. Se supone que la ingesta inadecuada de riboflavina conduce a una alteración en los pasos intermedios del metabolismo, con ciertas implicaciones funcionales. También es conocida por su papel como antioxidante debido a su participación en la regeneración del glutatión, un eliminador de radicales libres. Además, está involucrada en el crecimiento y el desarrollo, especialmente durante la vida fetal, la reproducción y la lactancia.

Desde las observaciones de Day et al (1931) y Bessey y Wolbach (1939) de que ratas alimentadas con una dieta carente de riboflavina desarrollaban una vascularización corneal que se resolvía al añadir dicha vitamina a la dieta, y su confirmación en circunstancias similares en el hombre por parte de Kruse et al (1940) y Sydenstricker et al (1940), repetidamente se ha afirmado que su deficiencia causa una congestión del plexo limbal y una invasión de la córnea por neovasos –y casi con la misma frecuencia se ha negado. En experimentación animal también se ha observado lesiones punteadas superficiales con infiltración celular subepitelial en la córnea[80].

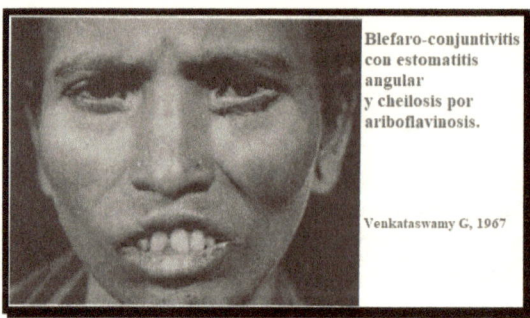

Blefaro-conjuntivitis con estomatitis angular y cheilosis por ariboflavinosis.

Venkataswamy G, 1967

Los signos de una deficiencia avanzada son generalmente los de una estomatitis angular con fisuras en las esquinas de la boca, un brillo rojizo anormal de la mucosa de los labios, una lengua de aspecto granular y rojizo (lengua magenta), un aspecto arrugado de la piel de alrededor de las ventanas nasales y ojos, y una conjuntivitis, a veces

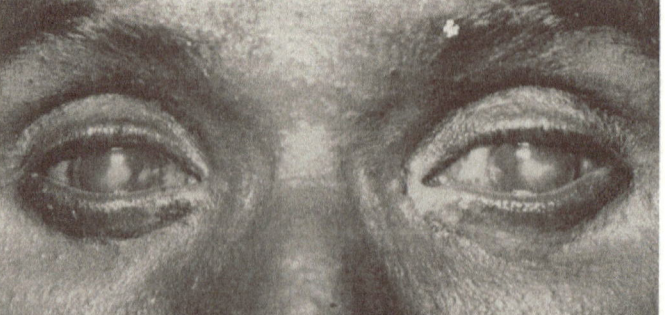

Deficiencia de riboflavina con erosión del canto medial y queratitis epitelial.

Venkataswamy G, 1967

angular (Chen TT, 1948) con congestión peri-limbal con invasión del estroma por neovasos, asociado con una queratitis punteada superficial y fotofobia.

Desde luego, la congestión peri-limbal es una reacción inespecífica común a muchas situaciones, pero se ha enfatizado que la neovascularización se distribuye por igual en toda la periferia de una córnea por otro lado normal lo que es patognomónico de su carencia, y se cura mediante la administración de la vitamina[81]. Los neovasos se sitúan superficialmente extendiéndose de 2 a 2´5 mm., desde el plexo perilimbal normal y, más allá, se pueden ver lesiones pulverulentas en el epitelio corneal tiñendo débilmente con fluoresceína. Los vasos a menudo son tan finos como para ser visibles sólo mediante transiluminación con la lámpara de hendidura y, a diferencias de los vasos rectos del pannus tracomatoso, forman duplicidades de las lazadas del plexo perilímbico; las porciones centrales de las lazadas a menudo se unen para formar un largo canal circunferencial; estos vasos en la forma "fantasma" vacíos de sangre pueden ser difíciles de ver pero quedan durante toda la vida como un recuerdo permanente de un periodo de semi-inanición. En ocasiones se aprecian dilataciones aneurismáticas en los vasos conjuntivales y desde ellos se puede invadir la córnea (Vail D y Ascher KW, 1943; Ridley, 1946; Lyle, 1946). Por otro lado, se ha negado que esta configuración sea específica de al ariboflavinosis[82], o alternativamente, se ha encontrado que no se puede conseguir la resolución terapéutica con la administración de la vitamina (Machella y McDonald, 1943; Pett LB, 1943). Además, la experimentación en humanos donde se restringió severamente la riboflavina en la dieta durante largos periodos de tiempo consistentemente han dado resultados negativos (Boehrer et al, 1943; Gordon y Vail D, 1950; Hills OW et al, 1951), también se ha afirmado que una deficiencia de la vitamina es capaz de incrementar la vascularización patológica ya presente, causando, por ejemplo un estallido o exacerbación en un pannus tracomatoso (Landau J y Stern HJ, 1948) y de manera inversa que la administración de grandes dosis de la vitamina es beneficioso en el tratamiento de enfermedades corneales en las que la vascularización es una característica como sucede en la rosácea[83] y la queratitis intersticial sifilítica (Cosgrove y Day, 1942). Se debe insistir en que el valor de estas pruebas diagnóstica no es de aceptación universal.

Mientras que la producción experimental de vascularización en animales mediante la privación de la vitamina y su pronta resolución cuando se añade a la dieta es indudablemente significativo, el efecto sobre el ojo humano es menos claro. El hecho de que se diga que puede presentarse un tipo similar de vascularización con la deficiencia de sodio (Orent-Keiles y McCollum, 1940), de zinc (Follis et al, 1941) o por falta de proteínas sugiere que el efecto, como en el caso de otras deficiencias, puede no ser específico de una sola vitamina. Además, lo encontrado por Bessey y Lowry (en ratas) de que la concentración de riboflavina tiene que caer a niveles inferiores del 50% de lo normal antes de que aparezca la vascularización, sugiere que la deficiencia puede requerir el ser considerable antes de que aparezcan los síntomas clínicos. En estas circunstancias bien puede suceder que cesen las reacciones en la cadena respiratoria en la córnea y se estimule la invasión de este tejido por neovasos en un intento de reparar el defecto metabólico en la oxidación supuesto que la deficiencia dure un tiempo o que

---

[81] Johnson y Eckardt, 1940; Kodicek y Yudkin, 1942; Mann, 1945; Lyle, 1946; Stern JJ, 1947-50; Jackson CR, 1950; Irinoda K y Sato S; otros.

[82] Stannus HS, 1940-44; Sandstead, 1942; Scott, 1944; Fergunson, 1944; Anderson y Milam, 1945.

[83] Johnson y Eckardt, 1940; Johnson, 1941; Conners et al, 1943; Sohr, 1944; otros.

sea suficientemente severa (Stern JJ, 1949); otra posibilidad es que el metabolismo corneal se encuentre previamente comprometido. En realidad es posible que estos cambios, a menudo adscritos específicamente a la ariboflavinosis, sean la expresión de una alteración en el proceso oxidativo por otras causas (Cristini, 1947).

Se ha informado de formación de ectasias corneales; es decir de un estrechamiento gradual de la córnea causado por una alteración en la matriz de colágeno en el estroma, que produce una protrusión de la córnea en un patrón irregular. La terapia tuvo como objetivo corregir el error refractario hasta 1990; sin embargo, ahora se realiza un enfoque radical que aborda la fisiopatología de la enfermedad mediante la reticulación de las fibras de la córnea cuando se elimina el epitelio superficial, se aplica riboflavina al 0,1% durante 30 minutos y la córnea se trata con UVA durante otros 30 minutos (Mastropasqua L, 2015).

Se ha examinado la conjuntiva y la córnea de ratas deficientes en riboflavina con microscopios electrónicos de barrido (SEM) y transmisión (TEM). El SEM mostró disminución de microvilli y microplica en el epitelio superficial de la conjuntiva y una disminución en el número de células caliciformes. La córnea mostró muchas células oscuras y una marcada disminución de microvilli y microplicas. En las ratas deficientes en riboflavina, la TEM de la conjuntiva mostró una disminución de microvilli y microplicas en las células epiteliales más superficiales, una disminución en las capas del epitelio y una disminución marcada en el número de células caliciformes, mientras que la córnea había disminuido el microvilli y la microplica en el epitelio superficial, células del ala oscura, pérdida de la membrana basal y hemidesmosomas de células basales, residuos celulares y células del estroma degenerativo y depósitos de cuerpos densos en la capa subepitelial del estroma. En ratas recuperadas de la deficiencia de riboflavina, la conjuntiva y la córnea no mostraron anomalías (Takami Y et al, 2004).

## - *Pelagra*

Los síntomas oculares, aparte de las lesiones de los párpados, no son características de ella, pero con frecuencia se señalan lesiones inespecíficas en el ojo externo entre pacientes con pelagra[84]. Consisten en una hiperemia de la conjuntiva palpebral, una marcada dilatación de los vasos en la conjuntiva bulbar, a veces con erosiones corneales epiteliales, una queratitis superficial punteada limitada al epitelio, lesiones intersticiales usualmente tomando la forma de manchitas ovaladas grisáceas situadas bajo la región axial de la córnea, y ocasionalmente el desarrollo de queratomalacia.

En Trinidad se describió una distrofia epitelial sin vascularización corneal presentada en estados de grave malnutrición (Métivier, 1941), en Filipinas (Nañagas PJ, 1953) y en prisioneros japoneses (Smith DA y Wooddruff MF, 1951). Se apreciaba un fino punteado que tiñe con fluoresceína en el epitelio corneal a veces ordenados en formaciones lineales por debajo del nivel de la pupila, asociado con una inyección subconjuntival, conjuntivitis, fotofobia y lagrimeo. Se propuso una causa nutricional debido a la habitual coincidencia de ambliopía nutricional y que en muchos casos se recuperaba tras la administración de vitamina B. No obstante, estos pacientes nunca se sometieron a un análisis científico convincente, ni hubo incidencia de una infección viral por lo que se pudo excluir la existencia de una querato-conjuntivitis epidémica.

El *Shibi-Gatchaki* es una enfermedad nutricional descrita entre consumidores de arroz altamente refinado en Japón por Masuda K y Aoyama J (1951) quienes lo atribuyeron a

---

[84] Sebrell, 1940; Appelmans y van den Berghe, 1941; Djacos, 1949; Petzetakis, 1950; Biéret, 1951; Stanković, 1956.

la falta del complejo vitamínico B; la característica principal es la aspereza de la piel y una dermatitis con picores vulvar o escrotal. Irinoda y Sato (1954) describieron las lesiones oculares que incluyen una hiperemia conjuntival con blefaritis angular y una queratitis difusa superficial así como cambios en la retina y nervio óptico.

## *Deficiencia de vitamina C*

La deficiencia de vitamina C, que es esencialmente la responsable del escorbuto, no se asocia como regla con cambios en el ojo externo, aparte de la presencia de hemorragias subconjuntivales en común con accidentes vasculares similares en otras membranas mucosas (Kitamura, 1910). No obstante, se debe señalar que como esta vitamina es esencial para la formación de los componentes mucopolisacáridos de la substancia fundamental del tejido conectivo, particularmente hidroxiprolina, es posible que su deficiencia produzca un retraso en la curación de úlceras y heridas conjuntivales, un efecto que su rápida administración se ha afirmado que rectifica.

## *Queratopatía colicuativa discreta*

Como hemos visto, la mayoría de las lesiones oculares que aparecen en la malnutrición son manifestaciones de deficiencias en más de un factor, y es interesante que los cuadros clínicos tiendan a variar considerablemente con su incidencia geográfica. Uno de los más intensos de ellos es la curiosa y aparentemente única enfermedad estacional que se produce entre los bantúes de África, una situación desastrosa que es particularmente evidente entre niños después de ser destetados y comienzan una dieta en gran medida compuesta de maíz (Blumenthal CJ, 1950-60; Jackson JH, 1954; Scott, 1956). Como regla estos niños no tienen el aspecto de encontrarse hipo-nutridos sino que son regordetes e, incluso, ver bien. El ojo tiene un aspecto lagrimoso a diferencia a lo que se ve en la xerosis y, en ausencia de cualquier reacción inflamatoria grosera o de síntomas subjetivos obvios, se desarrolla un área de necrosis colicuativa en la córnea habitualmente cerca del limbo que rápidamente se perfora para ser taponada usualmente por un prolapso del iris; no se trata de una úlcera ya que el ablandamiento y la perforación se produce desde dentro hacia fuera; de esta manera el fenómeno se diferencia de la queratomalacia. El ojo permanece tranquilo, la perforación cura dejando una densa cicatriz, ocasionalmente con una sorprendente buena visión incluso aunque se produzca más de un prolapso. Por otro lado, puede producirse una gran perforación central resultando en la formación de un estafiloma que protruye entre los párpados; su cicatrización produce ceguera. Blumenthal asumió que la enfermedad tenía un origen nutricional ya que invariablemente se presenta en niños hipo-nutridos pero la terapia vitamínica no produce efectos espectaculares. En vista de origen oscuro, McLaren (1960) propuso el nombre no comprometido de *Queratopatía colicuativa discreta*. Sevel D (1974) consideró un origen flictenular.

## *Acrodinia*

Esta enfermedad, descrita inicialmente por Swift en 1914, es una enfermedad de la infancia que aparece habitualmente entre los 5 y 12 meses de edad; caracterizada por manos y pies enrojecidos, hinchados y dolorosos, taquicardia, hipotonía muscular, hipertensión arterial, anorexia y fotofobia. Tiene un inicio insidioso pero evoluciona en un niño hasta ahora con buena salud para convertirlo en una criatura miserable, malhumorada y resentida o en un activo militante de la furia más indescriptible; este proceso puede persistir durante meses pero el resultado es favorable a menos que, como sucede con frecuencia, termine con una infección respiratoria o gastro-intestinal intercurrente. Uno de los síntomas más prominente es una irritación querato-conjuntival manifestada por una extrema fotofobia asociada con signos de inflamación leve o poco marcada. Estas manifestaciones oculares pueden faltar, ser perceptibles o ser la primera manifestación de la enfermedad[85].

La etiología se desconoce pero la característica patológica más prominente es un proceso degenerativo que afecta tanto al sistema nervioso central como periférico, particularmente a los componentes autonómicos. Se ha adscrito a intoxicación (como por el mercurio en la mayoría de los casos), infección (virus) o, alternativamente, a una deficiencia desconocida en la dieta; su parecido con la pelagra se ha recalcado repetidamente (Warthin, 1926; Vijnovsky, 1943). Por este motivo se prescriben dosis altas de mezclas vitamínicas (Forsyth, 1939-41; Hay, 1941); se dice que los corticoides pueden ser útiles.

El diagnóstico de la enfermedad es difícil; hay que conocerla, haberla visto y tenerla presente para no confundirla con la pelagra y otras avitaminosis, con la poliomielitis, intoxicaciones por el vino o el cornezuelo de centeno (ergotismo).

## Bibliografía

- Abe H, Sakai T, Sawaguchi S, et al. Neuropatía óptica isquémica en una mujer portadora de la enfermedad de Fabry. *Ophthalmology.* 1992; 205(2):83-8.
- Abedi S. Papel de la biomicroscopía con lámpara de hendidura en el diagnóstico de la cistinosis pediátrica (francés). *Bull. Soc. Ophtalmol. Fr.* 1984; 16(7):652, 654-5.
- Abraham SF, Banks CN, Beaumont PJ. Signos oculares en pacientes con anorexia nerviosa. *Aust. J. Ophthalmol.* 1980; 8(1):55-7.
- Abrahamsen AF. Xantomatosis y arco lipídico corneal. Incidencia en una serie de casos hospitalarios (noruego). *Nord. Med.* 1963; 69:613-5.
- Abtahi SM, Kianersi F, Abtahi MA, et al. Síndrome de Urbach-Wiethe y el oftalmólogo: Revisión de la literatura e introducción del primer caso de uveítis bilateral. *Case Rep. Med.* 2012; doi: 10.1155/2012/281516.
- Adan CB, Trevisani VF, Vasconcellos M, et al. Queratitis profunda bilateral causada por lupus eritematoso sistémico. *Cornea.* 2004; 23(2):207-9.
- Adelung JC. Estafiloma escleral siguiendo al herpes zoster oftálmico (alemán). *Klin. Monbl. Augenheilkd Augenarztl. Fortbild.* 1951; 118(6):620-629.
- Adlersberg D, Parets AD, Boas EP. Genética de la ateroesclerosis: Estudio de familias con xantomas y pacientes no seleccionados con enfermedad arterial coronaria menores de 50 años de edad. *J. Am. Med. Assoc.* 1949; 141(4):246-54.

---

[85] Fisher, 1947; Southby, 1949; Casanovas y Doménech, 1954; Salgado Gómez, 1956.

- Agostoni C. Papel de los ácidos grasos polinsaturados de cadena larga en el primer año de vida. *J. Pediatr. Gastroenterol. Nutr.* 2008; 47 (S2):541-4.
- Ahmed TY, Turnbull AM, Attridge NF, et al. Imagen OCT del segmento anterior en mucopolisacaridosis I, II y VI. *Eye (Lond).* 2014; 28(3):327-36.
- Akova YA, Jabbur NS, Foster CS. Presentación ocular de la poliarteritis nodosa. Curso clínico y manejo con esteroides y terapia citotóxica. *Ophthalmology.* 1993; 100(12):1775-81.
- Al-Mayouf SM, Al-Hemidan AL. Manifestaciones oculares del lupus eritematoso sistémico en niños. *Saudi Med. J.* 2003; 24(9):964-6.
- Aldenbratt A, Rosén K, Eggertsen R. La clínica ocular en las orejas azules conduce al diagnóstico correcto de alcaptonuria (sueco). *Lakartidningen.* 2010; 107(44):2718-9.
- Ali Y, Ghafouri M, Weitzman M, et al. Escleritis refractaria en un paciente con crioglobulinemia y hepatitis C. *J. Clin. Rheumatol.* 1999; 5:371-373.
- Alonso Santiago MA, Ramírez Fe C. Queratopatía en banda transitoria asociada con hipercalcemia (español). *Arch. Soc. Esp. Oftalmol.* 2002; 77(4):211-4.
- Alorainy I. Placas esclerales seniles: CT. *Neuroradiology.* 2000; 42(2):145-8.
- Alroy J, Haskins M, Birk DE. La alteración de la organización de la matriz estromal corneal se asocia con la mucopolisacaridosis I, III y VI. *Exp. Eye Res.* 1999; 68(5):523-30.
- Altiparmak UE, Oflu Y, Kocaoglu FA, et al. Complicaciones oculares en 2 casos con porfiria. *Cornea.* 2008; 27(9):1093-6.
- Altman AJ, Cohen EJ, Berger ST, et al. Escleritis y estreptococo neumonía. *Cornea.* 1991; 98:1776-81.
- Altshuler CH, Angevine DM. Estudio histoquímico sobre la patogénesis fibrinoide. *Am. J. Pathol.* 1949; 25:1061-77.
- Altshuler CH, Angevine DM. Mucopolisacáridos ácidos en enfermedades degenerativas del tejido conectivo, con especial referencia a la inflamación serosa. *Am. J. Pathol.* 1951; 27(1):141-156.
- Álvarez GG, Roth VR, Hodge W. Tuberculosis ocular. Retos diagnósticos y terapéuticos. *Int. J. Infect. Dis.* 2009; 13(4):432-5.
- Allen RA, O´Malley C, Straatsma BR. Hallazgos oculares en la ocronosis hereditaria. Arch. Ophthalmol. 1961; 65:657-68.
- Allen LE, Cosgrave EM, Kersey JP, et al. Enfermedad de Fabry en niños: Relación entre manifestaciones oculares, genotipo y severidad clínica sistémica. *BJO.* 2010; 94(12):1602-5.
- Amalric P, Bessou P. Manifestaciones oculares atípicas en el curso del reumatismo crónico (francés). *Bull. Soc. Ophtalmol. Fr.* 1959; 8:765-71.
- Amorin M, Carlin A, Prötzel A. Mucopolisacaridosis I, síndrome de Hurler: Informe de caso (español). *Arch. Argent. Pediatr.* 2012; 110(5):e103-6.
- Anand R. Afectación ocular en un caso de esclerodermia. *Indian J. Ophthalmol.* 1985; 33(1):71-2.
- Anderson B. Pigmentación corneal y coOnjuntival entre trabajadores de manufactura de hidroquinona. *Arch. Ophthalmol.* 1947; 38(6):812-26.
- Anderson B, Margolis G. Escleromalacia: Estudio clínico y patológico de un caso con consideración del diagnóstico diferencial en relación a enfermedades del colágeno, y efecto de la terapia con ACTH y cortisona. *AJO.* 1952; 35(7):917-31.
- Appelmans M, Lebas P, Musoten L. A propósito de la avitaminosis A y sus manifestaciones oculares (francés). *Scalpel.* 1957; 110:217-34.
- Appelmans M, Michiels J, Vereecken E. Escleromalacia asociada con enfermedad del colágeno (francés). *Bull. Soc. Belge Ophthalmol.* 1960; 124:912-23.
- Aragona P, Wylegabala E, Wroblewska Czajka E, et al. Investigaciones clínicas, confocal y morfológica en córneas humanas con mucopolisacaridosis I H-S. *Cornea.* 2014; 33(1):35-42.
- Arens JF, van Dorp DA. Síntesis de algunos componentes que poseen actividad de vitamina A. *Nature.* 1946; 157:190.
- Arevalo JF, Lowder CY, Muci-Mendoza R. Manifestaciones oculares del lupus eritematoso sistémico. *Curr. Opin. Ophthalmol.* 2002; 13(6):404-10.
- Arkle, Ingram. ¿Escleromalacia perforante? *Trans. Ophthal. Soc. UK.* 1935; 55:552.
- Armstrong K, McGovern VJ. Escleromalacia perforante reparada con injerto. *Trans. Ophthalmol. Soc. Aust.* 1955; 15:110-21.
- Aronson SB 2nd, Shaw R. Cristales corneales en el mieloma múltiple. *AMA Arch. Ophthalmol.* 1959; 61(4):541-6.
- Aronson AJ, Ordoñez NG, Diddie KR, et al. Depósitos de complejos inmunes en el ojo en el lupus eritematoso sistémico. *Arch. Intern. Med.* 1979; 139(11):1312-3.
- Ascher KW. Estudio de 22 pacientes malnutridos con manchas de Bitôt. *AJO.* 1954; 38(3):367-73.
- Ashton N, Hobbs HE. Efecto de la cortisona sobre los nódulos reumatoideos de la esclera (escleromalacia perforante). *BJO.* 1952; 36(7):373-84.
- Ashton N, Kirker JG, Lavery FS. Hallazgos oculares en un caso de ocronosis hereditaria. *BJO.* 1964; 48:405-15.s
- Ashworth JL, Biswas S, Wraith E, et al. Características oculares de las mucopolisacaridosis. *Eye (Lond).* 2006; 20(5):553-63.
- Aver C, Herbort CP. Características angiográficas con indocianina verde en la escleritis posterior. *AJO.* 1998; 126(3):471-6.
- Azami A, Maleki N. Ocronosis alcaptonúrica. *J. Res. Med. Sci.* 2015; 20(10):1018-9.
- Azarbod P, Mohammed Q, Akram I, et al. Absceso localizado siguiendo a la inyección de acetónido de triamcinolona subtenon. *Eye (Lond).* 2007; 21(5):672-674.

- Bahadir S, Çobanoğlu Ü, Kapicioğlu Z, et al. Proteinosis lipoidea: Un caso con hallazgos oftalmológicos y psiquiátricos. *J. Dermatol.* 2006; 33(3):215-218.
- Bain GO. La patología de la enfermedad de Mikulicz-Sjögren en relación al lupus eritematoso diseminado: Revisión de los hallazgos de autopsias y presentación de un caso. *Can. Med. Assoc. J.* 1960; 82:143-8.
- Bannerjee SK, Taylor P. Hidroxifenilbutazona en el tratamiento de la escleritis nodular. *Trans. Ophthalmol. Soc. UK.* 1961; 81:651-2.
- Bansal R, Gupta A, Gupta V, et al. Papel de la terapia anti-tuberculosa en uveítis con tuberculosis latente/manifiesta. *AJO.* 2008; 146(5):772-9.
- Bao LL, Guo LL, Li SN, et al. Una familia con enfermedad de Fabry. Manifestaciones oculares y examen con microscopía electrónica de la biopsia de una lesión cutánea. *Chin. Med. J. (Engl).* 1990; 103(2):134-41.
- Baráková D, Bujalkowá D, Redinová M. Hallazgos ecográficos en la escleritis posterior (checo). *Cesk. Slov. Oftalmol.* 2003; 59(2):86-90.
- Barr CC, Geleder H, Font RL. Depósitos cristalinos corneales asociados con disproteinemia: Informe de dos casos y revisión de la literatura. *Arch. Ophthalmol.* 1980; 98:884-9.
- Barthelmess G, Schreier K. Cistinosis y sus cambios oculares (alemán). *Ver. Zusammenkunft Dtsch. Ophthalmol. Ges.* 1969; 69:77-9.
- Baumgartner Nielsen J, Hjortdal J, Fogh K. Distrofia dermocondrocorneal (síndrome de François). *Acta Derm. Venereol.* 2010; 90(4):412-3.
- Beatty S, Chawdhary S. Escleroqueratitis necrotizante siguiendo a cirugía de la catarata sin complicaciones. *Acta Ophthalmol. Scand.* 1998; 76(3):382-3.
- Beck M, Schlatter B, Wolf S, et al. Imagen de placas esclerales seniles con tomografía de coherencia óptica de profundidad aumentada. *Acta Ophthalmol.* 2015; 93(3):1188-92.
- Behrendt S, Eckardt C. Esclero-queratitis necrotizante post-operatoria (alemán). *Klin. Monbl. Augenheilkd.* 1990; 197(6):503-5.
- Beltrán Becerra KJ, Ríos González BE, Gutiérrez Amavizca BE, et al. Manifestaciones oftálmicas en pacientes mejicanos con enfermedad de Fabry (español). *Arch. Soc. Esp. Oftalmol.* 2012; 87(11):373-5.
- Bell GH. Informe de un caso de tuberculosis de la esclera de probable origen primario. *Trans. Am. Ophthalmol. Soc.* 1914; 13(3):787-95.
- Ben Rayana N, Chaed N, Khochtali S, et al. Ocronosis ocular. Informe de caso (francés). *J. Fr. Ophtalmol.* 2008; 31(6Pt1):624.
- Benson WE, Shields JA, Tasman W, et al. Escleritis posterior-Una causa de confusión diagnóstica. *Arch. Ophthalmol.* 1979; 97:482-6.
- Benson WE. Escleritis posterior. *Surv. Ophthalmol.* 1988; 32(5):297-316.
- Berger B, Reeser F. Desprendimiento del epitelio pigmentario retiniano en la escleritis posterior. *AJO.* 1980; 90(5):604-606.
- Berliner ML. Queratitis de lipina del síndrome de Hurler. *Arch. Ophthalmol.* 1939; 22:97-105.
- Bernauer W, Büchi ER, Daicker B. Hallazgos inmunopatológicos en la escleritis posterior. *Int. Ophthalmol.* 1994; 18(4):229-231.
- Bernauer W, Watson PG, Daicker B, et al. Células que perpetúan la respuesta inflamatoria en la escleritis. *BJO.* 1994; 78(5):381-5.
- Bernauer W, Daicker B. Infiltración celular inflamatoria en la escleritis. *Ophthalmologe.* 1995; 92(1):46-48.
- Berthout A, Sellam M, Denimal F, et al. El ojo y la anorexia nerviosa. Informe de caso (francés). *J. Fr. Ophtalmol.* 2007; 30(6):e15.
- Besse OA, Wolbach SB. Vascularización de la córnea en la rata en la deficiencia de riboflavina con una nota sobre la vascularización corneal en la deficiencia de vitamina A. *J. Exp. Med.* 1939; 69(1):1-12.
- Bhadoria DP, Bhadoria P, Sundaram KR, et al. Manifestaciones oculares de la artritis reumatoide. *J. Indian Med. Assoc.* 1989; 87(6):134-5.
- Bhaduri G, Chatterjee S, Sarkar AD, et al. Enfermedad de Hurler. *J. Indian. Med. Assoc.* 2005; 103(7):385-6, 398.
- Bhat PV, Jakoviec FA, Kurbanyan K, et al. Escleritis por herpes simple crónico: Caracterización de 9 casos de una entidad clínica poco reconocida. *AJO.* 2009; 148(5):779-789e.
- Bhattacharjee H, Dutta N, Das K. Curso clínico de escleritis inducida por cirugía de la catarata: Informe de caso. *Indian J. Ophthalmol.* 1994; 42(2):81-83.
- Bick MW. Tratamiento quirúrgico de la osteomalacia perforante. *AJO.* 1958; 46(4):598-9.
- Bickel H, Smellie JM. Enfermedad por almacenaje de cistina con aminoaciduria. *Lancet.* 1952; 1(6718):1093-5.
- Bietti GB. Aspectos oftálmicos de la deficiencia proteica y de enfermedades del metabolismo proteico. *Doc. Ophthalmol.* 1950; 4:200-26.
- Bignami A, Ficari A. Granulomatosis de Wegener (italiano). *Arch. Ital. Anat. Istol. Patol.* 1956; 30(1):75-94.
- Biswas J, Mittlal S, Ganesh SK, et al. Escleritis posterior: Perfil clínico y características de las imágenes. *Indian J. Ophthalmol.* 1998; 46(4):195-202.
- Bitot P. Sobre una lesión conjuntival aún no descrita coincidente con hemeralopía (francés). *Gaz. Hebd. Méd.* 1863; 10:284-288.
- Blatz G. Informe de un caso de escleromalacia en el reumatismo y esclerosis de Monckeberg (alemán). *Klin. Monbl. Augenheilkd Augenarztl Fortbild.* 1957; 131(3):396-400.
- Bloch CE. Investigación clínica de xeroftalmía y distrofia en infantes y niños jóvenes (xerophthalmia et dystopia alipogenetica). *J. Hygiene. (Cambridge).* 1921; 19:283-301.
- Bloch CE. Ceguera y otras enfermedades en niños originadas de una nutrición deficiente (falta del factor A soluble en grasa). *Am. J. Dis. Child.* 1924; 27:139-148.

- Bloch KJ, Wohl MJ, Ship II, et al. Síndrome de Sjögren. 1. Reacciones serológicas en pacientes con síndrome de Sjögren con y sin artritis reumatoide. *Arthritis Rheum.* 1960; 3:287-297.
- Bloomfield SE, Mondino B, Gray GF. Tuberculosis escleral. *Arch. Ophthalmol.* 1976; 94(6):954-6.
- Bloomfield SE, Becker CG, Christian CL, et al. Escleritis necrotizante bilateral con ulceración corneal marginal después de cirugía de la catarata en un paciente con vasculitis. *BJO.* 1980; 64(3):170-4.
- Blum FG Jr, Salamoun SG. Escleromalacia perforante. Una modificación útil en injertos de fascia lata o escleral. *Arch. Ophthalmol.* 1963; 69:287-9.
- Blumenthal CJ. Queratitis por malnutrición. *Proc. Nutr. Soc.* 1960; 19:92-96.
- Boado LA. Ocronosis alcaptonúrica ocular (Alteraciones pigmentarias) (español). *Prensa Med. Argent.* 1946; 33:1390-3.
- Boberg-Ans J. Escleromalacia perforante: Informe de un caso bilateral. *Acta Ophthalmol (Copenh).* 1958; 36(1):33-6.
- Boeck J. Cambios oculares en la periarteritis nodosa. *AJO.* 1956; 42(4 Part 1):567-77.
- Böhringer HR. Escleromalacia perforante como manifestación de un severo síndrome séptico (alemán). *Klin. Monbl. Augenheilkd. Augenarzt. Fortbild.* 1951; 119(1):95-6.
- Bolling JP, Brown GC. El síndrome de anticuerpos antifosfolípidos. *Curr. Opin. Ophthalmol.* 2000; 11(3):211-3.
- Bonamour G, Bonnet M. Perforación escleral espontánea intercalar (francés). *Bull. Soc. Ophthalmol. Fr.* 1964; 64:805-10.
- Bonnet M, Maugery J. Estafiloma escleral anterior. Tratamiento con injerto escleral (presentación clínica) (francés). *Bull. Soc. Ophthalmol. Fr.* 1970; 70(4):527-9.
- Bonora G, Frattini D, Nedbal M, et al. Mucopolisacaridosis IS: Síndrome de Scheie. Informe de dos hermanos (italiano). *Pediatr. Med. Chir.* 1991; 13(6):631-6.
- Boshoff PM. Placa escleral hialina. *Arch. Ophthalmol.* 1942; 28:503-506.
- Bothra N, Mittal R, Tripathy D. Escleromalacia perforante de una rinosporidiasis de la conjuntiva bulbar de larga evolución. *Ophthalmology.* 2016; 123(7):1493.
- Bowles LL, Hall WK, et al. Cambios corneales en la rata con deficiencia de ácido pantoténico y piridoxina. *J. Nutr.* 1949; 37(1):9-20.
- Bramante CT, Talbot EA, Rathunam SR, et al. Diagnóstico de la tuberculosis ocular. Papel de las nuevas modalidades de pruebas. *Int. Ophthalmol. Clin.* 2007; 47(3):45-62.
- Brancato R. Alteraciones oculares en la ocronosis hereditaria (revisión colectiva) (italiano). *Ann. Ottalmol. Clin. Ocul.* 1965; 91(12):1335-49.
- Brawman Mintzer O, Mondino BJ, Mayer FJ. Distribución del complemento en la esclera. *IOVS.* 1989; 30(10):2240-2244.
- Brini A, Quere M, Achard M. Escleritis nodular necrosante; presencia del bacilo de Koch (francés). *Bull. Soc. Ophtalmol. Fr.* 1953; 7:822-5.
- Brockhurst RJ, Schepens CL, Okamura ID. Uveítis II. Uveítis periférica: Descripción clínica. Complicaciones y diagnóstico diferencial. *AJO.* 1960; 49:1257-1266.
- Bronner A, Steinmetz Simon S, Risse JF, et al. Un caso de escleromalacia perforante. Problemas diagnósticos y terapéuticos (francés). *Bull. Soc. Ophtalmol. Fr.* 1976; 76(7-8):615-7.
- Brydak-Godowska J. Cambios oculares y condiciones generales en el lupus eritematoso sistémico- Observación propia (polaco). *Klin. Oczna.* 2007; 109(1-3):11-4.
- Buenestado Marjalizo F, Redondo García I, Bonales Daimiel J, et al. Escleritis posterior con desprendimiento de retina exudativo (español). *Arch. Soc. Esp. Oftalmol.* 2000; 75(9):643-6.
- Burillon C, Pey C, Durand L. Queratoplastia penetrante y distrofia corneal en el síndrome de Scheie (francés). *J. Fr. Ophtalmol.* 1989; 12(8-9):561-8.
- Bürki E. Otro caso de cistinosis con cambios corneales (alemán). *Ophthalmologica.* 1954; 127(4-5):309-14.
- Bürki E, Rohner M. Caso inusual de degeneración cristalina de la córnea (alemán). *Ophthalmologica.* 1955; 129(4-5):211-7.
- Bürki E. Cambios corneales en un caso de mieloma múltiple (plasmocitoma) (alemán). *Ophthalmologica.* 1958; 135(5-6):565-72.
- Cáceres Marzal C, García Reymundo M, Solana J, et al. Disminución de las opacidades corneales y mejoría de la visión en un paciente con mucopolisacaridosis I (Hurler-Scheie) tratado con terapia de sustitución enzimática (laronidasa, Aldurazima). *Am. J. Med. Genet A.* 2008; 146A(13):1768-70.
- Cagianut B, Theiler K. Histología de los cambios oculares en la macroglobulinemia (alemán). *Albrecht Von Graefe Arch. Ophthalmol.* 1959; 160(6):628-35.
- Calthorpe CM, Watson PG, McCartney AC. Escleritis posterior: Encuesta clínica e histológica. *Eye (Lond).* 1988; 2(3):267-77.
- Cambiaso RH. Ocronosis ocular con alcaptonuria y osteoartritis, observación personal (español). *Prensa Med. Argent.* 1953; 40(25):1565-72.
- Capdevila JM, Cardenal C, Vilanova X. Lupus eritematoso crónico de la conjuntiva (alemán). *Dermatologica.* 1956; 27(2):77-101.
- Capelli L, Zucchini G. Un caso inusual de la forma ocular de la enfermedad de Still y afectación atípica de la córnea (italiano). *Minerva Oftalmol.* 1962; 4:102-4.
- Cappin JM, Allen DW. Escleromalacia paralímbica. Perforación intercalar escleral espontánea. *BJO.* 1973; 57(11):871-872.
- Caputo R, Sambvani N, Monti M, et al. Distrofia dermocondrocorneal (síndrome de François). Informe de caso. *Arch. Dermatol.* 1988; 124(3):424-8.

- Cardell BS, Gurling KJ. Observaciones sobre la patología del síndrome de Sjögren. *J. Pathol. Bacteriol.* 1954; 68(1):137-46.
- Cárdenas Ramírez L, Zaldivar Bernal C. Escleromalacia perforante en un paciente con artritis reumatoide crónica. Informe de un caso con estudio histopatológico (español). *Prensa Med. Mex.* 1973; 38(7):225-31.
- Carlson DM, Helgeson MK, Hiett JA. Ocronosis ocular desde la alcaptonuria. *J. Am. Optom. Assoc.* 1991; 62(11):854-6.
- Carr RE, Henkind P, Rothfield N, et al. Toxicidad ocular de los fármacos antimalaria. Seguimiento a largo plazo. *AJO.* 1968; 66(4):738-44.
- Casey R, Flowers CW Jr, Jones DD, et al. Escleritis nodular anterior secundaria a Sífilis. *Arch. Ophthalmol.* 1996; 114(8):1015-6.
- Catford GV. Distensión en el desprendimiento de retina. *BJO.* 1963; 47:266-70.
- Cleary PE, Watson PG, McGill JI, et al. Pérdida visual debida a enfermedad del segmento posterior en la escleritis. *Trans. Ophthalmol. Soc. UK.* 1975; 95(2):297-300.
- Clifton F, Greer CH. Cambios oculares en el lupus eritematoso sistémico agudo. *BJO.* 1955; 39(1):1-10.
- Cockrum WM, Slaughter HC, et al. Styes: El papel de la nutrición en la etiología y tratamiento. *J. Indiana State Med. Assoc.* 1948; 41(5):489.
- Coelho P, Menezes C, Gonçalves R, et al. Queratitis ulcerativa periférica asociada con crioglobulinemia relacionada con hepatitis C. *Case Rep. Ophthalmol. Med. 2017:9461937.*
- Cogan DG. Escleritis bilateral recurrente de muchos años de duración con una infiltración inusual (¿grasa?) de la córnea. *AMA Arch. Ophthalmol.* 1951; 46(3):341-2.
- Cogan DG. Lesiones córneo-esclerales en la poliarteritis nodosa y granulomatosis de Wegener. *Trans. Am. Ophthalmol. Soc.* 1955; 53:321-42.
- Cogan DG, Kuwabara T, Kinoshita J, et al. Manifestaciones oculares de la cistinosis sistémica. *AMA Arch. Ophthalmol.* 1956; 55(1):36-41.
- Cogan DG. Correlatos oculares de defectos metabólicos innatos. *Can. Med. Assoc. J.* 1966; 95(21):1055-65.
- Collier M. Incidencia de placas hialinas seniles de la esclera con degeneración límbica con el cinturón blanco de Vogt (francés). *Bull. Soc. Ophtalmol. Fr.* 1961; 4:197-8.
- Contardo R. Evolución de las enfermedades del colágeno. *AMA Arch. Ophthalmol.* 1956; 56(4):568-76.
- Cooper JA, Moran TJ. Estudio sobre la ocronosis. I. Informe de caso con muerte por nefrosis ocronótica. *AMA Arch. Patol.* 1957; 64(1):46-53.
- Cordella M, Peralta S. Escleromalacia perforante asociada con poliartritis reumatoide (italiano). *Ann. Ottalmol. Clin. Ocul.* 1965; 91(12):113-20.
- Cotlier E. Depósitos de cistina ocular en un adulto. *Arch. Ophthalmol.* 1972; 87(1):111.
- Crawford SE. Síndrome de Cogan asociado con poliarteritis nodosa: Informe de tres casos. *Pa. Med. J.* 1957; 60(7):835-8.
- Cullen AP, Chou BR. Queratopatía con terapia de cloroquina a dosis bajas. *J. Am. Optom. Assoc.* 1986; 57(5):368-72.
- Culler AM. Patología de las placas esclerales: Informe de cinco casos de placas degenerativas en la esclera mesialmente. Estudio histopatológico. *BJO.* 1939; 23(1):44-50.
- Custovic K, Cuendet JF. Infiltración lipídica de la córnea (xantoma corneal) (francés). *Ophthalmologica.* 1971; 163(5):306-11.
- Cutler WM, Blatt IM. Manifestaciones oculares del granuloma letal de la línea media (granulomatosis de Wegener). *AJO.* 1956; 42(1):21-35.
- Chages VJ, Lam S, Tessler HH, et al. Tomografía computarizada y resonancia magnética en el diagnóstico de la escleritis posterior. *Ann. Ophthalmol.* 1993; 25(3):89-94.
- Chan AY, Liu DT. Un caso de enfermedad de Behcet con escleromalacia perforante. *Rheumatology (Oxford).* 2005; 44(8):1077.
- Chandler P, Grant WM. Lecturas en glaucoma. Kimpton. Londres. 1965.
- Chatillon J, Rutishauser E, Morard JC. Vasculitis de Wegener (francés). *Rev. Fr. Etud. Clin. Biol.* 1956; 1(4):418-34.
- Chen TT. Blefaritis angular en ariboflavinosis, una manifestación clínica no bien conocida de la deficiencia de riboflavina. *Chi. Med. J.* 1948; 66(1):1-4.
- Cheskes J, Buettner H. Manifestaciones oculares de la ocronosis alcaptonúrica. *Arch. Ophthalmol.* 2000; 118(5):724-5.
- Chévez Barrios P, Font RL. Lesiones conjuntivales pigmentadas como manifestación inicial de ocronosis. *Arch. Ophthalmol.* 2004; 122(7):1060-3.
- Chiziwa T, Inomata H, Yamara Y, et al. Manifestaciones oculares del fenotipo Hurler/Scheie en dos hermanos. *Jpn. J. Ophthalmol.* 1983; 27(1):54-62.
- Chu YC, Hsieh YY, Ma L. Tofo cantal medial asociado con gota. *AJO.* 2005; 140(3):524-6.
- Chuca Okosa CM. Tuberculosis y el ojo. *Niger. J. Clin. Pract.* 2006; 9(1):68-76.
- Chumbley LC. Afectación escleral en la porfiria sintomática. *AJO.* 1977; 84(5):729-33.
- Chylack LT Jr, Bienfang DC, Bellows AR, et al. Manifestaciones oculares de la artritis reumática juvenil. *AJO.* 1975; 79(6):1026-33.
- Daicker B, Riede UN. Hallazgos histológicos y ultraestructurales en la ocronosis ocular alcaptonúrica (alemán). *Ophthalmologica.* 1974; 169(5):377-88.
- Djacos C. Las alteraciones oculares durante el edema por hambre (francés). *Arch. Ophtal (París).* 1949; 9:421.

- Dale RT, Rao GN, Aquavella JV, et al. Cistinosis en la adolescencia. Estudio clínico y con microscopio especular en unos hermanos inusuales. *BJO.* 1981; 65(12):828-32.
- Damiean-Guillet M. Lesiones conjuntivales en avitaminosis A: Estudio histopatológico. *Trop. Geogr. Med.* 1958; 10(3):233-8.
- Darby WJ, McGanity WJ, McLaren DS, et al. Manchas de Bitot y deficiencia de vitamina A. *Public Health Rep.* 1960; 75:738-43.
- Das S, Saurabh K, Biswas J. Escleritis necrotizante postoperatoria; Informe de cuatro casos. *Middle East. Afr. J. Ophthalmol.* 2014; 21(4):350-3.
- Davey PG. Enfermedad de Fabry: Encuesta de síntomas oculares y visuales. *Clin. Ophthalmol.* 2014; 8:1555-60.
- Davidson B, Pilz CG, Zeller RW. Xantomatosis generalizada con afectación corneal: Informe de caso. *AJO.* 1951; 34(2 1):233-6.
- Davis E, Landau J. Microscopía capilar en la fiebre reumática: Modelos capilares en la conjuntiva y lechos de las uñas como signos clínicos en la fiebre reumática y enfermedad cardíaca reumática. *AMA. Arch. Intern. Med.* 1956; 97(1):51-6.
- De Brabandere J, François P, Michotte LJ. Escleromalacia perforante reumatoide (francés). *J. Belge Med. Phys. Rheumatol.* 1962; 17:11-12.
- De Monteynard MS, Jacquier J, Adotti F, et al. Tofo gotoso del párpado (francés). *Bull. Soc. Ophtalmol. Fr.* 1986; 86(1):53-4.
- Debjani M, Somnath M. Un caso raro de porfiria eritropoyética congénita de inicio en la pubertad con manifestaciones oftalmológicas. *Middle East Afr. J. Ophthalmol.* 2016; 23(1):160-2.
- Dejean C. Escleroterapia-queratitis tuberculosa atípica experimental (francés). *Bull. Mem. Soc. Fr. Ophtalmol.* 1953; 66:316-20.
- Demirci H, Shields CL, Honavar SG, et al. Seguimiento a largo plazo de una escleritis posterior nodular gigante simulando un melanoma coroidal. *Arch. Ophthalmol.* 2000; 118(9):1290-2.
- Demirkilina Biler E, Guven Yilmaz S, Palamar M, et al. Hallazgos con tomografía de coherencia óptica y microscopía confocal in vivo del segmento anterior en la ocronosis ocular. *Case Rep. Ophthalmol. Med.* 2015; doi: 10.1155/2015/592847.
- Deodati F. Las manifestaciones oftalmológicas de la lipoproteinosis de Urbach-Wiethe. A propósito de un caso (francés). *Bull. Soc. Ophtalmol. Fr.* 1964; 64:274-79.
- Déodati F, Bec P, Labro JB, et al. Escleritis sifilítica. Aspectos clínicos y angiográficos (francés). *Bull. Soc. Ophtalmol. Fr.* 1971; 71(1):63-5.
- Derby GS. Granuloma masivo de la esclera (escleritis gelatinosa) con la publicación de un caso inusual: Examen patológico por el Dr. F.H. Verhoeff. *Trans. Am. Ophthalmol. Soc.* 1915; 14(1):110-24.
- Dern PL. Amino-aciduria con cistinosis: Informe de caso con determinación de aminoácidos en orina y cistina ocular. *Ann. Intern. Med.* 1957; 46(1):138-44.
- Deschemer J, Seamone CD, Baines MG. Sífilis ocular adquirida: Diagnóstico y tratamiento. *Ann. Ophthalmol.* 1992; 24(4):134-8.
- Desvignes P, Pouliquen Y, Degras M, et al. Aspectos clínicos, histológicos y examen estructural de una córnea distrófica en la enfermedad de Hurler (francés). *Bull. Mem. Soc. Fr. Ophtalmol.* 1967; 80:43-8.
- Dodds EM, Lowder CY, Barnhorst DA, et al. Escleritis posterior con desprendimiento cilio-coroideo anular. *AJO.* 1995; 120(5):677-679.
- Dodds EM, Irarrázaval LA, Scarfone A, et al. Escleritis posterior bilateral. *Ocul. Immunol. Inflamm.* 1997; 5(4):267-269.
- Dodtfredsen E. Patogénesis de enfermedades concurrentes de los ojos y las articulaciones. *BJO.* 1949; 33(5):261-70.
- Dougherty PJ, Binder PS, Mondino BJ, et al. Esclero-queratitis por acantomoeba. *AJO.* 1994; 117(4):475-9.
- Drescher EP, Henderson JW. Placas esclerales hialinas seniles: Informe de 3 casos. *Proc. Staff Meet Mayo Clin.* 1949; 24(12):334-6.
- Drissi Touzani K, Hilali O, Chraibi F, et al. Escleromalacia pre-perforante extensa secundaria a espondilitis anquilopoyética (francés). *J. Fr. Ophtalmol.* 2018; 41(6):574-75.
- Drossaers-Bakker KW, Zwinderman AH, Vlieland TP, et al. Resultados a largo plazo en la artritis reumatoidea: Algoritmo sencillo de parámetros basales pueden predecir el daño radiográfico, la discapacidad y curso de la enfermedad en 12 años de seguimiento. *Arthritis Rheum.* 2002; 47:383-90.
- Dufier JL, Dhermy P, Gubler MC, et al. Cambios oculares en la evolución a largo plazo de la cistinosis infantil. *Ophthalmic Paediatr. Genet.* 1987; 8(2):131-7.
- Dunphy EB. Condiciones oculares asociadas con hiperlipemia idiopática. *AJO.* 1950; 33(10):1579-86.
- Dvorák V, Smecka Z. Escleromalacia perforante (checo). *Cesk. Oftalmol.* 1981; 37(6):415-9.
- D´Arcy F, Kirwan C, O´Keefe M. Epiescleritis siguiendo a cirugía querato-refractiva. *BJO.* 2009; 93(11):1554.
- Edström G, Oesterlind G. Un caso de epiescleritis reumática nodular. *Acta Ophthalmol (Copenh).* 1948; 26(1):1-6.
- Ehongo A, Schrooyen M, Pereleux A. Astigmatismo corneal bilateral importante en un caso de ocronosis ocular (francés). *Bull. Soc. Belge Ophtalmol.* 2005; 295:165-7.
- Einsenstein B, Taubenhauss M. Queratitis intersticial no sifilítica y sordera bilateral (síndrome de Cogan) asociado con enfermedad cardiovascular. *N. Engl. J. Med.* 1958; 258(22):1074-9.
- El-Masry NA, Hanna LS, Farid Z. La relación de la vitamina A con las manchas de Bitot (informe de caso). *J. Egypt Med. Assoc.* 1975; 58(5-6):270-4.
- El Sheikh M. Deficiencias vitamínicas en relación al ojo. *BJO.* 1960; 44:406-14.
- Eleftheriou DS, Djacos C. Lesiones anatomopatológicas de la córnea en enfermedades por deficiencias. *Arch. Ophthalmol. Rev. Gen. Ophthalmol.* 1950; 10(2):217-27.

- Elkhoyaali A, Elasri F, Khmamouch M, et al. Escleromalacia perforante secundaria a espondilitis anquilopoyética: Informe de caso. *J. Fr. Ophtalmol.* 2015; 38(8):e159-161.
- Elmonem MA, Veys KR, Soliman NA, et al. Cistinosis: Revisión. *Orphanet. J. Rare Dis.* 2016; 11:47.
- Ellis RWB, Sheldon W, Capon NB. Gargolismo (condro-osteo-distrofia, opacidades corneales, hepatoesplenomegalia y deficiencia mental). *Quart. J. Med.* 1936; 29:119-139.
- Emran N, Tzakrasudjatma S. Características clínicas de las manchas de Bitot respondedoras y no respondedoras a la vitamina A. *AJO.* 1980; 90(2):160171.
- Emre S, Kayikçioglu O, Ates H, et al. Histéresis corneal, factor de Resistencia corneal y presión intraocular en pacientes con esclerodermia usando el analizador de respuesta ocular reichert. *Cornea.* 2010; 29(6):628-31.
- Escott SM, Pyatetsky D. Escleritis nodular unilateral secundaria a sífilis latente. *Clin. Med. Res.* 2015; 13(2):94-5.
- Essalmi L, Roncato M, Mermet I, et al. Esclera y orejas de color marrón azulado (francés). *Rev. Med. Interne.* 2007; 28(1):42-3.
- Evans PJ, Eustace P. Escleromalacia perforante asociada con la enfermedad de Crohn. Tratada con versenato sódico (EDTA). *BJO.* 1973; 57(5):330-5.
- Fahey JL, Leonard E, Churg J, et al. Granulomatosis de Wegener. *Am. J. Med.* 1954; 17(2):168-179.
- Fahnehjelm KT, Törquist AL, Malm G, et al. Hallazgos oculares en cuatro niños con mucopolisacaridosis I-Hurler (MPS I-H) tratados precozmente con células madres hematopoyéticas. *Acta Ophthalmol. Scand.* 2006; 84(6):781-5.
- Fahnehjelm KT, Törquist AL, Winiarski J. Longitud axial ocular y refracción corneal en niños con mucopolisacaridosis (MPS I-Hurler). *Acta Ophthalmol.* 2012; 90(3):287-90.
- Fahnehjelm KT, Chen E, Winiarski J. Histéresis corneal en mucopolisacaridosis I y VI. *Acta Ophthalmol.* 2012; 90(5):445-8.
- Fanourakis S, Snyders B. Escleritis posterior: A propósito de 6 casos (francés). *Bull. Soc. Belge Ophtalmol.* 1995; 259:55-61.
- Fasal P. Manifestaciones clínicas de deficiencias vitamínicas observadas en los estados malayos federados. *Arch. Demat. Siph.* 1944; 50:160-166.
- Feiz V, Redline DE. Escleritis infecciosa después de vitrectomía pars plana debida a estafilococo aureus resistente a meticilina y fluoroquinolonas de cuarta generación. *Cornea.* 2007; 26(2):238-40.
- Felbor U, Mutsch Y, Grehn F, et al. Ocronosis ocular en paciente alcaptonúrico transportando mutaciones en el gen homogentisato 1,2-dioxigenasa. *BJO.* 1999; 83:680-84.
- Feldon SE, Sigelman J, Albert DM, et al. Manifestaciones clínicas de la escleritis gelatinosa. *AJO.* 1978; 85(6):781-7.
- Fell HB, Mellanby E. Metaplasia en cultivos de ectodermo de pollo aumenta en la vitamina A. *J. Physiol.* 1953; 119(4):470-88.
- Fénolland JR, Bonnet S, Rambaud C, et al. Escleritis sifilítica. *Ocul. Immunol. Inflamm.* 2016; 24(1):93-95.AP, Safir A, Melikian HE. Anomalías oculares en pacientes con gota. *Ann. Ophthalmol.* 1985; 17:632-635.
- Ferraro A, Roizin L, Givner I. Cambios oculares en ratas deficientes en aminoácidos: Distrofia corneal debido a deficiencia de valina. *Arch. Ophthalmol.* 1947; 38(3):342-52.
- Fienberg R, Colpoys EL. Estudio histopatológico de la involución de nódulos reumáticos tratados con cortisona y de involución espontánea. *Am. J. Pathol.* 1951; 27(4):710-1.
- Filous A, Korynta J, Odehnal M. Tratamiento del estafiloma escleral con fijación de un injerto fascial con Tissucol (checo). *Cesk. Slov. Oftalmol.* 1998; 54(4):218-21.
- Fincher T, Fulcher SF. Reto diagnóstico y terapéutico de la escleritis por Flavis aspergillus. *Cornea.* 2007; 26(5):618-20.
- Findlay GM. Discusión sobre disturbios inespecíficos de la salud debido a deficiencia vitamínica. *Proc. R. Soc. Med.* 1925; 18:12-14.
- Finger PT, Perry HD, Packer S, et al. Escleritis posterior como un tumor intra-orbitario. *BJO.* 1990; 74(2):121-122.
- Firkin FC, Lee N, Ramsay R, et al. Pérdida visual causada por cristales corneales en el mieloma: Mejoría rápida y recambio plasmático y quimioterapia. *Med. J. Aust.* 1979; 2(13):677-8.
- Fisher ER, Hellstrom HR. Síndrome de Cogan y enfermedad vascular sistémica: Análisis de las características patológicas con referencia a su relación con la tromboangeitis obliterante (Buerger). *Arch. Pathol.* 1961; 72:572-92.
- Fisher DF. Estafiloma de la esclera reparado con injerto corneal. *Trans. Am. Acad. Ophthalmol. Otolaryngol.* 1966; 70(5):823-4.
- Fleischner FG, Shalek SR. Calcificación conjuntival y corneal en la hipercalcemia; hallazgos roentnológicos. *N. Engl. J. Med.* 1949; 241(22):863-5.
- Forman S. Glaucoma de ángulo cerrado complicando un desprendimiento cilio-coroideo. *Ophthalmology.* 1989; 96(5):643-53.
- Forman S. Escleritis después de cirugía filtrante del glaucoma con mitomicina C. *Ophthalmology.* 1995; 102(10):1569-71.
- Foster RE, Lowder CY, Meisler DM, et al. Una manifestación ocular inusual del lupus eritematoso discoideo. *Cleve Clin. J. Med.* 1994; 61(3):232-7.
- Franceschetti A. Las afecciones oculares de origen reumático (francés). *Ophthalmologica.* 1946; 111(4-5):242-69.
- Franceschetti A, Bischler V. Escleritis necrosante nodular y su relación con la escleromalacia (francés). *Ann. Ocul. (París).* 1950; 183(9):737-44.
- Franceschetti AT. Enfermedad de Fabry: Manifestaciones oculares. *Birth Defects Orig. Artic. Serv.* 1976; 12(3):195-208.
- François J. Escleromalacia perforante (francés). *Ann. Ocul. (París).* 1954; 187:689-725.

- François J, Rabaey M. Distrofia corneal y paraproteinemia (francés). *Bull. Soc. Belge Ophtalmol.* 1960; 125:1007-17.
- François J, Victoria Troncoso V, Germen M, et al. Estudio histopatológico y patogénico de la escleromalacia perforante (francés). *Bull. Soc. Belge Ophtalmol.* 1967; 146:336-46.
- François J, Bacskulin J, Follmann P. Manifestaciones oculares del síndrome de Urbach-Wiethe: Hialitis de la piel y mucosas. *Ophthalmologica.* 1968; 155(6):433-448.
- Fraser D. Hipofosfatasia. *Am. J. Med.* 1957; 22(5):730-46.
- Frati Munari AC, Rojas Dorsal JA. Artritis reumatoidea juvenil y escleromalacia perforante (español). *Bol. Med. Hosp. Infant. Mex.* 1978; 35(6):1069-76.
- Fraunfelder FW. Efectos colaterales oculares asociados con bifosfonatos. *Drugs Today (Barc).* 2003; 39(11):829-35.
- Frayer WC. Histopatología de la ulceración perilimbal en la granulomatosis de Wegener. *Arch. Ophthalmol.* 1960; 64:58-64.
- Frazier PD, Wong VG. Cistinosis. Examen histológico y cristalográfico de cristales en los tejidos oculares. *Arch. Ophthalmol.* 1968; 80(1):87-91.
- Freedman J. Afectación escleral en la porfiria. *AJO.* 1978; 85(3):427.
- Friedland. Sobre la anatomía patológica de la escleritis (alemán). *Arch. F. Ophthal.* 1899; 48:283.
- Frith P, Burge SM, Millard PR, et al. Hallazgos oculares externos en el lupus eritematoso: Estudio clínico e inmunopatológico. *BJO.* 1990; 74(3):163-7.
- Frost NA, Sparrow JM, Rosenthal AR. Escleritis posterior con vasculitis retiniana e infartación coroidal y retiniana. *BJO.* 1994; 78(5):410-412.
- Fumex Borzard L, Cochat P, Fouilhoux A, et al. Relación entre manifestaciones oculares en diez pacientes con enfermedad de Fabry (francés). *J. Fr. Ophtalmol.* 2005; 28(1):45-50.
- Furtado LM, Arantes TE, Nascimiento H, et al. Manifestaciones clínicas y resultados oftálmicos de la sífilis ocular en el tiempo de la re-emergencia de infecciones sistémicas. *Sci. Rep.* 2018; 8(1):e12071.
- Galdston H, Steele JM, Dobriner K. Alcaptonuria y ocronosis: con informe de tres pacientes y estudios metabólicos en dos. *Am. J. Med.* 1952; 13(4):432-52.
- Gale JC. Estudios con microscopio electrónico del colágeno en tejidos normales y enfermedades (abstract). *Am. J. Pathol.* 1950; 26:707.
- Galor A, Leder HA, Thorne JE, et al. Queratopatía en banda transitoria con inflamación ocular e hipercalcemia sistémica. *Clin. Ophthalmol.* 2008; 2(3):645-7.
- Gamizo G. Manifestaciones oculares de la enfermedad de Fabry. *J. Am. Optom. Assoc.* 1987; 58(2):87.
- Gartner S, Rubner K. Nódulos esclerales calcificados en la hipervitaminosis A. *AJO.* 1955; 39(5):658-63.
- Garron LK. Cistinosis. *Trans. Am. Acad. Ophthalmol. Otolaryngol.* 1959; 63(1):99-108.
- Gaudiani JL, Braverman JM, Mascolo M, et al. Cambios oftálmicos en la anorexia nerviosa severa. Serie de casos. *Int. J. Eat. Disord.* 2012; 95(5):719-21.
- Germain DP. Enfermedad de Fabry (deficiencia de alfa-galactosidasa A): Fisiopatología, signos clínicos y aspectos genéticos (francés). *J. Soc. Biol.* 2002; 196:161-73.
- Ghafoor SY, Williamson J. Manejo quirúrgico de la escleromalacia perforante –informe de caso. *Scott. Med. J.* 1983; 28(4):357-9.
- Ghauri MI, Riaz SU, Husain A, et al. Escleromalacia perforante: Informe de caso. *J. Med. Case Rep.* 2018; 12(1):155.
- Gheorghe A, Pandelescu M, Muraru C. Escleromalacia perforante. Artritis reumatoide –informe de caso. *Oftalmología.* 2009; 53(3):105-9.
- Ghosh PK. Porfiria eritropoyética con escleromalacia perforante. *J. Assoc. Physicians India.* 1972; 20(12):957-9.
- Gilboe IM, Kvien TK, Uhlig T, et al. Síntomas de sequedad y síndrome de Sjögren secundario en el lupus reumatoideo sistémico: Comparación con la artritis reumatoides y relación con enfermedades variables. *Ann. Rheum. Dis.* 2001; 60(12):1103-9.
- Girad LJ. Escleroqueratoplastia penetrante. *Cornea.* 1982; 1:45-52.
- Girard B, Hoang-Xuan T, D´Hermies F, et al. Mucopolisacaridosis tipo 1, fenotipo Hurler-Scheie con afectación ocular. Estudio clínico y ultraestructural (francés). *J. Fr. Ophtalmol.* 1994; 17(4):286-95.
- Gilbert. Sobre la etiología y anatomía patológica de la escleritis (alemán). *Archiv. F. Augenheilk.* 1914; 76:111.
- Gilbert JM. Weiss JS, Sattler AL, et al. Manifestaciones oculares y citología de impresión en la anorexia nerviosa. *Ophthalmology.* 1990; 97(8):1001-7.
- Girod P. Signos oftalmológicos en la porfiria congénita (francés). *Ann. Ocul (París).* 1969; 202(9):937-51.
- Gjessing HG. Escleromalacia perforante tratada con cortisona: Informe clínico con algunas observaciones sobre la escleritis ulcerativa. *Acta Ophthalmol (Copenh).* 1955; 33(3):229-35.
- Goar EL, Smith LS. Nódulos reumatoideos del ojo. *J. Am. Med. Assoc.* 1952; 148(11):889-92.
- Goar EL. Periarteritis nodosa ocular: Informe de dos casos. *AMA Arch. Ophthalmol.* 1952, 35(11):1619-25.
- Godman GC, Churg J. Granulomatosis de Wegener: Patología y revisión de la literatura. *AMA Arch. Pathol.* 1954; 58(6):533-53.
- Godtfrendsen E. Patogenia de las enfermedades oculares y articulares concurrentes. *BJO.* 1949; 33(5):261-70.
- Gold DH, Morris DA, Henkind P. Hallazgos oculares en el lupus eritematoso sistémico. *BJO.* 1972; 56(11):800-4.
- Goldenberg Cohen N, Bahar I, Barasd D, et al. Característica sonográficas de la calcificación escleral senil. *2007; 38(2):115-7.*
- Goldstein MH, Lim M, Driebe WT. Abscesos esclerales recurrentes después de la extracción de la catarata sin complicaciones. *Cornea.* 23(1):76-80.

- Gombos GM. Tratamiento quirúrgico de la escleromalacia perforante. *Acta Ophthalmol. (Copenh).* 1967; 45(4):582-6.
- Gómez Bde A, Santhiago MR, Magalhäes P, et al. Hallazgos oculares en pacientes con esclerosis sistémica. *Clinics (Sao Paulo).* 2011; 66(3):379-85.
- Goodside V. Hallazgos oculares en la hipercalcemia: Estudio clínico e Histológico. *AJO.* 1954; 38(6):856-8.
- Grangaud R, Massonet R. Actividad anti-xeroftálmica del éster de astaxantina (francés). *S R Seances Soc. Biol. Fil.* 1954; 148(5-6):533-536.
- Graña Gil J, Cabana Vázquez M, Vázquez González A, et al. Toxicidad ocular de agentes antimalaria (español). *An. Med. Interna.* 2002; 19(4):189-91.
- Grayson M, Pieroni D. Xantoma solitario del limbo. *BJO.* 1970; 54(8):562-4.
- Graziano FM, Mazza C. Sobre un caso de escleromalacia perforante (italiano). *Ann. Ottalmol. Clin. Ocul.* 1965; 91(12):1221-7.
- Grech R, Galvin L, O'Hare A, et al. Síndrome de Hurler (mucopolisacaridosis tipo I). *BMJ Case Rep.* 2013; doi: 10.1136/bcr-2012-008148.
- Gregersen E, Jørgensen JS. Esclero-queratitis necrotizante siguiendo a la extracción de catarata (alemán). *Klin. Monbl. Augenheilkd.* 1988; 193(6):642-4.
- Groseanu L, Marinescu R, Laptoium D, et al. Diagnóstico tardío y difícil de la ocronosis. *J. Mede. Life.* 2010; 3(4):437-43.
- Grupcheva CN, Craig JP, McGhee CN. Análisis microestructural in vivo de la córnea en el síndrome de Scheie. *Cornea.* 2003; 22(1):76-9.
- Gucev ZS, Slaveska N, Laban N, et al. Ocronosis ocular de inicio precoz en una chica con alcaptonuria (AKV) y una nueva mutación en la enzima homogentisato 1,2-dioxigenasa. *Prilozi.* 2011; 32(1):305-11.
- Guemes A, Kosmorsky GS, Moodie DS, et al. Opacidades corneales en la enfermedad de Gaucher. *AJO.* 1998; 126(6):833-5.
- Guffon N, Sovillet G, Maire I, et al. Seguimiento de nueve pacientes con síndrome de Hurler después de trasplante de médula ósea. *J. Pediatr.* 1998; 133(1):119-25.
- Guggenheim JA, McBrien NA. La miopía con privación de forma induce la activación de la metaloproteinasa-2 de la matriz escleral en la musaraña arborícola. *IOVS.* 1996; 37(7):1380-95.
- Guifford ES Jr, Maguire EF. Queratopatía en banda en la intoxicación por vitamina D: Informe de caso. *AMA Arch. Ophthalmol.* 1954; 52(1):106-7.
- Guild HG, Walsh FB, Hoover RE. Cistinosis ocular. *AJO.* 1952; 35(9):1241-8.
- Gullingsrud EO, Krivit W, Summers CG. Anomalías oculares en las mucopolisacaridosis después de trasplante de médula ósea. Mayor seguimiento. *Ophthalmology.* 1998; 105(6):1099-105.
- Gungor IU, Ariturk N, Beden U, et al. Escleritis necrotizante debida a infección por varicela-zoster: Informe de caso. *Ocul. Immunol. Inflamm.* 2006; 14(5):317-9.
- Gupta S, Wadhwani M, Sehgal V, et al. Blebitis con absceso escleral en un caso de trabeculectomía operado con mitomicina C y un implante hologénico subconjuntival. *Eye (Lond).* 2014; 28(3):354.
- Gutheil H. Balance de vitamina A en la queratomalacia infantil. *Arch. Kinderheilkd.* 1956; 152(2):148-58.
- György P, Eckardt RE. Investigaciones adicionales sobre la vitamin B(6) y factores relacionados del complejo de la vitamin B(2) en ratas. Parte I y II. *Biochem. J.* 1940; 34(8-9):1143-54.
- Hachet E, Andre JL, Crance J, et al. Manifestaciones oftalmológicas de la cistinosis pediátrica (francés). *Bull. Soc. Ophtalmol. Fr.* 1983; 83(12):1395-6.
- Hadsuda TA, Tanaka J. Escleritis necrotizante bilateral. *AJO.* 1978; 86(5):710-4.
- Halmay O, Ludwig K. Queratitis en banda profunda bilateral e iridociclitis en el lupus eritematoso sistémico. *BJO.* 1964; 48(10):558-62.
- Hall BE, Sydenstricker VP, et al. Deprivación proteica como causante de vascularización de la córnea en ratas. *J. Nutr.* 1946; 1946; 32(5):509-23.
- Hamard H, Guillaumat, Guillerm D, et al. Lesiones oculares de la porfiria (francés). *Bull. Soc. Ophtalmol. Fr.* 1982; 82(4):583-5.
- Harbater M. Escleromalacia perforante. Informe de un caso. *Arch. Ophthalmol.* 1949; 41(2):183-7.
- Harbert F, McPherson SD Jr. Necrosis escleral en la periarteritis nodosa; informe de caso. *AJO.* 1947; 30(6):727-32.
- Harley RD, DiGeorge AM, Mabry CC, et al. Hipercalcemia idiopática de la infancia: Atrofia óptica y otros cambios oculares. *Trans. Am. Acad. Ophthalmol. Otolaryngol.* 1965; 65(5):977-92.
- Harper JY Jr. Escleritis recurrente con elevación de la retina: Publicación de caso. *Arch. Ophthalmol.* 1960; 63:663-667.
- Hatch JL. Alcaptonuria hereditaria con ocronosis. *Arch. Ophthalmol.* 1969; 62:575-8.
- Haye C, Guyol Sionnest M. Complicaciones oculares en la anorexia mental (francés). *Ann. Med. Interne (París).* 1973; 124(8):635-6.
- Heaton MJ. Síndrome de Sjögren y lupus eritematoso sistémico. *Br. Med. J.* 1959; 1(5120):466-9.
- Heiligenhaus A, Schilling M, lung E, et al. Biomicroscopía ultrasónica en la escleritis. *Ophthalmology.* 1998; 105(3):527-34.
- Hemady R, Sainz de la Maza M, Raizman MB, et al. Seis casos de escleritis con infección sistémica. *AJO.* 1992; 114(1):55-62.
- Henderson JL, MacGregor AR, Thannhauser SJ, et al. La patología y bioquímica del gargolismo: Informe de tres casos y revisión de la literatura. *Arch. Dis. Child.* 1952; 27(133):230-53.
- Herrenschwand FV. Sobre el tratamiento de la escleritis tuberculosa (alemán). *Ophthalmologica.* 1949; 118(3):161-8.

- Herrera Esparza R, Ávalos Díaz E. Tratamiento con infliximab en un caso de escleromalacia perforante reumatoidea. *Reumatismo.* 2009; 61(3):212-5.
- Hidalgo Bravo A, Acosta Nieto ML, Normendez Martínez ML, et al. Distrofia dermocondrocorneal (síndrome de François) en un paciente mejicano y revisión de la literatura. *Am. J. Med. Genet A.* 2016; 170(2):446-451.
- Hills OW, Liebert E, Steinberg DL, et al. Aspectos clínicos de la depleción dietética de riboflavina. *AMA Arch. Intern. Med.* 1951; 87(5):682-93.
- Himmel S, Adelstein N. Ocronosis ocular con alcaptonuria. Informe de caso. *Ohio State Med. J.* 1967; 63(7):912-13.
- Hirano K, Sai S. Severa esclero-queratitis por acantoameba en un usuario de lentes de contacto. *Acta Ophthalmol. Scand.* 1999; 77(3):347-8.
- Hirst LW, Lee GA. Trasplante corneoescleral para la enfermedad corneal en etapa terminal. *BJO.* 1998; 82(11):1276-9.
- Hoffman DR, Birch EE, Bich DG, et al. Impacto del ingreso dietético precoz y composición lipídica sanguínea de ácidos grasos polinsaturados de cadena larga sobre el desarrollo visual tardío. *J. Pediatr. Gastroenterol. Nutr.* 2000; 31(5):540-53.
- Holmes HN, Corbet RE. El aislamiento de la vitamina A cristalina. *J. Am. Chem. Soc.* 1937; 59:2042-7.
- Holthouse EH. Sobre un caso inusual de ulceración de la conjuntiva y esclerótica. *Roy. Ophthal. Hosp. Rep.* 1893; 13:415.
- Hon C, Law RW, Au WY. Escleromalacia perforante complicando la enfermedad de injerto contra huésped. *Br. J. Haematol.* 2005; 129(1):1.
- Horan EC. Manifestaciones oftálmicas de la esclerosis sistémica progresiva. *BJO.* 1969; 53:388-92.
- Howard JE, Walsh FB. Lesiones conjuntivales y corneales en la hipercalcemia. *J. Clin. Endocrinol. Metab.* 1947; 7(6):464.
- Hsiao CH, Chen JJ, Huang SC, et al. Diseminación intraescleral de escleritis infecciosa siguiendo la escisión del pterigium. *BJO.* 1998; 82(1):29-34.
- Huang Y, Bron AJ, Meek KM, et al. Estudio estructural de la córnea de un paciente con síndrome de Hurler trasplantado de médula ósea. *Exp. Eye Res.* 1996; 62(4):377-87.
- Huang CY, Lin HC, Yang ML. Escleritis necrotizante después de cirugía del estrabismo en la enfermedad ocular tiroidea. *J AAPOS.* 2013; 17(5):535-6.
- Hudson AC. Absceso estafilocócico de la esclera. *Proc. R. Soc. Med.* 1933; 27(2):148.
- Hunter C. Una rara enfermedad en dos hermanos. *Proc. Roy. Soc. Med.* 1916-17; 10:104-116.
- Il'evich AI, Tikhominova AA. Papel de la roentgenoterapia en el tratamiento complejo del ojo y sus anexos (ruso). *Vestn. Oftalmol.* 1959; 72:21-28.
- Ingalls RG. Uveítis bilateral y queratitis acompañando a la periarteritis nodosa. *Trans. Am. Acad. Ophthalmol. Otolaryngol.* 1951; 55:630-1.
- Irinoda K, Sato S. Contribución a la manifestación ocular de la deficiencia de riboflavina. *Tohoku J. Exp. Exp. Med.* 1954; 61(3):93-104.
- Irinoda K, Mikami H. Blefaroconjuntivitis angular y deficiencia de piridoxina (vitamina B6). *AMA Arch. Ophthalmol.* 1958; 60(2):303-11.
- Irinoda K, Saito S. Escleromalacia perforante (japonés). *Ganka.* 1966; 8(4):282-6.
- Isler O, Huber W, Ronco A, et al. Síntesis de vitamina A (francés). *Helv. Chim. Acta.* 1947; 30:1911-21.
- Jablońska W, Jabloński J. Escleritis posterior con desprendimiento de retina y aumento de la presión intra-ocular (polaco). *Klin. Oczna.* 1971; 41(4):577-580.
- Jackson CR. Deficiencia de3 riboflavina con signos oculares: Informe de caso. *Br. J. Ophthalmol.* 1950; 34(4):259-60.
- Jackson JH. Dieta deficiente constituida principalmente de maíz: Discusión de sus efectos con particular referencia al ojo y pulmones. *S. Afr. Med. J.* 1954; 28(15):305-41.
- Jaime S, Dalmas MF. Un caso de enfermedad de Gaucher asociada con isquemia retiniana periférica (francés). *J. Fr. Ophtalmol.* 1989; 12(6-7):461-3.
- James RR. Un caso de tenonitis gelatinosa. *BJO.* 1928; 12(10):524-5.
- Jansen G, Borqstedt R, Lang E, et al. Un paciente con distrofia dermo-condro-corneal (síndrome de François) y disnea aguda. *Intensive Care Med.* 2018; doi: 10.1007/s00134-018-5428-x.
- Jayle GE, Ourgaud A, Quereilhac H. Lesiones oculares durante síndromes reumáticos gotosos (francés). *Rev. Rheum. Mal. Osteoartic.* 1954; 21(6):534-6.
- Jayson MI, Jones DE. Artritis reumatoide y escleritis. *Trans. Ophthalmol. Soc. UK.* 1971; 91:189-197.
- Jensen VJ. Distrofia dermo-condro-corneal: Informe de caso. *Acta Ophthalmol. (Copenh).* 1958; 36(1):71-8.
- Jensen OA. Calcificaciones oculares en el hiperparatiroidismo primario. Estudio histoquímico y ultraestructural de un caso. Comparación con las calcificaciones oculares en la hipercalcemia idiopática de la infancia y en el fallo renal. *Acta Ophthalmol. (Copenh).* 1975; 53(2):173-86.
- Jensen OA, Warburg M, Dupont A. Patología ocular en el síndrome de cara de elfo (tipo Fanconi-Schlenger de hipercalcemia idiopática de la infancia). Estudio histoquímico y ultraestructural de un caso. *Ophthalmologica.* 1976; 172(6):434-44.
- Jensen OA, Pedersen C, Vestermark S, et al. El fenotipo Hurler/Scheie en niños de un matrimonio consanguíneo: Informe de caso con microscopía electrónica de la conjuntiva y ERG. *Metab. Pediatr. Ophthalmol.* 1980; 4(3):133-4.
- Jensen JL, Bergem HO, Gilboe IM, et al. Síntomas y signos de sequedad ocular y oral son prevalentes en el lupus eritematoso sistémico. *J. Oral Pathol. Med.* 1999; 28(7):317-22.

- Jessar RA, Lamont-Havers RW, Ragan C. Historia natural del lupus eritematoso diseminado. *Ann. Intern. Med.* 1953; 38(4):717-31.
- Johnson CC, Ohlstein DM. Queratitis ulcerativa periférica y escleritis necrotizante iniciado por un trauma en el contexto de una crioglobulinemia mixta. *Case Rep. Ophthalmol.* 2011; 2(3):392-7.
- Jones P, Jayson MI. Escleritis reumatoide: Seguimiento a largo plazo. *Proc. R. Soc. Med.* 1973; 66(12):1161-1163.
- Jonsbo F, Jørgensen MH, Michaelsen KF. Importancia de los ácidos grasos n-3 y n-6 para la función visual y desarrollo en recién nacidos. *Ugeskr. Laeger.* 1995; 157(14):1987-91.
- Jordan DR, Belliveau MJ, Browslein S, et al. Tofo cantal medial. *Ophthalmic. Plast. Reconstr. Surg.* 2008; 24(5):403-4.
- Joseph A, Biswas J, Sitalakshmi G, et al. Escleritis necrotizante inducida quirúrgicamente (SINS) –Informe de dos casos. *Indian J. Ophthalmol.* 1997; 45(1):43-5.
- Jurecka A, Marucha J, Jurkiewicz E, et al. Terapia de sustitución enzimática en un caso atenuado de mucopolisacaridosis tipo I (síndrome de Scheie). Seguimiento detallado de 6′5 años. *Pediatr. Neurol.* 2012; 47(6):461-5.
- Käfer O. Severa distrofia corneal en el síndrome de François en dos generaciones sucesivas (alemán). *Ver. Zusammenkunft. Dtsch. Ophthalmol. Ges.* 1972; 71:591-4.
- Kaiser-Kupfer MI, Caruso RS, Minckler DS, et al. Manifestaciones oculares a largo plazo en la nefropatía cistinótica. *Arch. Ophthalmol.* 1986; 104(5):706-11.
- Kampik A, Sani JN, Green WR. Ocronosis ocular. Estudio clínico-patológico, histoquímico y ultra-estructural. *Arch. Ophthalmol.* 1980; 98(8):1441-7.
- Kapur LP. Un caso raro de epiescleritis sifilítica. *Indian J. Ophthalmol. (Poona City).* 1946; 7(4):70.
- Karia N, Doran J, Watson SL, et al. Escleritis necrotizante inducida quirúrgicamente en un paciente son espondilitis anquilosante. *J, Cataract Refract. Surg.* 1999; 25(4):597-600.
- Karpik AG, Schwartz MM, Dickey LE, et al. Reactantes inmunes oculares en pacientes que murieron con lupus eritematoso sistémico. *Clin. Immunol. Immunopathol.* 1985; 35(3):295-312.
- Katugampola RP, Badminton MN, Finlay AY, et al. Porfiria eritropoyética congénita: Estudio clínico de un único observador de 29 casos. *BJO.* 2012; 167(4):491-13.
- Katz B, Melles RB, Schneider JA. Función de la sensibilidad al contraste en la cistinosis nefropática. *Arch. Ophthalmol.* 1987; 105(12):1667-9.
- Kaunitz H, Wiesinger H, Blodi FC, et al. Relación del ingreso de proteínas y grasas para el crecimiento y vascularización corneal en ariboflavinosis producida por galactoflavina. *J. Nutr.* 1954; 52(3):467-82.
- Kellgren JH, Ball J, Astbury WT, et al. Estudios biofísicos del tejido conectivo reumatoide. *Nature.* 1951; 168(4273):493-494.
- Kenyon KR, Sensenbrenner JA. Microscopía electrónica de la córnea y conjuntiva en la cistinosis de la niñez. *AJO.* 1974; 78(1):68-76.
- Keys A. Desnutrición calórica y hambre, con notas sobre deficiencias de proteínas. *J. Am. Med. Assoc.* 1948; 138(7):500-11.
- Khaled A, Kerkeni N, Hawilo A, et al. Ocronosis endógena: Informe de caso y revisión sistemática de la literatura. *Int. J. Dermatol.* 2011; 50(3):262-7.
- Kiehle FA. Escleromalacia. *AJO.* 1946; 29:862.
- Kinnear WF, Ramage JH. Queratoconjuntivitis seca y enfermedad del colágeno. *BJO.* 1956; 40(7):416-20.
- Kiratli H, Shields JA, Shields CL, et al. Absceso estafilocócico transescleral localizado simulando una neoplasia. *Ger. J. Ophthalmol.* 1995; 4(5):302-5.
- Kirkham TH. Esclerodermia y síndrome de Sjögren. *BJO.* 1969; 53:131-133.
- Klein M, Calvert RJ, Joseph WE, et al. Rarezas en la sarcoidosis ocular. *BJO.* 1955; 39(7):416-21.
- Klein P. Manifestaciones oculares de la enfermedad de Fabry. *J. Am. Optom. Assoc.* 1986; 57(9):672-4.
- Klejnberg T, Moraes Jr HV. Alteraciones oftalmológicas en pacientes externos con lupus eritematoso sistémico (portugués). *Arq. Bras. Oftalmol.* 2006; 69(2):233-7.
- Klemańska K. Estafiloma escleral y separación de la retina (polaco). *Klin. Oczna.* 1954; 24(2):143-5.
- Klemperer P, Pollack AD, Baehr G. Enfermedad difusa del colágeno. *JAMA.* 1942; 119:331-332.
- Klemperer P. El concepto de enfermedades del colágeno. *Am. J. Pathol.* 1950; 26(4):505-519.
- Klintworth GK, Bredehoeft SJ, Reed JW. Análisis de los depósitos cristalinos corneales en el mieloma múltiple. *AJO.* 1978; 86:303-13.
- Kmaied W, Baccori P, Zbiba W, et al. Síndrome de Lofgren revelado por tumor palpebral. *Tunis Med.* 2004; 82(8):791-5.
- Kobune N, Neda H, Mogi Y, et al. Calcificación coroidal ectópica de los ojos de un paciente con adenoma paratiroideo. *Intern. Med.* 1993; 32(1):57-9.
- Kocabeyoglu S, Sevim D, Mocan MC, et al. Hallazgos clínicos y con microscopía confocal in vivo de un paciente con ocronosis ocular. *Can. J. Ophthalmol.* 2014; 49(2):e38-40.
- Kolushchinskaia RF, Nepoĭda LI, Markova TL. Caso de escleromalacia perforante (ruso). *Vestn. Oftalmol.* 1978; 5:72-3.
- Komoto. Contribución a la anatomía patológica de la escleritis (alemán). *Klin. Monatsbl. F. Augenh.* 1909; 2:761.
- Konrad G, Kohlschütter A Aust W. El significado de la detección oftalmológica precoz de la enfermedad de Fabry (alemán). *Klin. Monbl. Augenheilkd.* 1984; 185(6):535-8.
- Körner Stiefbold U, Sauvain MJ, Gerber N, et al. Complicaciones oculares en la artritis reumática juvenil (alemán). *Klin. Monbl. Augenheilkd.* 1993; 202(4):269-80.

- Kornzweig AL, Feldstein M, Schneider J. El ojo en el anciano. IV. Encuesta ocular de más de mil personas de edad con especial referencia a la función visual normal y perturbada. *AJO.* 1957; 44(1):29-37.
- Kowalczuk M, Precyk-Sidor M, Mackiewicz J, et al. Estafiloma posterior en un globo ocular de longitud normal. Publicación de caso (polaco). *Klin. Oczna.* 2007; 109(4-6):220-221.
- Koyama A, Nagata N. Un caso de escleromalacia perforante (japonés). *Nihon Ganka Kiyo.* 1965; 16(9):489-97.
- Krantz W. Manifestaciones tuberculosas en la piel y ojo (alemán). *Dermatol Wochenschr.* 1950; 121(19):447.
- Kratka WH. Epiescleritis y eritema nudoso: Síndrome del colágeno. *AJO.* 1953; 36(4):510-3.
- Kraus E, Lutz P. Depósitos de cistina ocular en un adulto. *Arch. Ophthalmol.* 1971, 85(6):690-4.
- Kreibig. Afectación de los ojos en xantomas múltiples de la piel (alemán). *Klin. Monbl. Augenheilkd Augenarzlt. Fortbild.* 1947; 112(1):93.
- Kremer I, Wright P, Merin S, et al. Depósitos subepiteliales monoclonales IgG kappa en la crioglobulinemia esencial. *BJO.* 1989; 73(8):669-73.
- Kronenberg B. Escleritis tuberculosa nodular múltiple. *AJO.* 1946; 29:249.
- Kumar B, Crawford GJ, Morlet GC. Córneo-escleritis por Scedosporium prolificans. Resultado exitoso. *Aust. NZ J. Ophthalmol.* 1997; 25(2):169-71.
- Kurihara K, Takamura N, Imaizumi S, et al. Afectación ocular causada por la acumulación de porfirinas en un paciente con porfiria eritropoyética congénita. *BJO.* 2001; 85(10):1265-6.
- Kurup SK, Chan CC. Enfermedad inflamatoria ocular relacionada con micobacterium: Diagnóstico y manejo. *Ann. Acad. Med. Singap.* 2006; 35(3):203-9.
- Kuzman T, Juri J, Mrsić M, et al. Hallazgos oculares en la enfermedad de Fabry (croata). *Acta Med. Croatica.* 2006; 60(2):163-6.
- Kwok T, Mahmood MN, Salopek TG. Síndrome de Sweet con paniculitis, artralgia, epiescleritis y afectación neurológica precipitado por antibióticos. *Dermatol. Online J.* 2014; 20(10).
- Kyrieleis W. Sobre el tejido cicatrizal circunscrito de la esclera (escleromalacia) en la edad adulta (alemán). *Klin. Monats. Augenheilk.* 1939; 103:441-452.
- Lamy H, Aussannaire M, Jammet ML, et al. Cistinosis con síndrome de Toni-Debré-Fanconi: Estudio clínico y biológico (francés). *Arch. Fr. Pediatr.* 1954; 11(8):806-30.
- Landau J, Stern HJ. Llamarada de pannus tracomatoso por ariboflavinosis. *AJO.* 1948; 31(8):952-954.
- Lawford JB. Epiescleritis musculosa crónica. *Proc. R. Soc. Med.* 1914; 7:71-72.
- Lee SB, Kim KS, Lee WK, et al. Sífilis ocular caracterizada por escleritis severa en un paciente infectado con HIV. *Lancet Infect. Dis.* 2013; 13(11):e994.
- Leecharoen S, Wangkaew S, Louthrenoo W Efectos oculares colaterales de la cloroquina en pacientes con artritis reumatoide, lupus eritematoso sistémico y esclerodermia. *J. Med. Assoc. Thai.* 2007; 90(1):52-8.
- Leibiger W. Caso de esclero-periqueratitis progresiva (de von Szily) (alemán). *Klin. Monbl. Augenheilkd Augenarztl Fortbild.* 1951; 119(6)629-635.
- Leira H. Hipercalcemia y queratopatía en banda. *Arch. Ophthalmol (Copenh).* 1954; 32(5):605-14.
- Leith RJ, Bearn MA, Watson PG. Desprendimiento de retina exudativo y escleritis posterior asociado con un engrosamiento escleral masivo y calcificación tratado por descompresión escleral. *BJO.* 1992; 76(2):109-12.
- Lessell S, Norton EW. Queratopatía en banda y calcificación conjuntival en la hipofosfatemia. *Arch. Ophthalmol.* 1964; 71:497-9.
- Lester M, Sodi A, Occella C, et al. Hallazgos oculares en la enfermedad de Fabry. *Contrib. Nephrol.* 2001; 136:260-2.
- Lhaj HA, Benjelloum A, Bovia Y, et al. Escleritis relacionada con tuberculosis latente. Informe de caso. *BMC Res. Notes.* 2016; 9(1):446,1-4.
- Li P. Histopatología ocular y ultraestructural en mucopolisacaridosis I (chino). *Zhonghua Yan Ke Za Zhi.* 1991; 27(2):90-2.
- Liang L, Xu MF, Jiang FG. Tuberculosis ocular. *Am. J. Case Rep.* 2009; 10:231-5.
- Lin CP, Wu YH, Chen MT, et al. Reparación de una úlcera escleral gigante con un injerto escleral y pegamento tisular. *AJO.* 1991; 111:251.
- Lin WV, Saumur M, Al-Mohtaseb Z. Escleritis, queratitis y celulitis orbitaria: Manifestaciones oculares aisladas del lupus eritematoso sistémico. *Lupus.* 2018; 27(12):1985-1988.
- Lindner M, Bertelmann T. Sobre los hallazgos oculares en la ocronosis. Revisión sistemática de la literatura. *BMC Ophthalmol.* 2014; doi: 10.1186/1471 2415 14 12.
- Litmathe J, Feindt P, Boeken U, et al. Infección por criptococcus neoformans como absceso escleral en un receptor de oloinjerto cardíaco 6 meses después del trasplante cardíaco. *Transplant. Proc.* 2002; 34(8):3252-4.
- Litwak AB. Escleritis posterior con efusión cilio-coroidal secundaria. *J. Am. Optom. Assoc.* 1989; 60(4):300-306.
- Livir-Rallatos C, El-Shabrwi Y, Zatirakis P, et al. Escleritis nodular recurrente asociada con el virus varicela-zoster. *AJO.* 1998; 126(4):594-7.
- Lockerzi E, Daas L, Schlötzer-Schrehardt U, et al. Cambios oculares en la cistinosis nefropática: El curso del polvo dorado. *Int. Ophthalmol.* 2018; doi: 10.1007/s10792-018-0954-7.
- Lyle TK, Cross AG. Esclero-queratitis después de lesión por fósforo de los ojos. *BJO.* 1942; 26(7):301-3.
- Lyne AJ, Lloyd Jones D. Escleritis necrotizante después de cirugía ocular. *Trans. Ophthalmol. Soc. UK.* 1979; 99(1):146-9.
- Lloyd LA, Hiltz JW. Complicaciones oculares de la terapia con cloroquina. *Can. Med. Assoc. J. 1965; 92:508-13.*
- Ma DH, Wang SF, Su WY, et al. Injerto de membrana amniótica para el manejo de la fusión escleral y perforación corneal en úlceras esclerales y córneo-esclerales infecciosas recalcitrantes. *Cornea.* 2002; 21(3):275-83.

- Mabon M, Whitcher JP, Anderson R. Excavación escleral bilateral asociada con la esclerosis sistémica. *AJO.* 1999; 128(4):521-2.
- Maciejasz A, Frendo J. Un caso de ocronosis ocular con melanuria coexistente (polaco). *Klin. Oczna.* 1966; 36(3):379-84.
- Maclean K, Robinson HS. Síndrome de Sjögren. *Can. Med. Assoc. J.* 1954; 71(6):597-599.
- Macrae WG, Ghosh M, McCulloch C. Cambios corneales en la enfermedad de Fabry: Informe de caso clínico-patológico de un heterocigoto. *Ophthalmic Paediatr. Genet.* 1985; 5(3):185-90.
- Mader TH, Stulting RD, Crosswell HH Jr. Escleromalacia perforante paralimbal bilateral. *AJO.* 1990; 109(2):233-4.
- Maekawa S, Yosgikawa I, Yamasaki M, et al. Epiescleritis y eritema nudoso en un paciente con colitis ulcerativa (japonés). *Nihon Shokakibyo Gakkai Zasshi.* 2008; 105(5):686-91.
- Maiden SD. Tuberculoma solitario de la esclera en un paciente con múltiples lesiones sistémicas avanzadas. Tratado con estreptomicina. *AJO.* 1951; 34(3):387-92.
- Maino JH. Enfermedad de Fabry (angioqueratosis corporis diffusum universale): Hallazgos oculares asociados. *J. Am. Optom. Assoc.* 1983; 54(12)1061-5.
- Mangouritsas G, Ulbig M. Glaucoma secundario por bloqueo angular en la escleritis posterior (alemán). *Klin. Monbl. Augenheilkd.* 1991; 199(1):40-44.
- Manschot WA. Placas esclerales seniles y escleromalacia senil. *BJO.* 1978; 62(6):376-80.
- Marín MC, Rey GE, Pedersoli LC, et al. Ácidos grasos de cadena larga dietéticos y respuesta visual en infantes malnutridos. *Prostaglandins Leukot Essent Fatty Acids.* 2000; 63(6):385-90.
- Markoff N. Sobre la formación de cristales en la córnea durante la terapia uretral del mieloma (alemán). *Schweiz Med. Wochenschr.* 1948; 78(40):987.
- Marks R, Thomas Kaskel AK, Schmidt D, et al. Epiescleritis refractaria a esteroides como manifestación temprana de neurosífilis. *Eur. J. Med. Res.* 2006; 11(7):309-12.
- Marquard DW. Dos hermanas con escleromalacia perforante. *Acta Ophthalmol. (Copenh).* 1956; 3484):245-9.
- Marshall JC. Estafiloma posticum verum. *Proc. R. Soc. Med.* 1914; 7:45-46.
- Mastropasqua L, Nubile M, Lanzini M, et al. Manifestaciones corneales y conjuntivales en la enfermedad de Fabry: Estudio con microscopía confocal in vivo. *AJO.* 2006; 141(4):709-18.
- Mastropasqua L. Colágeno reticulado: ¿cuándo y cómo? Una revisión del estado del arte de la técnica y nuevas perspectivas. *Eye Vis (Lond).* 2015; 2:19.
- Masuda K, Aoyama J. Presencia endémica de ariboflavinosis y pelagra; observaciones clínicas del llamado Shibi-Gatchaki en el distrito de Tsugaru. *Tohoku J. Exp. Med.* 1951; 55(1):1-5.
- Mathias DW. Escleromalacia perforante asociada con retinitis pigmentosa y artritis reumatoide: Informe de caso. *AJO.* 1955; 39(2Pt1):161-6.
- Matsuda H, Satake Y, Katsumata H. Observación ultraestructural de la córnea en el síndrome de Hurler (japonés). *Nippon Ganka Gakkai Zasshi.* 1970; 74(1):47-56.
- Maun ME, Cahill WM, Davis RM. Estudios morfológicos de ratas privadas de aminoácidos esenciales: Histidina. *Arch. Pathol. (Chic).* 1946; 41:25-31.
- Mawas J, Sidi E. Primera localización ocular de la Papulosis atrófica maligna (francés). *Bull. Soc. Ophtalmol. Fr.* 1961; 2:71-4.
- Mazza C, Panagis P. Escleromalacia perforante y epidermiolisis bullosa distrófica (italiano). *Ann. Ottalmol. Clin. Ocul.* 1967; 93(4):373-80.
- Mazzuca SA, Yung R, Brandt KD, et al. Prácticas actuales para controlar la toxicidad ocular relacionada con la terapia con hidroxicloroquina (Plaquetil). *J. Rheumatol.* 1994; 21(1):59-63.
- McBrien NA, Gentle A. Papel de la esclerótica en el desarrollo y las complicaciones patológicas de la miopía. *Prog. Retin. Eye Res.* 200003; 22(3):307-38.
- McCarrinson R. Los efectos de dietas deficitarias en monos. *Br. Med. J.* 1920; 1(3086):249-253.
- McCollum EV, Davis M. La necesidad de ciertos lípidos en la dieta durante el crecimiento. *J. Biol. Chem.* 1913; 15:167-175.
- McCluskey PJ, Wakefield D. Pulso intravenoso de metilprednisolona en escleritis. *Arch. Ophthalmol.* 1987; 105(6):793-797.
- McCluskey PJ, Watson PG, Lightman S, et al. Escleritis posterior: Características clínicas, asociaciones sistémicas y resultados en una larga serie de pacientes. *Ophthalmology.* 1999; 106(12):2380-6.
- McGavin DDM, Williamson J, Forrester JV, et al. Epiescleritis y escleritis. Estudio de sus manifestaciones clínicas y asociación con la artritis reumatoide. *BJO.* 1976; 60:192-226.
- Mckinney PP. Xantoma palpebrarum y enfermedad cardiovascular. *Br. Med. J.* 1950; 2(4691):1259.
- McLaren DS. Estudio de los factores que subyacen en la incidencia especial de queratomalacia en niños de Oriya en los distritos de Phubani y Canjam de Orissa, India. *J. Trop. Pediatr. (Lond).* 1956; 2(3):135-40.
- McLaren DS. Afectación de los ojos en la malnutrición proteica. *Bull. World Health Organ.* 1958; 19(2):303-14.
- McLaren DS. El ojo y glándulas relacionadas de rata y cerdo en la deficiencia proteica. *BJO.* 1959; 43(2):78-87.
- McLaren DS. Xeroftalmía. *Am. J. Clin. Nutr.* 1962; 11:603-9.
- McLaren DS. Enfermedad nutricional y el ojo. *Bordens Rev, Nutr, Res.* 1964; 25:1-16.
- McLaren DS, Halasa A. Manifestaciones oculares en la enfermedad nutricional. *Postgrad. Med. J.* 1964; 40:711-6.
- Mcwilliams JR. Hallazgos oculares en la gota: Informe de caso de tofos conjuntivales. *AJO.* 1952; 35(12):1778-83.
- Mellanby E. Lectura de la asociación médica británica sobre Dieta y Enfermedad. *Br. Med. J.* 1926; 1(3403):515-9.
- Mellanby E. La ciencia de la nutrición en Medicina. *Odontoiatr. Rev. Iberoam. Med. Boca.* 1947; 4(38):81-91.
- Mesara BW, Brody GL, Oberman HA. Nódulos subcutáneos "pseudo-reumatoideos". *Am. J. Clin. Pathol.* 1966; 45(6):684-91.

- Michaud L. Tortuosidades vasculares del párpado superior. Un nuevo hallazgo clínico en la selección de pacientes con enfermedad de Fabry. *J. Ophthalmol.* 2013; doi: 10.1155/2013/207573.
- Milner PF. Granuloma nasal y periarteritis nodosa: Informe de caso. *Br. Med. J.* 1955; 2(4956):1697-9.
- Milosevic B, Litricin O. Tuberculoma de la esclera. *Srp. Art. Celok. Lek.* 1957; 85(1):101-4.
- Miserochi E, Baltatzis S, Foster CS. Características oculares asociadas con anticuerpos anticardiolipina. Estudio descriptivo. *AJO.* 2001; 131(4):451-6.
- Mitter SN. Degeneraciones esclerales: Un caso de escleromalacia perforante. *BJO.* 1948; 32(12):899-904.
- Mohan M, Goyal JL, Pakrasi S, et al. Ulceración córneo-escleral en la porfiria eritropoyética congénita: informe de caso). *Jpn. J. Ophthalmol.* 1988; 32(1):21-5.
- Molenaar WM, Rosman JB, Donker AJ, et al. Patología y patogénesis de la Papulosis atrófica maligna (enfermedad de Degos). Estudio de caso con referencia a otras enfermedades vasculares. *Pathol. Res. Pract.* 1987; 182(1):98-106.
- Moore MC. Uso de la radiación beta en la enfermedad ocular. *Trans. Ophthalmol. Soc. Aust.* 1953; 13:59-71.
- Moore D, Connock MJ, Wraith E, et al. La prevalencia y supervivencia en la mucopolisacaridosis I: Síndromes de Hurler, Hurler-Scheie y Scheie en UK. *Orphanet J. Rare Dis.* 2008; 3:24.
- Morier AM, Minteer J, Tyszko R, et al. Manifestaciones oculares de la enfermedad de Fabry en un solo familiar. *Optometry.* 2010; 81(9):437-9.
- Morley AM, Pavesio C. Escleritis necrotizante inducida quirúrgicamente siguiendo a vitrectomía pars plana de tres puertas sin cerclaje escleral. Serie de tres casos. *Eye (Lond).* 2008; 22(1):162-4.
- Moro F. Manifestaciones oculares del gargolismo: Estudio clínico y patológico (italiano). *Ann. Ottalmol. Clin. Ocul.* 1957; 83(5):233-68.
- Morris WR, Fleming JC. Tofo gotoso en el canto lateral. *Arch. Ophthalmol.* 2003; 121(8):1195-7.
- Mullaney P, Awad AH, Millar L. Glaucoma en la mucopolisacaridosis 1-H/S. *J. Pediatr. Ophthalmol. Strabismus.* 1996; 33(2):127-31.
- Mundy WL, Howard RM, Stillman PH, et al. Terapia cortisónica en casos de nódulos reumatoideos del ojo en la artritis reumatoidea crónica. *AMA Arch. Ophthalmol.* 1951; 45(5):531-8.
- Munk P, Nicolle D, Downey D, et al. Escleritis posterior: Ecografía y hallazgos clínicos. *Can. J. Ophthalmol.* 1993; 28:177.
- Murata T, Ogata K. Un caso de escleromalacia perforante con ulcus rodent de la córnea (japonés). *Nippon Ganka Gakkai Zasshi.* 1965; 69(1):5-10.
- Nag TC, Wadhwa S. Cambios histopatológicos en los ojos en el lupus eritematoso sistémico: Estudio con microscopía electrónica e inmunohistoquímico. *Histol. Histopathol.* 2005; 20(2):373-82.
- Nair AG, Trivedi MG, Shirwadkar SD, et al. Manchas negras y mal de ojos. *J. Pediatr. Ophthalmol. Strabismus.* 2015; 52(5):265-6.
- Nakazawa M, Tamai M, Kiyosawa M, et al. Homoinjerto de esclera preservada para el estafiloma escleral post-traumático en el síndrome de Ehlers-Danlos. *Graefes Arch. Clin. Exp. Ophthalmol.* 1986; 224(3):247-50.
- Nanjiani MR. Manifestaciones oculares de la poliarteritis nodosa. *BJO.* 1967; 51(10):696-7.
- Nañagas PJ. Distrofia nutricional del epitelio corneal: Informe preliminar reaccionando favorablemente a la terapia vitamínica. *AMA Arch. Ophthalmol.* 1953; 49(5):536-52.
- Neumann E. El color Piccarmin y su aplicación a la teoría de la inflamación (alemán). *Arch. Mikr. Anat.* 1880; 130-150.
- Nguyen TT, Gin T, Nicholls K, et al. Manifestaciones oftalmológicas de la enfermedad de Fabry. En cuesta en el centro de tratamiento de la enfermedad de Fabry real de Melbourne. *Clin. Exp. Ophthalmol.* 2005; 33(2):164-8.
- Nicolas JG. Escleritis nodular necrotizante. Restauración con un injerto de cartílago auricular (francés). *Bull. Soc. Ophthalmol. Fr.* 1972; 72(9):981-2.
- Nirankari MS, Parkash OM, Singh D. Escleromalacia paralímbica. *AJO.* 1962; 54:1145-6.
- Nylander U. Daño ocular en la terapia cloroquina. *Acta Ophthalmol (Copenh).* 1966; 44(3):335-48.
- O´Donoghue E, Lightman S, Tuft S, et al. Esclero-queratitis necrotizante inducida quirúrgicamente. Factores precipitantes y respuesta al tratamiento. *BJO.* 1992; 76(1):17-21.
- Oast SP. Escleromalacia perforante. Arch. Ophthalmol. 1943; 29:98.
- Oblatt E, Feher L, Csiki T. Examen de las proteínas séricas en la esclerodermia y síndrome de Sjögren. *Klin. Wochenschr.* 1958; 36(16):769-72.
- Odabas AR, Karakuzu A, Selcuk Y, et al. Alcaptonuria: Informe de caso. *J. Dermatol.* 2001; 28(3):158-60.
- Oglesby RB. Opacidades corneales en un paciente con crioglobulinemia y reticulohistiocitosis. *Arch. Ophthalmol.* 1961; 65:63-6.
- Oguz F, Sidal M, Bayram C, et al. Afectación ocular en dos casos de porfiria eritropoyética congénita sintomática. *Eur. J. Pediatr.* 1993; 152(8):671-3.
- Okami T, Nakajima M, Higashino H, et al. Manifestaciones oculares en un caso de cistinosis infantil (japonés). *Nippon Ganka Gakkai Zasshi.* 1992; 96(10):1341-6.
- Oliner L, Taubenhauss M, Shapira TM, et al. Queratitis intersticial no sifilítica y sordera bilateral (síndrome de Cogan) asociado con poliangeitis esencial (periarteritis nodosa). Revisión del síndrome con consideración de un posible mecanismo patogénico. *N. Engl. J. Med.* 1953; 248(24):1001-8.
- Olivero JJ. Caso en punto. Escleromalacia perforante. *Hosp. Pract.* (1995). 1996; 31(3):99.
- Oomen HA. Malnutrición infantil en Indonesia. *Nutr. Rev.* 1954; 12(2):33-5.
- Oomen HA. Xeroftalmía en presencia de kwashiorkor. *Br. J. Nutr.* 1954; 8(3):307-18.
- Orbán T. Escleritis posterior progresiva. *Ophthalmologica.* 1953; 125(2):112-7.
- Orssaud C, Dufier J, Germain D. Manifestaciones oculares en la enfermedad de Fabry: Encuesta de 32 pacientes varones hemicigotos. *Ophthalmic Genet.* 2003; 24(3):129-39.

- Osborne TB, Mendel LB. La relación del crecimiento con los constituyentes químicos de la dieta. *J. Biol. Chem.* 1913; 15:311-326.
- Osman Saatci A, Saatci I, Kocak N, et al. Imagen de resonancia magnética característica de escleritis posterior imitando una masa coroidal. *Eur. J. Radiol.* 2001; 39(2):88-91.
- Páez Allende F. Epiescleritis difusa causada por parotiditis: Datos de 4 casos e informe de uno (español). *Sem. Med.* 1959; 114(7):220-1.
- Pagensteched A. Aportaciones a la anatomía patológica del ojo. *Arch. Ophthalmologe.* 1860; 7:9-118.
- Palejwala NV, Walia HS, Yeh S. Manifestaciones oculares del lupus eritematoso sistémico: Revisión de la literatura. *Autoimmune Dis.* 2012; doi: 10.1155/2012/290898.
- Parducci F, Capelli L. Caso de estafiloma escleral después de escleritis causada por herpes zoster (italiano). *Ann. Ottalmol. Clin. Ocul.* 1968; 94(2):187-92.
- Paton D, McLarens DS. Manchas de Bitot. *AJO.* 1960; 50:568-574.
- Paufique L, Chavanne, Rougier, et al. Escleromalacia perforante (francés). *Lyon Med.* 1950; 183(47):341-7.
- Paufique L. Moreau PG. Escleromalacia perforante: Aspectos histológicos. Tratamiento con trasplante escleral. *Ann. Ocul. (París).* 1953; 186(12):1065-76.
- Payrau P, Barbançon S. Un caso de síndrome de Wegener con necrosis escleral bilateral. Injertos esclerales (francés). *Bull. Soc. Ophtalmol. Fr.* 1960; 10:576-85.
- Payrau P, Remky H. Escleroplastia con esclera preservada (alemán). *Klin. Monbl. Augenheilkd Augenarztl Fortbild.* 1961; 138:797-804.
- Pecorella I, La Cava M, Mannino G, et al. Escleritis necrotizante granulomatosa difusa. *Acta Ophthalmol. Scand.* 2006; 84(2):263-5.
- Pedroza García EM, Reynoso von Dratein C, Márquez Pérez P, et al. Escleritis necrotizante y eritema nodoso recurrente: Un reto diagnóstico (español). *Rev. Med. Inst. Mex. Seguro Soc.* 2010; 48(3):331-5.
- Perdriel G, Michel A, Guyard M, et al. Manifestaciones oculares de la fiebre "Q" (francés). *Ann. Ocul (París).* 1961; 194:957-70.
- Perlstein SH, Yablonski ME. Remisión espontánea de un glaucoma en la escleromalacia perforante. Informe de un caso. *Ann. Ophthalmol.* 1984; 16(3):229-30.
- Perri P, Mazzeo V, De Palma P, et al. Escleritis posterior: Hallazgos ecográficos en dos casos. *Ophthalmologica.* 1998; 212(1):110-2.
- Petrohelos MA, Wolter JR. Necroescleritis nodosa: Informe clínico-patológico de un caso. *AMA Arch. Ophthalmol.* 1956; 55(2):221-8.
- Petrohelos M, Tricoulis D, Kotsiras I, et al. Manifestaciones oculares de la enfermedad de Gauchier. *AJO.* 1975; 80(6):1006-10.
- Pett LB. Riboflavina y vitamina A en relación al "ojo rojo". *Can. Med. Assoc. J.* 1943; 49(4):293-5.
- Petzetakis M. Alteraciones oculares durante la trofopenia (edema del hambre) y epidemia de pelagra de 1941-4; queratitis trofopénica superficial (Queratopatía epitelial) (francés). *Presse Med.* 1950; 58(61):1082-4.
- Phillips CI, Debbie JG. Estafiloma posterior y desprendimiento de retina. *AJO.* 1963; 55:332-335.
- Piro A, Tagarelli G, Lagonia P, et al. Archibald Edward Garrod y la Alcaptonuria: "Errores innatos del metabolismo". *Genet. Med.* 2010; 12:475-76.
- Pitrová S, Stěpán J. Cistinosis con manifestaciones oculares y articulares (checo). *Cesk. Oftalmol.* 1976; 32(2):146-9.
- Pitz S, Ogun O, Bajbouj M, et al. Cambios oculares en pacientes con mucopolisacaridosis tipo I que reciben terapia de sustitución enzimática: Experiencia de 4 años. *Arch. Ophthalmol.* 2007; 125(10):1353-6.
- Pitz S, Grube Einwald K, Renieri G, et al. Neuropatía óptica subclínica en la enfermedad de Fabry. *Ophthalmic Genet.* 2009; 30(4):165-71.
- Pohlman ME, Ritter EF Jr. Observaciones sobre deficiencias de vitaminas en una clínica de ojos, oídos, nariz y garganta de un hospital penitenciario japonés. *AJO.* 1952; 35(2):228-230.
- Pouliquen Y, Faure JP, Bisson J, et al. Ultraestructura de la córnea en un caso de polidistrofia de Hurler (francés). *Arch. Ophthalmol. Rev. Gen. Ophtalmol.* 1967; 27(5):495-512.
- Pouliquen Y, Dhermy P, Rizman P, et al. Escleritis nodular necrotizante: Diagnóstico y problemas terapéuticos (francés). *Bull. Soc. Ophtalmol Fr.* 1972; 72(5):529-34.
- Pouliquen Y, Legras M, Beriety J. Aspectos iconográficos de la afectación ocular en la enfermedad de Fabry (francés). *Arch. Ophtalmol (París).* 1976; 36(12):797-804.
- Pruszczyński M, Sporny S. Escleromalacia perforante en un paciente con artritis reumatoide (polaco). *Reumatologica.* 1983; 21(2):163-6.
- Purcell JJ Jr, Birkenkamp R, Tsai CC. Lesiones conjuntivales en la periarteritis nodosa. Estudio clínico e inmunopatológico. *Arch. Ophthalmol.* 1984; 102(5):736-8.
- Purtsher O. Revista central de oftalmología práctica (alemán). 1891; 15:292.
- Quantock AJ, Meek KM, Fullwood NJ, et al. Síndrome de Scheie: Arquitectura del colágeno corneal y distribución de proteoglucanos. *Can. J. Ophthalmol.* 1993; 28(6):266-72.
- Quinn FB Jr, Falls HF. Síndrome de Cogan: Informe de caso y revisión de conceptos etiológicos. *Trans. Am. Acad. Ophthalmol. Otolaryngol.* 1958; 62(5):716-21.
- Rada JA, McFarland AL, Cornuet PK, et al. Síntesis de proteoglicanos por los condrocitos esclerales se encuentra modulada por un mecanismo dependiente de la visión. *Curr. Eye Res.* 1992; 11(8):767-82.
- Rada JA, Perry CA, Slover ML, et al. Expresión de gelatinasa A y TIMP-2 en la esclerótica fibrosa de ojos de pollo miopes y en su recuperación. *IOVS.* 1999; 40(13):3091-9.

- Rada JA, Achen VR, Penugonda S, et al. Composición de proteoglicanos en la esclera humana durante el crecimiento y el envejecimiento. *IOVS*. 2000; 41(7):1639-48.
- Rada JA, Nickla DL, Troilo D. Disminución de la síntesis de proteoglicanos asociados a la miopía por deprivación de la forma en ojos de primates maduros. *IOVS*. 2000; 41(8):2050-8.
- Radnót M. Escleritis posterior progresiva. *Ophthalmologica*. 1948; 113(3):167-171.
- Ramaswami U. Enfermedad de Fabry pediátrica: Significado pronóstico de los cambios oculares para la severidad de la enfermedad. *BMC Ophthalmol*. 2016; 16(1):202.
- Ramsay A, Dart J. Necrosis escleral inducida quirúrgicamente. *Eye (Lond)*. 2000; 14(3):410-411.
- Rao NA, Font RL. Nódulos pseudo-reumatoideos de los anexos oculares. *AJO*. 1975; 79(3):471-8.
- Rao NA, Marak GE, Hidayat AA. Escleritis necrotizante. Estudio clínico-patológico de 41 casos. *Ophthalmology*. 1985; 92(11):1542-9.
- Rasker JJ, Jayson MI, Jones DE, et al. Síndrome de Sjögren en la esclerosis sistémica: Estudio clínico de 26 pacientes. *Scand. J. Rheumatol*. 1990; 19(1):57-65.
- Rasmussen DH. Escleritis nodular necrotizante. *Arch. Ophthalmol*. 1970; 84(6):836-7.
- Raz J, Anteby I, Livni N, et al. Uveítis crónica en la enfermedad de Gaucher. *Ocul. Immunol. Imflam*. 1993; 1(1-2):119-24.
- Reddy PS. Manchas de Bitot y deficiencia de vitamina A. *Trans. Ophthalmol. Soc. N Z*. 1965; 17:90-93.
- Reddy SC, Tajunisah I, Rahana T. Escleromalacia perforante bilateral y adelgazamiento corneal periférico en la granulomatosis de Wegener. *Int. J. Ophthalmol*. 2011; 4(4):439-42.
- Remky H, Engelbrecht G. Distrofia dermo-condro-cornealis (François) (alemán). *Klin. Monbl. Augenheilkd*. 1967; 151(3):319-31.
- Resch MD, Marsouszky L, Németh J, et al. Ojo seco y células de Langerhans corneales en el lupus eritematoso sistémico. *J. Ophthalmol*. 2015; doi: 10.1155/2015/543835.
- Rich AR, Voisin GA, Bang FB. Estudios con microscopio electrónico de las alteraciones de las fibrillas de colágeno en el fenómeno de Arthus. *Bull. Johns Hopkins Hosp*. 1953; 92(3):222-43.
- Ridley H. Manifestaciones oculares de malnutrición en prisioneros de guerra liberados en Tailandia. *BJO*. 1945; 29(12):613-8.
- Riegel EM, Pokorny KS, Friedman AH, et al. Patología ocular de la enfermedad de Fabry en un varón homocigótico siguiendo al trasplante renal. *Surv. Ophthalmol*. 1982; 26(5):247-52.
- Riono WP, Hidayat AA, Rao NA. Escleritis: Estudio clínico-patológico de 55 casos. *Ophthalmology*. 1999; 106(7):1328-33.
- Robertson DM. Desprendimiento de retina con estafiloma ecuatorial. *Arch. Ophthalmol*. 1996; 114(4):496-497.
- Rochels R, Reis G. Ecografía en la escleritis posterior (alemán). *Klin. Monbl. Augenheilkd*. 1980; 177(5):611-3.
- Rochat GF. Los cambios de la córnea en la disostosis múltiple (alemán). *Ophthalmologica*. 1942; 103:353-356.
- Rodger FC, Saiduzzafar H, Grover AD, et al. Una revisión de la lesión ocular conocida como mancha de Bitot. *Br. J. Nutr*. 1963; 17:475-485.
- Rodonhäuser JH. Afectación ocular en la alcaptonuria (alemán). *Dtsch. Med. J*. 1958; 9(1):38-9.
- Rodríguez MM, Krachmer JH, Miller SD, et al. Depósitos cristalinos corneales posteriores en la gammapatía monoclonal benigna: Informe clinicopatológico de un caso. *Arch. Ophthalmol*. 1979; 97:124-8.
- Rodríguez-González Herrero ME, Mastín Sánchez JM, Gimeno JR, et al. Manifestaciones oftalmológicas en la enfermedad de Fabry: Cuatro casos clínicos mostrando actividad deficiente de la alfa galactosidasa A (español). *Arch. Soc. Esp. Oftalmol*. 2008; 83(12):713-7.
- Rohrbach JM, Röck D. Ocronosis ocular. *Dtsch. Arztebl. Int*. 2018; 115(6):286.
- Rones B. Ocronosis ocular en la alcaptonuria. *AJO*. 1960; 49:440-6.
- Roos MJ, Cohen KL, Peiffer RL Jr, et al. Nódulos pseudo-reumatoideos esclerales y episclerales. *Arch. Ophthalmol*. 1983; 101(3):418-21.
- Roper KL. Placas seniles hialinas esclerales. *Arch. Ophthalmol*. 1945; 34:283-91.
- Rosen DA, Haust MD, Yamashita T, et al. Queratoplastia y microscopía electrónica de la córnea en la mucopolisacaridosis sistémicas (enfermedad de Hurler). *Can. J. Ophthalmol*. 1968; 3(3):218-30.
- Rosenbaum JT, Robertson JE Jr. Reconocimiento de la escleritis superior y su tratamiento con indometacina. *Retina*. 1993; 13(1):17-21.
- Rosenthal JW, Williams GT. Escleromalacia perforante como complicación de la artritis reumatoide. *AJO*. 1962; 54:862-4.
- Royer J, Rollin. Manifestaciones oculares de la ocrocianosis (francés). *Bull. Soc. Ophthalmol. Fr*. 1965; 65(5):500-2.
- Rubino P, Mora P, Ungaro N, et al. Hallazgos en el segmento anterior en la deficiencia de la vitamina A. Serie de casos. *Case Rep. Ophthalmol. Med*. 2015; doi: 10.1155/2015/181267.
- Ruíz Maldonado R, Tamayo L, Velázquez E. Distrofia dermo-condro-corneal familiar (síndrome de François) (francés). *Ann. Dermatol. Venereol*. 1977; 104(6-7):475-8.
- Rummelt V, Meyer HJ, Naumann GO. Microscopía óptica y electrónica de la córnea en la mucopolisacaridosis tipo I-S (Síndrome de Scheie). *Cornea*. 1992; 11(1):86-92.
- Saatci AO, Kaynak S, Kazanci L, et al. Calcificación en el polo posterior en la escleritis. Informe de caso. *Int. Ophthalmol*. 1996-97; 20(5):285-7.
- Sahay P, Dhanda S, Singhal D, et al. Escleritis en la porfiria eritropoyética congénita ¿infección o inflamación? *Indian J. Ophthalmol*. 2018; 66(10):1467-68.
- Sahu DK, Rawoof AB. Oclusión de arteria cilio-retiniana en la escleritis posterior. *Retina*. 2000; 20(3):303-5.
- Saini JS, Sharma A, Pillai P. Tuberculosis escleral. *Trop. Georg. Med*. 1988; 40(4):350-2.

- Sainz de la Maza M, Foster CS. Escleritis necrotizante después de cirugía ocular. Estudio clínico-patológico. *Ophthalmology.* 1991; 98(11):1720-6.
- Sainz de la Masa M, Jabbur NS, Foster CS. Severidad de la escleritis y epiescleritis. *Ophthalmology.* 1994; 101(2):389-396.
- Sainz de la Masa M, Hemady RK, Foster CS. Escleritis infecciosa: Informe de 4 casos. *Doc. Ophthalmol.* 1993; 83(1):33-41.
- Sainz de la Masa M, Foster CS, Jabbur NS. Escleritis asociada con enfermedad vasculítica sistémica. *Ophthalmology.* 1995; 102(4):687-92.
- Saito W, Sakaguchi T, Furudate N, et al. Abscesos esclerales por pseudomona siguiendo a vitrectomía pars plana (japonés). *Jpn. J. Ophthalmol.* 2006; 50(6):564-566.
- Sakellarious G, Berberidis C, Vounotrypidis P. Un caso de enfermedad de Beçhet con escleromalacia perforante. *Rheumatology (Oxford).* 2005; 44(2):258-60.
- Salacz G. Esclero-queratitis necrotizante postoperatoria. *Doc. Ophthalmol.* 1992; 80(2):167-70.
- Salgado Borges J, Silva Araujo A, Lemos MM, et al. Evaluación morfológica y biomecánica de la córnea en un transportador de la enfermedad de Gaucher con queratocono. *Eur. J. Ophthalmol.* 1995; 5(2):69-74.
- Salgado Gómez E. Cambios capilares en la esclerodermia (español). *Angiología.* 1960; 12:101-6.
- Salmon JF, Strauss PC, Todd G, et al. Escleritis aguda en la porfiria cutánea tarda. *AJO.* 1990; 109(4):400-6.
- Salus R. Oftalmología en un campo de concentración. *AJO.* 1957; 44(1):12-17.
- Sallmann L. Sobre la pigmentación ocular en la ocronosis endógena (alemán). *Z. Augenheilkd.* 1926; 60:164-171.
- Samiy N. Características oculares de la enfermedad de Fabry: Diagnóstico de un trastorno potencialmente mortal tratable. *Surv. Ophthalmol.* 2008; 53(4):416-23.
- Sampaolesi R, Reca RM, Kaufer G. Alcaptonuria y ocronosis endógena con dislocación del cristalino y glaucoma secundario (español). *Arch. Oftalmol. B. Aires.* 1967; 42(7):165-9.
- Samuels B. Escleritis simpática. *Trans. Am. Ophthalmol. Soc.* 1933; 31:223-31.
- Sánchez Caballero MJ, Ambrosetti FE, López Lacarrere E. Lipoido-proteinosis de Urbach (español). *La semana médica.* 1954; 105(19):835-839.
- Santos NC, de Sousa LB, Trevisani VF, et al. Nódulos reumatoideos epibulbares bilaterales. Informe de caso (portugués). *Arq. Bras. Oftalmol.* 2006; 69(3):439-42.
- Sasaki T, Tsukahara S. Nuevos hallazgos oculares en la enfermedad de Gaucher: Informe de dos hermanos. *Ophthalmologica.* 1985; 191(4):206-9.
- Satchi K, Loughnan MS, Mckelvie PA, et al. Xantoma epibulbar bilateral –Informe de caso. *Cornea.* 2010; 29(2):225-7.
- Scott JA, Clearkin LG. Escleritis difusa inducida quirúrgicamente siguiendo a la cirugía de la catarata. *Eye (Lond).* 1994; 8(3):292-7.
- Scouras J, Faggioni R. Manifestaciones oculares de la cistinosis. *Ophthalmologica.* 1969; 159(1):24-30.
- Schaposnik F, Bergna LJ, Conti A. Síndrome de Sjögren y lupus eritematoso sistémico (español). *Prensa Med. Argent.* 1956; 43(11):897-901.
- Scheie HG, Hambric GW Jr, Barness LA. Una forma recién conocida de la enfermedad de Hurler (gargolismo). *AJO.* 1962; 53:753-69.
- Schirmer. Anatomía patológica de la escleritis y epiescleritis (alemán). *Arch. F. Ophthal.* 1895; 41(4):158.
- Scholda C, Egger SF. Taponamiento con aceite de silicona en ojos con estafiloma posterior y desprendimiento de retina causado por agujero macular. *Acta Ophthalmol. Scand.* 1998; 76(6):704-706.
- Schlodtmann. Sobre la infiltración sucular de la conjuntiva y esclerótica (alemán). *Arch. F. Ophthal.* 1897; 43:56.
- Schmitt H. Complicaciones oculares en el zoster oftálmico (alemán). *Med. Klin.* 1975; 70(4):141-5.
- Schneider C. Glucogenosis con opacidad corneal (alemán). *Kinderarztl. Prox.* 1953; 21(10):457-60.
- Seitz R. Pigmentaciones ocronóticas del ojo (alemán). *Klin. Monbl. Augenheilkd. Augenarztl Fortbild.* 1954; 125(4):432-40.
- Sellami D, Masmoudi M, Turki H, et al. Manifestaciones oftálmicas de la proteinosis lipoidea. *Press. Med.* 2006; 35(5):796-98.
- Semba RD, Wirasasmita S, Natadisastra G, et al. Respuestas de las manchas de Bitot a la vitamina A en niños preescolares. *AJO.* 1990; 110(4):416-20.
- Sen J, Kamath GG, Clearkin LG. Escleritis difusa inducida quirúrgicamente. Comparación de incidencia en facoemulsificación y extracción extracapsular convencional. *BJO.* 2002; 86(6):701.
- Sena S, Cerveira M. Irradiación beta del globo y anexos oculares; resultados (portugués). *J. Soc. Cienc. Med. Lisb.* 1955; 119(8):428-442.
- Senn B, Capone A, Spina G, et al. Enfermedad de Fabry, un problema oftalmo-neuro-dermo-cardio-nefrológico (alemán). *Klin. Monbl. Augenheilkd.* 1995; 206(5):369-70.
- Sevel D. Nódulo reumatoideo de la esclera (un tipo de escleritis necrogranulomatosa). *Trans. Ophthalmol. Soc. UK.* 1965; 85:357-67.
- Sevel D. Queratopatía colicuativa discreta ¿nutricional o flictenular?. *Trans. Ophthalmol. Soc. UK.* 1974; 94(2):535-41.
- Shaikh SI, Biswas J, Rishi P. Escleritis sifilítica nodular enmascarada como un tumor ocular. *J. Ophthalmic. Inflamm. Infect.* 2015; 25:8e.
- Shapland CD. Disturbios oculares asociados con malnutrición. *J R Army Med. Corps.* 1946; 87(6):253-65.
- Sharma R, Marasini S, Nepal BP. Escleritis tuberculosa. *Kathmandu Univ. Med. J.* 2010; 8(31):352-6.
- Sharma A, Aggarwal S, Sharma V. Manchas de Bitot: Mirad el intestino. *Int. J. Prev. Med.* 2014; 5(8):1058-9.

- Shearer RV, Dubois EL. Cambios oculares inducidos por la terapia a largo plazo con hidroxicloroquina. *AJO.* 1967; 64(2):245-52.
- Shelton L, Rada JS. Efectos del estiramiento mecánico cíclico sobre la síntesis de la matriz extracelular por fibroblastos esclerales humanos. *Exp. Eye Res.* 2007; 84(2):314-22.
- Sher NA, Letson RD, Desnick RJ. Manifestaciones oculares en la enfermedad de Fabry. *Arch. Ophthalmol.* 1979; 97(4):671-6.
- Shintani F, Khonsky DJ. Autofagia en salud y enfermedad: Una espada de doble filo. *Science.* 2004; 306:990-5.
- Shukla M, Behari K. Manchas de Bitot congénitas. *Indian J. Ophthalmol.* 1979; 27(2):63-64.
- Sibillat M, Avril MF, Charpentier P, et al. Papulosis atrófica maligna (enfermedad de Degos): Revisión clínica a propósito de un caso (francés). *J. Fr. Ophtalmol.* 1986; 9(4):299-304.
- Siddique SS, González LA, Thakuria P, et al. Necrosis escleral en un paciente con porfiria eritropoyética congénita. *Cornea.* 2011; 30(1):97-9.
- Sidi E, Reinberg A. Papulosis maligna de Devos de bajo desarrollo (Localizaciones viscerales y oculares. Investigación biológica) (francés). *Presse Med.* 1961; 69:2639-42.
- Siegwart JT Jr, Norton TT. Regulación de las propiedades mecánicas de la esclera por el entorno visual. *Vision Res.* 1999; 39(2):387-407.
- Siegwart JT Jr, Norton TT. Niveles de ARNm en estado estable en la esclerótica de la musaraña de árbol con miopía de privación de forma y durante la recuperación. *IOVS.* 2001; 42(6):1153-9.
- Sii F, Lee GA, Sanfilippo P, et al. Degeneración marginal pelúcida y esclerodermia. *Clin. Exp. Optom.* 2004; 87(3):180-4.
- Silpa-archa S, Lee JJ, Foster CS. Manifestaciones oculares en el lupus eritematoso sistémico. *BJO.* 2016; 100(1):135-41.
- Sing G, Guthoff R, Foster CS. Observaciones del seguimiento a largo plazo de la escleritis posterior. *AJO.* 1986; 101(5):570-575.
- Sivaraj RR, Durrani OH, Denniston AK, et al. Manifestaciones oculares del lupus eritematoso sistémico. *Rheumatology (Oxford).* 2007; 46(12):1757-62.
- Sivasubramaniam P, Mutucumara D. Escleromalacia perforante. *BJO.* 1960; 44(12):765-7.
- Sivley MD. Enfermedad de Fabry. Revisión de manifestaciones oftálmicas y sistémicas. *Optom. Vis. Sci.* 2013; 90(2):e63-78.
- Sivley MD, Wallace EL, Warnock DG et al. Linfangiectasia conjuntival asociada con la enfermedad de Fabry clásica. *BJO.* 2018; 102(1):54-58.
- Sjögren H, Kronning E. Panoftalmitis granulomatosa inespecífica y celulitis orbitaria. *Acta Ophthalmol. (Copenh).* 1954; 32(2):153-9.
- Skinsnes OK. Ocronosis generalizada: Informe de caso en el que se diagnosticó erróneamente como melanosarcoma con la enucleación resultante del globo. *Arch. Path.* 1948; 45:552-558.
- Smiley WK, May E, Bywaters EG. Presentaciones oculares de la enfermedad de Still y su tratamiento: Iridociclitis en la enfermedad de Still: sus complicaciones y tratamiento. *Ann. Rheum. Dis.* 1957; 16(3):371-83.
- Smith JW. Ocronosis de la córnea y esclera complicando la alcaptonuria. *JAMA* 1942; 120:1282-88.
- Smith JW. Placas esclerales hialinas seniles. *Arch. Ophthalmol.* 1946; 35:304.
- Smith DA, Woodruff MF. Informe sobre enfermedades por deficiencia en campos de prisioneros japoneses. *Spec. Rep. Ser. Med. Cinc. (GB).* 1951; 274:1-209.
- Smith JL. Complicaciones oculares de la fiebre reumática y artritis reumatoidea. *AJO.* 1957; 43(4 Part 1):575-82.
- Smoleroff JW. Enfermedad escleral en la artritis reumatoide. *Arch. Ophthalmol.* 1943; 2:4733.
- Sobrepere G, Rampin S, Farnarier G. Dos casos de enfermedad ocular debido a antimalarios de síntesis (francés). *Bull. Soc. Ophtalmol. Fr.* 1968; 68(3):403-8.
- Sodi A, Ioannidis A, Pitz S. Manifestaciones oftálmicas de la enfermedad de Fabry. En Mehta A, Beck M, Sunder Plassmann G, editores. Enfermedad de Fabry: Perspectivas de 5 años. Oxford: Oxford PharmaGenesis. 2006; Capítulo 26.
- Sodi A, Guarducci M, Vauthier L, et al. Evaluación asistida por computador de la tortuosidad de los vasos retinianos en la enfermedad de Fabry. *Acta Ophthalmol.* 2013; 91(2):e113-9.
- Söker Cakmak S, Cevik R, Aksünger A, et al. Ocronosis ocular: Informe de caso y hallazgos clínicos. *Acta Ophthalmol. Scand.* 2002; 80(3):340-2.
- Solebo AL, Ahmadi-Lari S, Petrou P, et al. Escleritis bilateral inducida quirúrgicamente siguiendo a emulsificación. *J. Cataract Refract. Surg.* 2007; 33(8):1485-7.
- Somer A. Deficiencia de vitamina A y enfermedad clínica: Una revisión histórica. *J. Nutr.* 2008; 138:1835-9.
- Soo MP, Chow SK, Tan CT, et al. El espectro de afectación ocular en pacientes con lupus eritematoso sistémico sin síntomas oculares. *Lupus.* 2000; 9(7):511-4.
- Sorensen TB. Escleromalacia paralimbal. También denominada perforación intercalar escleral espontánea. *Acta Ophthalmol (Copenh).* 1975; 53(6):901-7.
- Sorsby A, Gorzman A. Iritis en afecciones reumáticas. *Br. Med. J.* 1946; 1:597-600.
- Soukup F. Escleromalacia perforante (checo). *Cesk. Oftalmol.* 1963; 19:253-61.
- Srivastava S, Taylor P, Wood LU, et al. Escleritis post-quirúrgica asociada con implante de ganciclovir. *Ophthalmic. Surg. Lasers Imagin.* 2004; 35(3):254-5.
- Stannus HS. Problemas en deficiencias de riboflavina y enfermedades relacionadas. *Br. Med. J.* 1944; 2(4359):103-5.
- Stanworth A. Querato-conjuntivitis seca. *BJO.* 1951; 35(6):317-27.

- Stefani FM, Vogel S. Cistinosis del adulto. Microscopía electrónica de la conjuntiva. *Graefes Arch. Clin. Exp. Ophthalmol.* 1982; 219(3):143-5.
- Stephenson S. Escleritis gelatinosa. *Proc. R. Soc. Med.* 1914; 7:1-3.
- Stern HJ. Sobre la deficiencia de riboflavina, sus causas, diagnóstico y tratamiento. *Acta Med. Orient.* 1947; 6(10):322-8.
- Stern HJ. Vascularidad corneal condicionado en la deficiencia de riboflavina: Informe de caso. *Arch. Ophthalmol.* 1949; 42(4):438-42.
- Stillerman ML. Manifestaciones oculares de las enfermedad del colágeno difusa. *AMA Arch. Ophthalmol.* 1951; 45(3):239-50.
- Stokes J, Wright M, Ramaesh K, et al. Escleritis necrotizante después de cirugía intraocular asociada con el uso de suturas de polyester no absorbibles. *J. Cataract Refract. Surg.* 2003; 29(9):1827-30.
- Straatsma BR. Manifestaciones oculares de la granulomatosis de Wegener. *AJO.* 1957; 44(6):789-99.
- Strauss L. La patología del gargolismo: Informe de un caso y revisión de la literatura. *Am. J. Pathol.* 1948; 24(4):855-57.
- Street HR, Zimmerman HM, Cowgil GR, et al. Algunos efectos producidos por ingestas submínimas prolongadas de vitamina B(1). *Yale J. Biol. Med.* 1941; 13(3):293-308.
- Stürmer J, Lang CK, Münzer M. Ocronosis ocular (alemán). *Pathologe.* 1988; 9(5):295-301.
- Sullivan LJ, Snibson G, Joseph C, et al. Esclero-queratitis por scedosporium prolificans. *Aust. NZ J. Ophthalmol.* 1994; 22(3):207-9.
- Summer CG, Whitley CB, Holland EJ, et al. Densa nubosidad corneal periférica en el síndrome de Scheie. *Cornea.* 1994; 13(3):277-9.
- Svec V, Jorda V, Vykydal M, et al. Ocronosis del ojo (checo). *Cesk. Oftalmol.* 1972; 28(1):23-7.
- Swaminathan S, Goldblatt F, Dugar M, et al. Prevalencia de síntomas de sequedad en un cohorte del sur de Australia con esclerosis sistémica. *Intern. Med. J.* 2008; 38(12):897-903.
- Swan KC. Algunos conceptos contemporáneos de la enfermedad escleral. *AMA Arch. Ophthalmol.* 1951; 45(6):630-644.
- Swan JW, Penn RF. Escleritis siguiendo a parotiditis. Informe de caso. *AJO.* 1962; 53:366-8.
- Sydenstricker VP, Hail WK, Hock CW, et al. Deficiencia en aminoácidos y proteínas como causa de vascularización corneal: Publicación preliminar. *Science.* 1946; 103(2668):194-6.
- Syndenstricker VP, Schmidt HL, Hall WK. Cambios corneales y cristalinianos resultantes de deficiencias en aminoácidos en ratas. *Proc. Soc. Exp. Biol. Med.* 1947; 64(1):59-61.
- Sysi R. Xantoma de la córnea como distrofia hereditaria. *BJO.* 1950; 34(6):369-74.
- Tabone E, Grimaud JA, Peyrol S, et al. Aspectos ultraestructurales del tejido fibroso corneal en el síndrome de Scheie. *Virchow Arch. B Cell Pathol.* 1978; 27(1):63-7.
- Takami Y, Gong H, Amemiya T. La deficiencia de riboflavina induce daño en la superficie ocular. *Ophthalmic Res.* 2004; 36(3):156-165.
- Takkar B, Khokhar S, Kumar U, et al. Escleritis necrotizante, queratitis y uveítis en el síndrome antifosfolípido primario. *BMJ Case Rep.* 2018; doi: 10.1136/bcr-2017-220647.
- Talkov RH, Colpoys FL Jr, Davis RK, et al. Nódulos esclerales reumatoideas (escleromalacia perforante) tratados con cortisona. *AMA Arch. Intern. Med.* 1951; 87(6):879-88.
- Tamhankar MA, Volpe NJ. Escleritis necrotizante atípica después de cirugía del estrabismo. *J. AAPOS.* 2008; 12(2):190-2.
- Tananuvat N, Supalaset S, Niparugs M, et al. Basidiobolomicosis ocular. Informe de caso. *Case Rep. Ophthalmol.* 2018; 9(2):315-21.
- Tatapudi R, Gunashekhar M, Raju PS. Mucopolisacaridosis tipo I, síndrome de Hurler-Scheie: Informe de un caso raro. *Contemp. Clin. Dent.* 2011; 2(1):66-8.
- Ten Doesschate J. Complicaciones corneales en el lupus eritematoso discoide. *Ophthalmologica.* 1956; 132(3):153-6.
- Tesar PJ, Burgess JA, Goy JA, et al. Escleromalacia perforante en la colitis ulcerosa. *Gastroenterology.* 1981; 81(1):153-5.
- Tewari HK, Shiota R, Azad RV, et al. Fluido subrretiniano en el diagnóstico de la escleritis posterior. *Aust. NZ J. Ophthalmol.* 1990; 18(3):353-6.
- Thomas C, Cordier J, Algan B. Contribuciones oftalmológicas al diagnóstico del enanismo: Cistinosis de la córnea (francés). *Bull. Soc. Ophthalmol. Fr.* 1954; 6:546-52.
- Thomas C, Reny A, Saudax E. Granuloma masivo de la esclera (francés).*Bull. Soc. Ophthalmol Fr.* 1965; 65(7):641-4.
- Thomas C, Reny A, Floquet J. Granuloma masivo posterior de la esclera (francés). *Arch Ophtalmol Rev Gen Ophthalmol.* 1967; 27(4):345-48.
- Thomas S, Tandon S. Síndrome de Hurler. Informe de caso. *J. Clin. Pediatr. Dent.* 2000; 24(4):335-8.
- Thomas JA, Beck M, Clarke JT, et al. Síndrome de Scheie de inicio en la niñez, la forma atenuada de la mucopolisacaridosis I. *J. Inherit. Metab. Dis.* 2010; 33(4):421-7.
- Tierney DW. Crisiasis ocular. *J. Am. Optom. Assoc.* 1988; 59(12):960-2.
- Tobari I. Distrofia corneal (Hurler) con afectación macular. Descripción de un nuevo síndrome (japonés). *Nippon Ganka Gakkai Zasshi.* 1968; 72(12):2423-34.
- Tokuda H, Okamura R, Kamano H. Un caso de escleritis gelatinosa (japonés). *Nihon Ganka Kiyo.* 1969; 20(11):1044.

- Tranos PG, Ong T, Nolan W, et al. Escleritis posterior presentada con desprendimiento coroidal anular como complicación del herpes zoster oftálmico. *Retina.* 2003; 23(5):716-7.
- Tremblay M, Dube I, Gagne R. Cambios corneales en la enfermedad de Scheie (mucopolisacaridosis tipo I-S) (francés). *J. Fr. Ophtalmol.* 1979; 2(3):193-7.
- Tripathy K, Sharma YR, Singh HI, et al. Absceso escleral siguiendo a la inyección de acetónido de triamcinolona en subtenon posterior para el edema macular diabético. *Saudi J. Ophthalmol.* 2016; 30(2):130-2.
- Tseng SH. Desbridamiento quirúrgico de abscesos esclerales con resolución concomitante del desprendimiento de retina exudativo acompañante. *Ophthalmic. Surg. Lasers.* 1998; 29(11):939-42.
- Tsui E, Sarrofpour S, Modi YS. Escleritis posterior con efusión coroidal secundario a herpes zoster oftálmico. *Ocul. Immunol. Inflamm.* 2018; 26(2):184-186.
- Tuft SJ, Watson PG. Progresión de la enfermedad escleral. *Ophthalmology.* 1991; 98(4):467-71.
- Turtz CA. Agujeros idiopáticos espontáneos en la esclera. *AJO.* 1951; 34(5 1):758-60.
- Uhrin J, Klvanova H. Xantoma de ambas córneas (checo). *Cesk. Oftalmol.* 1960; 16:70-3.
- Uthoff. Contribución adicional a la anatomía patológica de la escleritis (alemán). *Arch. F. Ophthal.* 1900; 49:539.
- Urbach E, Wiethe C. Lipidosis cutis et mucosae. *Virchow Arch. Pathol. Anat. Physiol. Klin. Med.* 1929; 166(6):433-448.
- Vail D. Estafiloma ecuatorial escleral y desprendimiento de retina curado mediante escisión. *Trans. Am. Ophthalmol. Soc.* 1940; 38:53-58.
- Vail D, Ascher KW. Problemas de la vascularización corneal. *Trans. Am. Ophthalmol. Soc.* 1942; 40:181-214.
- Vail D. Estafiloma escleral y desprendimiento de retina. *Trans. Am. Ophthalmol. Soc.* 1948; 46:58-72.
- van der Hoeve J. Escleromalacia perforante. *Arch. Ophthalmol.* 1934; 11:111.
- Varga JH, Wolf TC. Queratoendotelitis transitoria bilateral asociada con lupus eritematoso sistémico. *Ann. Ophthalmol.* 1993; 25(6):222-3.
- Venkataswamy G. Manifestaciones oculares de la deficiencia del complejo vitamínico B. *BJO.* 1967; 51(11):749-754.
- Venkatesh P, Garg SP, Kumaran E, et al. Porfiria congénita con escleritis necrotizante en un niño de 9 años. *Clin. Exp. Ophthalmol.* 2000; 28(4):314-8.
- Verhoeff FH, King MJ. Escleromalacia perforante. *Arch. Ophthalmol.* 1938; 20:1013.
- Vesterdal E, Sury B. Iridociclitis y opacidad en forma de banda en la artritis reumatoidea juvenil. *Acta Ophthalmol. (Copenh).* 1950; 28(3):321-35.
- Viestenz A, Colombo F, Holbach LM. Exanteración orbitaria en escleritis asociada con inflamación de los tejidos orbitarios dolorosa y resistente al tratamiento (alemán). *Klin. Monbl. Augenheilkd.* 2002; 219(6):462-464.
- Viestenz A, Shin YS, Viestenz A, et al. Manifestaciones oculares de la mucopolisacaridosis (síndrome de Scheie) (alemán). *Klin. Monbl. Augenheilkd.* 2002; 19(10):745-8.
- Vignanelli M, Stuchi CA. Calcificación conjuntival en pacientes con hemodiálisis crónica. Estudio epidemiológico, morfológico y clínico (francés). *J. Fr. Ophtalmol.* 1988; 11(6-7):483-92.
- Vijay S, Wraith JE. Presentación clínica y seguimiento de pacientes con el fenotipo atenuado de mucopolisacaridosis tipo I. *Acta Paediatr.* 2005; 94(7):872-7.
- Virchow RL. Un caso de ocronosis general de los cartílagos y partes similares a cartílagos (alemán). *Virchow Arch.* 1866; 37:212-19.
- Voss HJ. Escleroperiqueratitis progresiva con granuloma orbitario post-enucleación. *Albrecht Von Graefes Arch. Ophthalmol.* 1950; 151(1-2):116-135.
- Vozza R. Caso particularmente severo de escleritis necrotizante bilateral (italiano). *Boll. Ocul.* 1956; 35(1):43-55.
- Wagener HP. Las manifestaciones oculares de la hipercalcemia. *Am. J. Med. Sci.* 1956; 231(2):218-30.
- Wald KJ, Spaide R, Patalano VJ, et al. Escleritis posterior en niños. *AJO.* 1992; 113(3):281-286.
- Walton EW, Leggat PO. Granulomatosis de Wegener. *J. Clin. Pathol.* 1956; 9(1):31-7.
- Wan WL, Minckler DS, Rao NA. Glaucoma por bloqueo pupilar asociado con cistinosis en la niñez. *AJO.* 1986; 101(6):700-5.
- Wangkaew S, Kasitanon N, Sivasomboo C, et al. Síntomas de sequedad en pacientes Thai con artritis reumatoide, lupus eritematoso sistémico y esclerodermia: Comparación con controles emparejados por edad y relación con las variables de la enfermedad. *Asian Pac. J. Allergy Immunol.* 2006; 24(4):213-21.
- Watson PG, Hayreh SS. Escleritis y episcleritis. *BJO.* 1976; 60(3):163-191.
- Watson PG, Lyne A, Lloyd J. Manifestaciones clínicas de la escleritis brawny. *AJO.* 1979; 87:257-262.
- Watson PG. Diagnóstico y manejo de la escleritis posterior. *Ophthalmology.* 1980; 87:176-200.
- Watzke RC. Estafiloma escleral y desprendimiento de retina. *Arch. Ophthalmol.* 1963; 70:796-804.
- Weicksel J. Angiomatosis o angioqueratosis universalis (una enfermedad de la piel y vasos sanguíneos y linfáticos) (alemán). *Deutsch. Med. Wschr.* 1925; 51:898.
- West RH, Barnett AJ. Afectación ocular en la esclerodermia. *BJO.* 1979; 63(12):845-7.
- Wexler D. Histología ocular en la enfermedad de Hurler (gargolismo). *AMA Arch. Ophthalmol.* 1951; 46(1):14-21.
- Weyers H. Nuevos hallazgos clínicos y metabólicos de la aminoaciduria con almacenaje de cistina. *Acta Paedtr.* 1952; 41(4):334-54.
- Wiedemann HR. Enfermedad de François: Distrofia dermo-condro-cornealis familiaris (alemán). *Arzlt. Wochensch.* 1958; 13(41):905-9.
- Wiesinger H, Kaunitz H, Slanetz CA. Cambios corneales en ratas deficientes en riboflavina (alemán). *Ophthalmologica.* 1955; 129(6):389-95.
- Wilhelmus KR, Grierson I, Watson PG. Asociaciones patológicas y clínicas de escleritis y glaucoma. *AJO.* 1981; 91(6):697-705.

- Wilhelmus KR, Yokoyama CM. Epiescleritis y escleritis sifilítica. *AJO.* 1987; 104(6):595-7.
- Williams GT, Rosenthal JW. Escleromalacia perforante como complicación de la artritis reumatoide: Informe de un caso y observaciones relativas a la terapia. *Ann. Intern. Med.* 1969; 51:801-5.
- Wilmer MJ, Schoeber JP, van den Heuvel LP, et al. Cistinosis: Herramientas prácticas para el diagnóstico y tratamiento. *Pediatr. Nephrol.* 2011; 26(2):205-15.
- Wirtschafter JD. El ojo en la alcaptonuria. *Birth Defects Orig. Artic. Ser.* 1976; 12(3):279-93.
- Wise GN. Periarteritis nodosa ocular: Informe de dos casos. *AMA Arch. Ophthalmol.* 1952; 48(1):1-11.
- Wolbach SB, Howe PR. Cambios tisulares siguiendo a la deprivación de vitamina A soluble en grasa. *J. Exp. Med.* 1925; 42(6):753-77.
- Wolbach SB. Experimentación en deficiencias vitamínicas como método de investigación en biología. *Science.* 1937; 86(2243):569-76.
- Wolbach SB. Vitamina A: Deficiencia y exceso en relación al crecimiento esquelético. *Proc. Inst. Med. Clinic.* 1946; 16:118-45.
- Wolter JR, Landis CB. Aspectos clínicos y patológicos del granuloma masivo de la esclera (alemán). *Klin. Monbl. Augenheilkd. Augenarztl. Fortbild.* 1958; 132(1):59-76.
- Wolter JR, Bentley MD. Escleromalacia perforante y granuloma masivo de la esclera. Publicación de una combinación inusual de patología ocular en la artritis reumatoidea. *AJO.* 1961; 51:71-80.
- Wolter JR, Boldt HA. Escleromalacia perforante asociada con parches lanudos de la retina en un paciente por otro lado sano. *AJO.* 1963; 55:922-30.
- Womack LW, Liesegang TJ. Complicaciones del herpes zoster oftálmico. *Arch. Ophthalmol.* 1983; 101(1):42-5.
- Wong VG. Manifestaciones oculares en la cistinosis. *Birth Defects Orig. Artic Serv.* 1976; 12(3):181-6.
- Wood DJ. Enfermedad inflamatoria del ojo causada por la gota. *BJO.* 1936; 20(9):510-519.
- Woon WH, Stanford MR, Graham EM. Severa escleritis posterior idiopática en niños. *Eye (Lond).* 1995; 9(5):570-4.
- Wu CC, Yu HC, Yen JH, et al. Manifestaciones extra-articulares raras en la artritis reumatoide: Escleromalacia perforante. *Kaohsiung J. Med. Sci.* 2005; 21(5):233-5.
- Wysocka D, Piasecka E, Pasiewicz J. Escleromalacia perforante (polaco). *Klin. Oczna.* 1972; 42(4):1071-4.
- Yakoubi S, Touzani F, Knani L, et al. Placa escleral senil asociada con escleritis en un paciente con artritis reumatoidea (francés). *J. Fr. Ophtalmol.* 2012; 35(8):625.e1-3.
- Yalçindag FN, Celik S, Ozdemir O. Reparación de un estafiloma anterior con injertos de duramadre deshidratada. *Ophthalmic. Surg. Lasers Imaging.* 2008; 39(4):346-7.
- Yamamoto GK, Schulman JD, Schneider JA, et al. Seguimiento a largo plazo de los cambios oculares en la cistinosis: Observaciones en trasplantados renales. *J. Pediatr. Ophthalmol. Strabismus.* 1979; 16(1):21-5.
- Yamamoto S, Takeuchi S. Epiescleritis como manifestación clínica primaria en un paciente con poliarteritis nodosa. *Jpn. J. Ophthalmol.* 2000; 44(2):151-3.
- Yang CC, Vagefi MR, Davis D, et al. Tofo gotoso del párpado superior. *Ophthalmic. Plast. Reconstr. Surg.* 2008; 24(5):404-6.
- Yap EI, Au Eong KG, Fong KY, et al. Manifestaciones oftálmico en pacientes asiáticos con lupus eritematoso sistémico. *Singapore Med. J.* 1998; 39(12):557-9.
- Yazici AT, Kara N, Yüksel K, et al. Las propiedades biomecánicas de la córnea en pacientes con lupus eritematoso sistémico. *Eye (Lond).* 2011; 25(8):1005-1009.
- Yé D, Kaqm L, Cissé R, et al. Mucopolisacaridosis tipo 1 (enfermedad de Hurler): El caso de un muchacho de 10 años de edad (francés). *Sante.* 2002; 12(4):409-10.
- Yoon KC, Im SK, Seo MS, et al. Epiescleritis neurosifilítica. *Acta Ophthalmol. Scand.* 2005; 83(2):265-6.
- Yosunkaya E, Karaka E, Yilmaz SB, et al. Pérdida súbita de visión en un paciente con mucopolisacaridosis I que recibía terapia de sustitución enzimática. *Genet. Couns.* 2011; 22(4):371-6.
- Young CA Jr. Estafiloma escleral ecuatorial; tratamiento quirúrgico en un caso con desprendimiento de retina. *AJO.* 1955; 40(1):12-14.
- Zabel RW, MacDonald IM, Mintsioulis G, et al. Síndrome de Scheie: Análisis ultraestructural de la córnea. *Ophthalmology.* 1989; 96(11):1631-8.
- Zalesin KC, Miller WM, Franklin B, et al. Deficiencia de vitaminas después de cirugía de bypass gástrico: Una complicación post-operatoria no informada. *J. Obes.* 2011; doi: 10.1155/2011/760695.
- Zeeman WPC. Gargolismo. *Acta Ophthalmol.* 1942; 20:40-47.
- Zeng L, Xu F, Ma Q, et al. Síndrome de Hurler: Informe de caso (chino). *Yan Ke Xue Bao.* 1992; 8(4):189-92.
- Zer I, Machtey I, Kurz O. Tratamiento combinado de la escleromalacia perforante en la artritis reumatoidea con penicilamina y cirugía plástica. *Ophthalmologica.* 1973; 166(4):293-300.
- Zuehlke RL, Lillis PJ, Tice A. Terapia antimalaria para el lupus eritematoso: Ventaja aparente de la quinacrina. *Int. J. Dermatol.* 1981; 20(1):57-61.
- Zurutuza A, Andonegui J, Berástegui L, et al. Escleritis posterior bilateral (español). *An. Sist. Sanit. Navar.* 2011; 34(2):313-5.
- Zwaan J. Hallazgos oculares en pacientes con fenilcetonuria. *Arch. Ophthalmol.* 1983; 101(8):1236-7.
- Zygulska Machowa H, Osterczy Sliwińska H. Escleromalacia intercalar paralímbica (polaco). *Klin. Oczna.* 1969; 39(4):623-6.

www.ingramcontent.com/pod-product-compliance
Lightning Source LLC
Chambersburg PA
CBHW030643220526
45463CB00004B/1619